Allgemeinchirurgie

Springer-Verlag Berlin Heidelberg GmbH

GERALD DENK GIEBEL · HERBERT BLÖCHL

Allgemeinchirurgie

Was Arzt und Patient wissen müssen

Mit 50 Abbildungen

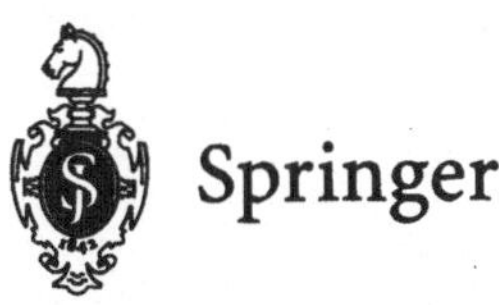

Springer

Priv.-Doz. Dr. GERALD DENK GIEBEL
Klinikum Uckermark
Chirurgische Klinik
D-16303 Schwedt/Oder

Dr. HERBERT BLÖCHL
Klinikum Merheim
Chirurgische Klinik
Ostmerheimer Str. 200
D-51109 Köln

ISBN 978-3-642-64234-0   ISBN 978-3-642-60052-4 (eBook)
DOI 10.1007/ 978-3-642-60052-4

Die Deutsche Bibliothek – CIP-Einheitsaufnahme
Giebel, Gerald: Allgemeinchirurgie : was Arzt und Patient wissen müssen / G. Giebel ; H. Blöchl. – Berlin ; Heidelberg ; New York ; Barcelona ; Hongkong ; London ; Mailand ; Paris ; Singapur ; Tokio : Springer, 1999

Herstellung: PRO EDIT GmbH, D-69126 Heidelberg
Umschlaggestaltung: de'blik, D-10435 Berlin
Satz: Zechner – Datenservice und Druck, D-67346 Speyer
SPIN: 10673805   22/3135 – 5 4 3 2 1 0 – Gedruckt auf säurefreiem Papier

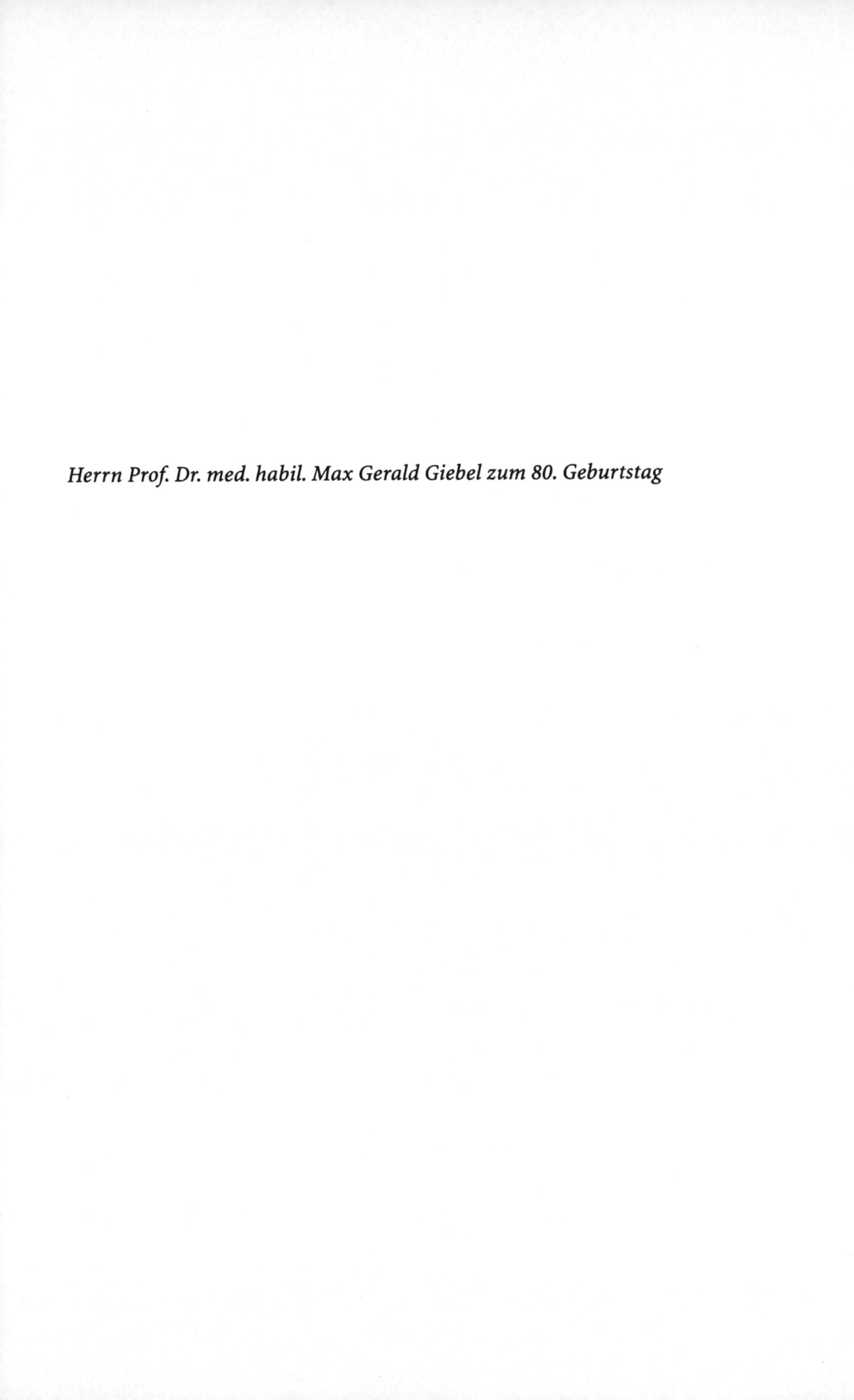

Herrn Prof. Dr. med. habil. Max Gerald Giebel zum 80. Geburtstag

Vorwort

Dieses Buch unterscheidet sich von der Vielzahl der chirurgischen Lehrbücher durch eine Reihe zugrunde liegender Ideen. So erfolgte die Auswahl der Krankheitsbilder nicht nach dem für den Chirurgen wichtig erscheinenden, sondern es wurden nur die häufigsten allgemeinchirurgischen Krankheitsgruppen dargestellt. Hiermit werden über 97% aller Operationen in der Allgemeinchirurgie erfaßt. So steht in diesem Buch nichts über die Erkrankungen der Speiseröhre, da sie nicht einmal mit 1‰ zur Gesamtoperationszahl in deutschen Krankenhäusern beitragen.

Die Absicht, die mit diesem Buch verfolgt wird, ist, dem nicht ständig mit der Chirurgie in unmittelbarem Kontakt stehenden Kollegen eine schnelle ballastfreie Orientierung im täglichen Gebrauch zu geben. Hierzu wird eine kurze, meist nur dem Arzt verständliche Darstellung des Krankheitsbildes in medizinischer Nomenklatur vorangestellt, wobei besonderer Wert auf die vorbereitenden Untersuchungen, das Begegnen von Komplikationen und die Nachsorge gelegt wird. Die Literaturhinweise wurden nach den allgemein interessierenden, möglichst breiten Darstellungen, soweit möglich in deutscher Sprache und leichter Verfügbarkeit, ausgewählt.

Ein weiterer Aspekt ist, daß die Rechtsprechung mittlerweile bereits eine Aufklärung über die bevorstehende Operation durch den zuweisenden Kollegen fordert. Bei der ständigen Entwicklung der Chirurgie ist damit oft schon der chirurgische Assistent in zweierlei Hinsicht überfordert: Nicht immer sind die Wahrscheinlichkeiten der auftretenden Komplikationen gegenwärtig, und nicht immer gelingt es, die Aufklärung in einer dem Patienten gemäßen Sprache zu formulieren. Daher wird in einem ausführlichen Teil in einfacher Sprache – die wichtigsten Fachwörter sind in Klammern ergänzt – das Krankheitsbild von der Entstehung über den Weg zur Diagnose, auszuschließende ähnliche Krankheitsbilder, die Behandlung, die Operation, die Komplikationen und deren Begegnung bis hin zur Nachsorge geschildert. Dieser Teil wird durch eine Vielzahl von Abbildungen illustriert. Mehrere, nicht mit der Medizin vertraute Personen unterschiedlicher Schulbildung haben diese Abschnitte kontrollgelesen, bis sie allgemein verständlich wurden. So kann das Buch zusätzlich zum Gespräch einem Patienten zum umfassenden Selbststudium überlassen werden, da die Zeit für ein ausführliches Aufklärungsgespräch in der Regel nicht gegeben ist und auch nicht andeutungsweise vergütet wird. Auch wurde in Studien nachgewiesen, daß in einem Aufklärungsgespräch kaum Wissen vermittelt wird. So hat der Patient mit dem Buch die Möglichkeit, das Tempo der Wissensaufnahme selbst zu bestimmen und aufkommende Fragen durch nochmaliges Lesen zu klären. Sollte wirklich eine Komplikation auftreten, so kennt er sie schon, weiß sie einzuordnen, wodurch ein Teil der Angst erst gar nicht entsteht, und er kann der Komplikation gemeinsam mit dem behandelnden Arzt begegnen. Auch wird der über das Krankheitsbild, die Operation und ihre Folgen informierte Patient eher Einsicht in eine notwendige Nachsorge haben, wie z.B. die dauernde Einnahme von Schilddrüsenhormonen nach einer Kropfoperation.

Bewußt wurde auf die häufig anschaulichen, aber doch irreführenden Vergleiche, wie „der Vorgesetzte der Schilddrüse ist die Hirnanhangdrüse" verzichtet und der mühsamere Weg gewählt, das derzeitige Wissen und die Übereinkünfte der Chirurgen in verständlicher Sprache darzustellen.

Die instruktiven Zeichnungen verdanken wir Herrn Peter Paul Michalke, der im ständigen Dialog alle Wünsche geduldig umsetzte.

Schlußendlich danken wir dem Springer-Verlag, besonders seiner rührigen Lektorin Frau Dr. Agnes Heinz für die gewährte Unterstützung unseres Buches.

PD Dr. GERALD DENK GIEBEL
Dr. HERBERT BLÖCHL

Inhaltsverzeichnis

KAPITEL 1

Allgemeines

Einführung

Die Medizin macht eine stürmische Entwicklung durch und in einigen Teilbereichen hat sich das Wissen enorm vermehrt. Es gibt aber auch Moden und übertriebene Hoffnungen in eben erst entdeckte Methoden, die in Presse, Funk und Fernsehen als stimmungsaufhellendes Bild zwischen all den oft von Unfällen, Raub, Mord und Katastrophen aller Art angefüllten Nachrichten gerne verbreitet werden.

Es gibt kaum einen Menschen, der sich nicht für die Gesundheit allgemein, für seine Gesundheit besonders interessiert. Allzu gern schöpft man Hoffnung, wenn der Krebs zum x-ten Mal besiegt scheint, Aids kein Problem mehr darstellen soll und die „Gallenoperation" durch die Bauchspiegelung mit einem Friseurbesuch verglichen wird. „Sensationelle" Meldungen können Hoffnungen wecken, die in der Realität oft nicht erfüllbar sind.

Die Berichte über medizinische Verfahren schildern, auch in der Fachpresse, überwiegend Erfolge. So wird denn, wenn eine Komplikation, ein unerwünschtes Ereignis während einer medizinischen Behandlung auftaucht, dies dem einzelnen Arzt zur Last gelegt. Selbst schicksalhaft eintretende Probleme, die in der Methode, nicht im Verschulden des Behandelnden begründet liegen, werden ihm häufig zur Last gelegt, da der Patient mit den Folgen oft allein gelassen wird und das Schicksal nur selten einen Ausgleich gewährt.

Dabei steht gleich nach der Erkennung, der Diagnose eines Krankheitsbildes beim Arzt die Überlegung der Nutzen-Risiko-Abwägung der verschiedenen in Betracht kommenden Behandlungsmethoden im Vordergrund. Da der Arzt zwar die Folgezustände einer Operation recht gut kennt, die zu erwartende Wahrscheinlichkeiten des Auftretens einer Komplikation bekannt sind, er aber über die persönliche Situation seines Patienten oft nur ungenügend informiert ist, kann eine vernünftige Abwägung nur gemeinsam erfolgen. Natürlich steht die Entscheidung ausschließlich dem Patienten zu, der ja die Behandlung, aber auch die Erkrankung erleidet.

Das Wissen liegt beim Arzt und es kann nicht einfach übertragen werden. Der Patient kommt meist in die Klinik und der Entschluß zur Operation ist damit in der Regel schon gefallen. Seine Angelegenheiten sind geregelt, er ist innerlich auf den operativen Eingriff schon eingerichtet. Eine Vielzahl von unbekannten, teils befremdlichen Eindrücken stürmen auf ihn ein und irgendwann, zwischen den Untersuchungen und der Orientierung in der neuen Umgebung kommt sein Operateur oder sein Stationsarzt und spricht mit ihm über die bevorstehende Operation. Der Patient betrachtet den Arzt, empfindet ihn als Schicksal und fragt sich, ob er diesem Menschen vertrauen kann. Von dem eigentlichen Aufklärungsgespräch bleibt meist nur wenig in Erinnerung, wie auch Untersuchungen gezeigt haben.

Doch neben dem Gespräch an sich, der Zuwendung, ist auch die enthaltene Information wichtig. Wenn verstanden wird, warum etwas gemacht wird, wie etwas gemacht wird, kann man das Ziel gemeinsam besser, schneller, leichter erreichen. Die Ungewißheit, die Angst, das Sich-ausgeliefert-Fühlen ist geringer. Tritt eine Komplikation auf, ist das Wissen wie man ihr begegnet tröstlich und nimmt einen Großteil des Schreckens. Ja, es können sogar Komplikationen, wie zum Beispiel das Auftreten einer Lungenentzündung, einer Blutgerinnselbildung in den Venen vermieden werden, wenn der Patient weiß, warum er so früh das Bett verlassen oder warum er Atemgymnastik durchführen soll. Ist er von dem Nutzen überzeugt, wird er sie auch allein durchführen.

Das Aufklärungsgespräch leidet auch oft unter dem Monolog. Der Arzt wird alles schildern, was ihm wichtig erscheint, den Patienten interessieren oft andere Dinge. Der Arzt spricht darüber, was während der Operation gemacht wird, der Patient möchte wissen, was das für Auswirkungen für ihn, für sein Leben hat. So weiß er wenig mit der Information anzufangen, daß sein Enddarm entfernt werden muß, weil da ein Krebs sei. Er aber will wissen, wie weit fortgeschritten ist der Krebs, werde ich überleben, habe ich nach der Operation eine Abschlußschwäche, muß ich häufiger zur Toilette, werde ich impotent, wovon hängt das ab? Natürlich läßt sich für den einzelnen Patienten keine sichere Voraussage machen, aber schon allgemeine Hinweise auf eine Veränderung schafft Beruhigung, wie zum Beispiel: „In der ersten Zeit nach der Operation ist der Stuhlgang etwa doppelt so häufig wie vor der Operation, aber der Darm gewöhnt sich an die Situation und üblicherweise bessert sich die Beschaffenheit und die Häufigkeit des Stuhlgangs innerhalb eines Jahres nach der Operation". Solche Erklärungen lassen keine unnötigen Ängste aufkommen, wenn die ersten Stuhlgänge dünn und gehäuft auftreten.

Auch die Sprache der Mediziner ist – wie häufig auch bei anderen Berufsgruppen – eine eigene und es gelingt nicht immer, auf Anhieb das treffende deutsche Wort zu finden. So kennt der ältere Patient den Ausdruck Ziegenpeter oder Bauernwetzel, der jüngere Mumps und die Ärzte sprechen untereinander von Parotitis epidemica.

Dies Buch schildert nun die wichtigsten allgemeinchirurgischen Krankheitsbilder von ihrer Erkennung über ihre Behandlung, möglichen Komplikationen und deren Vermeidung bis hin zur Zeit nach der Operation.

Im Teil für die Patienten schreiben wir in deutscher Sprache, wobei häufig in der Klinik benutzte Ausdrücke entweder in Klammern dahinter stehen oder erläutert werden. Die jeweiligen Kapitel wurden von einer Reihe Laien korrekturgelesen, um auch die Reste einer „Medizinersprache", die sich eingeschlichen haben, zu entfernen. Hierdurch kann der Patient in Ruhe zu Hause das entsprechende Kapitel lesen, in seinem Tempo lesen und ggf. noch einmal lesen. Es werden sich dennoch hier und dort Fragen ergeben, die mit seiner persönlichen Situation zusammenhängen. Diese kann und sollte er dann gezielt mit seinem Arzt besprechen.

Bevor wir uns mit den einzelnen Krankheiten beschäftigen, sind einige Kapitel eingefügt, die sich mit der für den Patienten neuen Situation befassen, die auf den Patienten befremdlich wirkt und ihm so Unbehagen bereiten kann. So wird der Ablauf von der Aufnahme bis zur Entlassung geschildert, die wichtigsten Vorgänge und Untersuchungen erklärt. Natürlich gibt es hier von Krankenhaus zu Krankenhaus Abweichungen. Aber dennoch wird der Sinn der meisten Handlungen verständlich, die ohne dieses Wissen teils als kultische Handlung wirken oder sogar zum Ärgernis werden. Oder die Intensivstation verliert an Schrecken, wenn verständlich wird, daß der gesamte, beeindruckende Maschinenpark nur einen hohen Sicherheitsstandard gewährleistet, die Arbeit und Entscheidungen aber von Menschen gemacht werden.

So ist dies Buch beiden zugedacht, dem Patienten und seinem Arzt in der gemeinsamen Sorge, dem Verständnis von beiden dienend. Der Arzt lernt während seines Studiums nicht, medizinische Sachverhalte allgemein verständlich zu vermitteln, so daß er hier die eine oder andere Anregung finden kann. Der Patient kann sich soviel Wissen über seine Krankheit und ihre Behandlung erwerben, daß sich das Gespräch auf seine ureigene Person konzentrieren kann.

Dies könnte für beide einen Teil der Menschlichkeit bewahren helfen in den zwischen Fallpauschalen und ISO-Norm neben weiteren aus der Wirtschaft stammenden Vorgaben eingeengten Krankenhäusern, die nicht zu Gesundheitsfabriken verkommen dürfen.

Alltag im Krankenhaus

Die Aufnahme

In der Regel gibt es 2 Wege, ins Krankenhaus aufgenommen zu werden. Der erste und weitaus häufigste Fall geht über die sogenannte Einweisung. Ein niedergelassener Arzt, also Ihr Hausarzt oder ein Facharzt, hat mit Ihnen gemeinsam entschieden, daß eine Krankenhausbehandlung stattfinden soll. In einem solchen Fall gehen Sie nicht unvorbereitet ins Krankenhaus. Es haben bereits vorher mehrere Untersuchungen stattgefunden, der Arzt hat eine Diagnose (die Art Ihrer Erkrankung) gestellt und evtl. bereits die Behandlung eingeleitet. Sogenannte Befunde (Ergebnis von Untersuchungen, z.B. Blutuntersuchung, Röntgenbilder) und Krankenunterlagen liegen vor. Sie haben gemeinsam mit Ihrem Hausarzt das Krankenhaus und die Abteilung ausgewählt, die Sie weiter behandeln sollen. Sie haben einen Einweisungsschein erhalten und erscheinen zum vereinbarten Termin im Krankenhaus. So fremd Ihnen die Umgebung erscheinen mag, was nun zunächst auf Sie zukommt, kann Ihnen in Deutschland nicht unbekannt sein: Formulare!

Ziemlich am Anfang Ihres Aufenthaltes führt sie Ihr Weg in die Patientenverwaltung. Dort wird man Sie auffordern, einen sogenannten Aufnahmevertrag auszufüllen. Man wird dabei Ihre persönlichen Daten und die Art Ihrer Krankenversicherung erfragen. Die Art der Krankenversicherung ist wichtig für die daraus entstehenden Vertragsverhältnisse. Sind Sie in einer gesetzlichen Krankenkasse versichert, so kommt es bei einer stationären Behandlung zu einem sogenannten Behandlungsvertrag zwischen Ihnen und dem Krankenhausträger. Der Krankenhausträger ist dann Ihr Vertragspartner und verpflichtet sich in diesem Vertrag, alle notwendigen Krankenhausleistungen zu erbringen. Das bedeutet, sowohl die ärztliche Behandlung als auch die Pflege sowie die Unterbringung und Verpflegung wird vom Krankenhausträger zugesagt. Die Kosten hierfür übernimmt die Krankenkasse des Patienten, mit der das Krankenhaus direkt abrechnet.

Sind Sie Privatpatient oder haben eine sogenannte Zusatzversicherung, so können Sie als sogenannte Wahlleistung einen Zusatzvertrag, in der Regel mit dem Chefarzt, abschließen. In diesem Falle ist nun der betreffende Arzt bezüglich der medizinischen Leistungen Ihr Vertragspartner. Die dann entstehenden Kosten werden Ihnen persönlich in Rechnung gestellt, und Sie müssen diese dann später mit Ihrer privaten Krankenversicherung abrechnen.

Hierbei gibt es jedoch auch die Möglichkeit einer sogenannten Abtretungserklärung. Wenn Sie eine solche abgeben, so kann das Krankenhaus direkt mit Ihrer privaten Krankenkasse abrechnen.

Wird ein Patient aber z.B. nach einem schweren Unfall notfallmäßig in ein Krankenhaus eingeliefert, so kommt auch hier ein Behandlungsvertrag zustande, selbst wenn er unter diesen Bedingungen nicht in Schriftform durchgeführt wird. Die Behandlung steht absolut im Vordergrund, alle Formalien müssen dann zurückstehen und können zu einem späteren Zeitpunkt nachgeholt werden. In einem akuten, bedrohlichen Notfall sind diese Formalien auch deshalb schon nicht bedeutend, weil in einer solchen Situation jeder Arzt und jedes Krankenhaus zur Hilfeleistung verpflichtet ist.

Was bringe ich mit?

Wenn Sie zu Hause die Zeit Ihrer voraussichtlichen Abwesenheit organisiert haben, so werden Sie sich fragen, was nehme ich ins Krankenhaus mit. Wichtig sind die Gegenstände Ihres persönlichen Bedarfes und Ihre Krankenunterlagen.

Krankenunterlagen

Um Ihre Behandlung so zügig und erfolgreich wie möglich durchführen zu können, brauchen die behandelnden Ärzte alle wichtigen medizinischen Informationen über den Patienten. Wertvolle Hinweise liefern z.B. schriftliche Unterlagen über frühere Krankenhausaufenthalte, vorherige

Operationen, Adressen und Telefonnummern der vorher behandelnden
Ärzte. Selbstverständlich werden alle Untersuchungsergebnisse und Befunde benötigt, die zum jetzigen Krankenhausaufenthalt geführt haben,
z.B. Röntgenaufnahmen, Ultraschallbefunde, Blutuntersuchungen, EKG,
Magen- oder Darmspiegelungen. Auch Impfausweise, Röntgen- und Aller-
giepässe sind wichtig. Bei längeren Krankheitsverläufen kann es hilfreich
sein, wenn eine zeitliche Aufstellung über Art und Dauer der früheren Behandlung angelegt wird. Wenn Sie von Ihrem Hausarzt Medikamente ver-
schrieben bekommen, z.B. wegen Bluthochdruck, Herzrhythmusstörungen oder anderen Erkrankungen, so sollten Sie eine Liste mitbringen, auf
der die Medikamente und ihre Dosierung (Anzahl der Tabletten oder
Tropfen) und der Einnahmezeitpunkt (morgens, mittags, abends) aufgezeichnet ist.

Auch Ihre Krankenkassenmitgliedskarte sollten Sie nicht vergessen.

Persönliche Gegenstände

Leider ist der Platz im Patientenzimmer in der Regel beschränkt. Deshalb
sollte vor allem für den kurzen Aufenthalt nur das unbedingt Nötige mit-
genommen werden. Der Kulturbeutel mit den persönlichen Hygiene-
artikeln, Nachthemd oder Schlafanzüge – auch zum Wechseln, der Bade-
mantel und bequeme Hausschuhe sind selbstverständlich.

Mit Büchern und Zeitschriften kann man Wartezeiten gut überbrücken, auch können sie eine willkommene Ablenkung vom Streß und
Klinikalltag sein. Wenn Sie Radio oder Kassettenrecorder mitnehmen, so
sollten Sie, wenn irgend möglich, einen passenden Kopfhörer mitbringen.
So stört Ihr Hörgenuß nicht Ihren Bettnachbarn. Denken Sie auch an No-
tizblock, Schreibunterlagen und Briefpapier. Eine leise tickende Uhr oder
Wecker kann sinnvoll sein, damit Ihr Nachbar nicht gestört wird. Umgekehrt sollten geräuschempfindliche Schläfer an den eigenen Schutz denken, hier kann Oropax (formbare Ohrpfropfen) bei unerwünschten
Geräuschen helfen.

Geld und Wertgegenstände

Es ist dringend davon abzuraten, größere Geldbeträge sowie Wertgegen-
stände mit in die Klinik zu nehmen. Ist es dennoch einmal geschehen, so

kann man sie in der Regel gegen Quittung bei der Krankenhausverwaltung an sicherem Ort hinterlegen. Dies ist auch dringend anzuraten, da für die Sicherheit von Wertgegenständen kein Krankenhaus haftet. Langfinger finden leider auch hier Zutritt. Man sollte sich den zusätzlichen Streß eines größeren Verlustes ersparen. Sinnvoll ist es, Geld nur in kleineren Scheinen oder Kleingeld bei sich zu haben, um gelegentlich kleinere Dinge am Kiosk – wie Obst und Getränke – zu kaufen, zu telefonieren oder Briefmarken zu erwerben.

Tagesablauf

Ein Krankenhaus unterliegt vielen organisatorischen Notwendigkeiten und so werden Sie leider feststellen müssen, daß Ihr Tagesablauf im Krankenhaus oft fremdbestimmt ist; Ihr persönlicher Tagesrhythmus, Wünsche und Bedürfnisse können leider oft nicht ausreichend berücksichtigt werden.

Das Klinikpersonal arbeitet im Schichtdienst, nur so kann Ihre Versorgung und Betreuung rund um die Uhr sichergestellt werden. Natürlich hat dieser Schichtdienst auch Auswirkungen auf die zeitlichen Abläufe im Krankenhaus, und so beginnt der Tag leider früh, für manche Patienten zu früh. Bedenkt man, daß z.B. während der Frühschicht der Schwestern und Pfleger neben Fieber- und Blutdruckmessen, Gewichtskontrollen, Frühstücksausgabe, Verabreichen von Medikamenten zu den vorgeschriebenen Tageszeiten, Vorbereitungen von Blutuntersuchungen, Organisation des Patiententransports zu den Untersuchungen wie Röntgen und EKG, sämtliche pflegerischen Maßnahmen, auch noch die Ausgabe des Mittagessens gehört, so wird das frühe Wecken nicht angenehmer, aber vielleicht verständlich. Da manche, vor allem ältere Patienten oft lange für die Morgentoilette benötigen, die Hilfe der Schwestern brauchen oder gar vollständig auf die Pflege angewiesen sind, ist oft ein früher Beginn nötig. Gleiches gilt natürlich auch für die Essenszeiten. Einige Patienten sind aus Gewohnheit oder krankheitsbedingt langsame Esser, sie brauchen also eine frühe Essensausgabe und ein spätes Abräumen. Manche brauchen Hilfe beim Essen oder müssen ganz gefüttert werden.

Überhaupt ist das Thema Essen im Krankenhaus eine schwierige Geschichte. Nicht nur, daß einem die ungewohnte Umgebung den Appetit verderben kann, die Essenszeiten evtl. nicht dem eigenen Rhythmus entsprechen und Medikamente, Untersuchungen, aber auch die Nachricht über gewisse Untersuchungsergebnisse und deren Folgen auf den Magen schlagen können. Oft bestehen auch krankheitsbedingt unangenehme Einschränkungen (Zuckerkrankheit, spezielle Diäten etc.). Glücklicherweise gibt es zunehmend an den Krankenhäusern eine Wahlmöglichkeit für Hauptgericht und Beilagen. Dennoch muß diese Wahl meistens aus organisatorischen Gründen schon am Vortag getroffen werden, und wer weiß schon immer, worauf er am nächsten Tag Appetit hat. Auch wenn sich die Krankenhausküchen noch so viel Mühe geben, sie werden als Großküchen – auch bei guter Essensqualität – niemals in der Lage sein, stets frisch gekaufte Nahrungsmittel, nach persönlichem Gusto gewürzt und auf den Punkt gegart beim einzelnen Patienten abzuliefern. Wünschenswert wäre auch, daß gehfähige, mobile Patienten ihr Essen in einem Speisesaal einnehmen könnten, wo das Erlebnis der gemeinsamen Mahlzeit Appetit und Kommunikation gleichermaßen fördert. Leider ist dies aus baulichen und organisatorischen Gründen häufig nicht möglich.

Auch sonst werden Ihnen in einer Klinik etliche Einschränkungen zugemutet. Zwar sind die großen Schlafsäle in den Krankenhäusern passé und zunehmend werden Zweibettzimmer die Regel. Aber auch das heißt, daß Sie einen Zimmergenossen und Bettnachbarn haben, den Sie sich nicht aussuchen konnten. Seine Essens- und Schlafgewohnheiten, sein Auftreten und seine Manieren, die Dauer und Lautstärke seines Radio- und Fernsehkonsums sowie seine Telefonate müssen Sie mit ertragen.

Sein Besuch auf dem Zimmer ist indirekt immer auch Ihr Besuch, und manchmal hat ein Gespräch, das Sie führen, nichtwillkommene Zeugen. Raumtemperatur und Lüftungszeiten werden von verschiedenen Menschen ganz unterschiedlich wahrgenommen. Da die Belegung eines Krankenhauses nicht planbar ist, müssen auch manchmal Patienten mit großen Altersunterschieden, Menschen verschiedener Kulturkreise und Patienten mit unterschiedlich schweren Erkrankungen in einem Zimmer zusammen untergebracht werden. Vom Pflegepersonal wird immer versucht, die „passenden" Patienten zusammenzulegen, und mancher „Umzug" von einem Zimmer zum anderen wird deshalb vorgenommen. Dennoch, die grundlegenden Einschränkungen bleiben. Und so gilt: Rücksichtnahme ist für alle Seiten oberste Pflicht, nur so kann die Belastung des Mitpatienten so gering wie möglich gehalten werden, ein Umstand, von dem jeder Betroffene selbst auch profitiert. Alkoholgenuß oder gar Rauchen im Patientenzimmer ist deshalb in aller Regel untersagt und kann bei mehrfachem Verstoß jederzeit zur Entlassung aus disziplinarischen Gründen führen.

Das „Zusammenleben" mit einem Mitpatienten auf engen Raum in einem Krankenzimmer schafft sicherlich Probleme, sie sollten sich aber unter erwachsenen Menschen erträglich gestalten lassen. Eine Bitte und ein nett vorgetragenes offenes Wort kann hier oft Abhilfe schaffen. Von vielen Menschen wird aber die Anwesenheit eines Leidensgenossen nicht nur als Belastung empfunden, oft bringt sie Trost und Zuspruch; sogar Freundschaften weit über die gemeinsame Patientenzeit hinaus sind so entstanden. Bestehen jedoch Probleme, die Sie belasten und mit denen Sie alleine nicht zurechtkommen, so sollten Sie sich nicht scheuen, Ärzte oder Schwestern und Pflegern darauf anzusprechen. Nicht immer werden sie helfen können, aber in den meisten Fällen ist eine erträgliche Lösung möglich.

Die Besuchszeiten sind je nach Klinik unterschiedlich, aber meistens sehr großzügig geregelt, und in besonderen Fällen ist man sicher bereit, Ihnen hierbei entgegen zu kommen. Natürlich brauchen schwerkranke Patienten viel Ruhe und Erholung, hier ist zuviel Besuch nicht immer hilfreich. In besonderen Situationen, z.B. bei Behandlung auf Intensivstation oder bei ansteckenden Krankheiten, muß der Besuch allerdings auf das unbedingt Nötige reduziert werden, gewisse Hygieneregeln sind erforderlich, sie werden Ihnen vom Personal mitgeteilt und sollten unbedingt eingehalten werden, damit weder der Patient noch die Angehörigen sich einer Gefahr aussetzen.

Die medizinische Betreuung

Wenn das leidige Ausfüllen der Aufnahmebogen beendet ist, wird man Ihnen den Weg auf die für Sie zuständige Station der Krankenhausabteilung weisen. Dort lernen Sie Ihre Stationsschwester oder Stationspfleger kennen, die Ihnen Ihr Zimmer und Ihr Bett zeigen werden, den Schrank für Ihre persönlichen Gegenstände, Waschgelegenheit, Toiletten etc. Meist ist es heute möglich, ein Telefon ans Bett zu bekommen. Es ist manchmal sehr hilfreich, und man ist nicht gänzlich von seinen Angehörigen abgeschnitten. Aber bedenken Sie, manchmal hat ungestörte Ruhe auch seine Vorzüge.

Das Aufnahmegespräch

Kaum haben Sie sich so gut es geht „eingerichtet", fordert der eigentliche Zweck des Aufenthaltes, nämlich die medizinische Versorgung Ihre Aufmerksamkeit. Der Sie betreuende Arzt wird Sie aufsuchen und ein Aufnahmegespräche mit Ihnen führen. Viele Fragen wird man Ihnen stellen, von denen Sie die meisten schon Ihrem Hausarzt beantwortet haben. Trotzdem sollte der Patient sie beantworten und dabei etwas Geduld mit den Ärzten aufbringen, denn die eine oder andere Fragerichtung ist anders, und nichts verschafft einem Arzt einen besseren Überblick über die Situation eines Patienten, als das persönliche Gespräch.

Die Fragen beziehen sich auf Ihre persönliche Situation, auf die Dauer und Art Ihrer Beschwerden, Begleiterkrankungen, bisher durchgeführte Behandlungen etc. (s. auch Untersuchungen, Anamnese).

Dieses *ärztliche Gespräch* sollten Sie zum Anlaß nehmen, Ihren behandelnden Arzt selbst kennenzulernen, dies ist auch eine gute Gelegenheit, eigene Fragen zu stellen oder Dinge, die Ihnen wichtig erscheinen, mitzuteilen. Niemand kennt Ihre Situation so gut wie Sie selbst. Sie sollten dabei ein offenes und vertrauensvolles Gespräch suchen, auch wenn dabei Dinge zur Sprache kommen, die Ihren Intimbereich betreffen und Ihnen unangenehm sein könnten. Bedenken Sie, der Arzt unterliegt der medizinischen Schweigepflicht, er darf diese Informationen nicht nach außen tragen, selbst die Auskunft gegenüber Ihren Angehörigen und Freunden ist nur mit Ihrer Einwilligung möglich.

Fragen die Sie selbst bewegen, können Sie bei diesem ersten Gespräch klären. Sollten Sie sie aber vergessen haben, so gibt die tägliche Visite, bei der Sie Ihren Arzt treffen werden, Ihnen die Möglichkeit, sie erneut zu stellen. Manchmal ist es hilfreich, sich diese persönlichen Fragen aufzuschreiben, damit sie nicht vergessen werden oder in der Betriebsamkeit untergehen. Fragen sie also z.B. nach Ihrer Krankheit, und lassen Sie sich bei Unklarheit in deutschen Worten Namen und Bedeutung erklären.

Vorgesehene Untersuchungen, Art der Behandlung (Medikamente, Operationen, Krankengymnastik etc.), welche Folgen die Erkrankung oder die Behandlung für Sie haben wird (Dauer der Arbeitsunfähigkeit, spätere Beeinträchtigung der Beweglichkeit, Auswirkung auf Ihr tägliches Leben), das Risiko der Behandlung und die alternativen Behandlungsmöglichkeiten, Dauer des Krankenhausaufenthaltes, bleibende Krankheitsfolgen, Art der Behandlung nach dem Krankenhausaufenthalt, könnten alles Fragen sein, die Sie interessieren und die Sie sich evtl. notieren sollten, damit sie bei einem späteren Gespräch nicht untergehen. Auch die Frage, was Sie selbst für Ihre Genesung beitragen könnten, ist sinnvoll und sollte erörtert werden.

Laboruntersuchungen

Nach diesem ersten Gespräch werden, soweit sie nicht schon von Ihrem Hausarzt durchgeführt wurden, etliche Untersuchungen auf Sie zukommen:

Fast obligat ist eine Blutentnahme zur Untersuchung im Labor. Die Blutuntersuchung kann Hinweise auf Ihre jetzige Erkrankung ergeben, sie kann jedoch auch zeigen, wie Ihre sonstigen Körperfunktionen beschaffen sind, ob z.B. Ihre Blutgerinnung normal und damit eine Operation überhaupt möglich ist, ob Ihre Nieren einwandfrei funktionieren, die Leberfunktionen in Ordnung sind, Ihr Knochenmark ausreichend Blut bildet. Sie zeigt, ob Ihr Salz- und Wasserhaushalt ausgeglichen ist, oder ob eine Entzündung Ihren Körper belastet. Auch können Blutuntersuchungen auf Stoffwechselerkrankungen wie Diabetes oder Gicht hinweisen, mit speziellen Untersuchungen können die Funktion der Lunge oder der Schilddrüse beurteilt werden.

EKG

Das EKG (Elektrokardiogramm) ist eine Messung der Herzströme, wie sie bei jedem Herzschlag auftreten. Sie werden über auf den Körper geklebte Elektroden abgeleitet und von einer Maschine aufgezeichnet. Auf diese Weise kann die Zahl der Herzschläge/Minute und ihre Regelmäßigkeit bestimmt werden. Die vom Herzstrom graphisch abgeleitete Figur läßt Aussagen über ein gestörtes elektrisches Leitungssystem am Herzen zu und zeigt bei Erkrankungen typische Abweichungen, wie z.B. beim Herzinfarkt.

Ultraschall

Die Ultraschalluntersuchung ist nach heutigem Wissensstand völlig gefahrlos. Über einen Schallkopf, der auf den Körper aufgehalten wird, werden Schallwellen in den Körper ausgesandt. Diese Wellen treffen auf ihren Weg durch den Körper auf die verschiedenen Organe und werden von denen jeweils in unterschiedlicher Stärke zurückgeworfen (reflektiert). Diese zurückgeworfenen, reflektierten Wellen werden vom Ultraschallkopf wieder registriert und über einen Bildschirm dargestellt.

Dieses Verfahren ist besonders gut geeignet zur Beurteilung des Bauchraumes, vor allem der Gallenblase, der Nieren, der großen Bauchgefäße, der Bauchspeicheldrüse, der Leber und Milz. Auch lassen sich Ergüsse und Flüssigkeitsansammmlungen damit gut darstellen.

Ein Spezialverfahren ist die *Farbdopplersonographie.* Hierbei wird durch verschiedene farbige Darstellungen die Flußrichtung und die Flußstärke des Blutes in Blutgefäßen sichtbar gemacht.

Röntgenuntersuchungen

Die Röntgenuntersuchung ist ein in der Medizin schon lange angewandtes Verfahren, bei dem energiereiche Strahlen einer gewissen Wellenlänge, sogenannte Röntgenstrahlen, von einer Strahlenquelle aus durch den Körper geschickt werden und einen dahinter liegenden Film belichten. Entsprechend der vom jeweiligen Körpergewebe abgeschwächten (absorbierten) Strahlung wird der Film belichtet, und ein Röntgenbild entsteht.

Das Verfahren wurde durch stetige Weiterentwicklung der Apparate, der Röntgenfilme und der Verstärkerfolien so verbessert, daß heute eine hohe Bildqualität, bei relativ geringer Strahlenbelastung für den Patienten besteht.

Die einfache Röntgenuntersuchung ist besonders geeignet zur Beurteilung des Brustraumes (Lunge, Herzkontur) und von Knochen. Für spezielle Fragestellungen gibt es auch noch die Schichtaufnahmen (Tomographie) und *Kontrastmittelaufnahmen.* Bei den letzteren wird den Patienten ein sogenanntes Kontrastmittel verabreicht. Dies sind Stoffe, die besonders viele Röntgenstrahlen absorbieren und dadurch auf jeden Röntgenfilm besonders deutlich zur Abbildung kommen.

Werden sie zum Beispiel einem Patienten zum Trinken gegeben oder als Einlauf in den Darm verabreicht, so füllen sie Magen und Darm aus, werden Sie während ihrer Passagezeit geröntgt, so werden die von ihnen gefüllten Abschnitte des Magens oder Darmtraktes, die normalerweise im Röntgenbild nicht sichtbar sind, deutlich auf dem Röntgenfilm abgebildet.

Es können solche Kontrastmittel auch in die Vene oder in das Lymphsystem gespritzt werden. Auf diese Weise kann man die sonst nicht sichtbaren Blutgefäße oder Lymphgefäße im Röntgenbild darstellen. In einer späteren Phase, dann wenn diese Stoffe über die Niere ausgeschieden werden, kann man auch die Nierenbecken, die Harnleiter und Blase im Röntgenbild sehen und beurteilen.

Obwohl durch die modernen Röntgenapparate die *Strahlenbelastung* für einen Patienten sehr gesunken ist, ist dennoch jede Aufnahme eine weitere Strahlenbelastung. Aus diesem Grunde sollten die Röntgenuntersuchungen so sparsam wie möglich durchgeführt werden. So ist es wichtig, über alle früheren Röntgenuntersuchungen unterrichtet zu sein, da auf diese Weise manche Aufnahme eingespart werden kann. Auch ist der Vergleich von früheren und jetzigen Aufnahmen manchmal für die Beurteilung eines Krankheitsverlaufes sehr wichtig.

Besonders strahlenempfindliche Gewebe beim Erwachsenen sind das Knochenmark, Keimzellen und die Augenlinse. Besondere Vorsicht ist in der Schwangerschaft geboten, da die Leibesfrucht vor allem in der Frühphase empfindlich auf Strahlen reagiert. Hier sollte jede Röntgenaufnahme kritisch auf ihre Notwendigkeit hin überprüft werden. Die Vorsichtsmaßnahmen, wie Bleischürze, Abstand zur Röntgenröhre etc. sind penibel einzuhalten.

Die *Computertomographie*, kurz CT genannt, ist ein spezielles computergesteuertes Röntgenschichtverfahren. Hierbei werden über die Kombination von wandernden Röntgenstrahlen und aufwendiger Computerdarstellung Querschnittsbilder des menschlichen Körpers erstellt. Je nachdem, wie viele dieser Schnittbilder man anfertigt, kann man eine sehr genaue Darstellung des menschlichen Körpers erreichen. Die Bilder können sogar im Computer verknüpft werden, so daß eine dreidimensionale, räumliche Darstellung möglich ist. Je mehr Bilder man anfertigt, desto größer ist jedoch auch die Strahlenbelastung, die bei der Computertomographie größer ist als bei einer normalen Röntgenaufnahme.

Kernspintomographie

Bei der Kernspintomographie oder Magnetresonanztomographie wird der Körper einem sehr starken magnetischen Feld ausgesetzt, welches die körpereigenen Atome so beeinflußt, daß sie über einen Computer bildlich dargestellt werden können. Dieses Verfahren eignet sich hervorragend zur

Darstellung von Weichteilen und Bindegewebe. Es ist technisch sehr aufwendig, weshalb diese Apparaturen nicht an allen Krankenhäusern zur Verfügung stehen.

Durch die starke magnetische Strahlung wird zwar nach heutigem Wissen der Körper nicht geschädigt, aber Scheckkarten gelöscht und Metalle angezogen. Wo Metalle nicht abgelegt werden können, wie z.B. beim Herzschrittmacher ist deshalb diese Untersuchung manchmal nicht möglich.

Endoskopische Verfahren

Hierbei handelt es sich um Untersuchungsverfahren, bei denen über eine Schlauchsonde mit Fiberglasoptik und Kaltlichtquelle innere Hohlorgane gespiegelt werden können. So wird z.B. bei der *Magenspiegelung (Gastroskopie)* ein etwa fingerdicker Schlauch durch den Mund über die Speiseröhre in den Magen eingeführt. Der mit Luft aufgeblasene Magen wird mit der Kaltlichtquelle ausgeleuchtet, und so kann das Mageninnere durch die Fiberglasoptik beurteilt werden.

Bei den moderneren Geräten wird das Bild auf einen Fernsehmonitor übertragen. Dabei ist die Bildqualität so gut, daß in der Regel eine ausgezeichnete Beurteilung möglich ist. Voraussetzung ist ein leerer, nicht von Speiseresten verunreinigter Magen.

Ähnliches Vorgehen gilt für die *Darmspiegelung*. Hierbei wird ein Untersuchungsschlauch durch den After in den Darm eingeführt. Der Darm wird etwas aufgeblasen und durch eine Kaltlichtquelle ausgeleuchtet, und so kann das Darminnere über eine Fiberglasoptik gut beurteilt werden, sofern keine Kotreste im Darm verblieben sind. Für dieses Verfahren muß also eine Darmreinigung vorher durchgeführt werden. Dies kann durch eine Darmspülung oder mit Abführmitteln erreicht werden.

Bei den endoskopische Verfahren kann über einen sogenannten Arbeitskanal eine dünne Sonde durch das Endoskop in den Magen oder Darm vorgeschoben und so winzige Gewebeproben zur Untersuchung unter dem Mikroskop entnommen werden. Im Darm ist es möglich, über diesen Arbeitskanal auch Schlingen vorzuschieben, mit denen man Darmpolypen abtragen kann.

Spezial- und Konsiliaruntersuchungen

Neben den oben aufgeführten häufigeren Untersuchungen gibt es auch noch weitere Spezialuntersuchungen wie z.B. die *Lungenfunktionsprüfung*, die nur in seltenen, ausgewählten Fällen durchgeführt werden. Häufiger kommt es vor, daß ein Patient von einem Arzt einer anderen Facharztrichtung untersucht wird. Diese sogenannten *Konsiliaruntersuchungen* können zur Abklärung einer Krankheit sinnvoll sein. So kommt es nicht selten vor, daß Patienten mit Herzproblemen vor einer Operation beim Internisten oder Kardiologen (Spezialist für Herzkrankheiten) vorgestellt werden.

Vor allem bei komplizierteren Krankheitsbildern oder bei Patienten mit mehreren Begleiterkrankungen, können etliche dieser Untersuchungen notwendig werden. Da diese Untersuchungen meistens in anderen Fachabteilungen des Hauses durchgeführt werden und Notfälle im Krankenhaus jederzeit den Arbeitsplan durcheinander bringen können, kann es immer wieder zu unvorhergesehenen Verzögerungen kommen. Längere Wartezeiten für den Patienten sind deshalb möglich. Dies ist besonders unangenehm, wenn Untersuchungen in nüchternen Zustand vorgenommen werden müssen (Ultraschalluntersuchung, Magenspiegelung, Darmspiegelung). Dennoch läßt sich dies manchmal nicht vermeiden.

Ein weiteres Problem, vor allem an großen Krankenhäusern, kann der Weg zu anderen Abteilungen sein. Zwar sind diese Fachabteilungen meist mehr oder minder deutlich ausgeschildert, trotzdem sind sie für einen Ortsfremden nicht immer einfach aufzufinden. Scheuen Sie sich nicht, wenn Sie mit mehr oder minder klarer Wegbeschreibung zum EKG oder in die Endoskopieabteilung geschickt werden, auf dem Weg dorthin Schwestern, Pfleger oder Ärzte nach dem Weg zu fragen. Auch diese haben sich am Anfang in ihrer Klinik öfters verlaufen und werden Ihnen die Frage sicher nicht übelnehmen.

Gespräch und Visite

Überhaupt sollten Sie keine Scheu haben, bei Unklarheiten nachzufragen. Da Sie als Patient von jeder Untersuchung und jeder Behandlungsmaßnahme betroffen sind, müssen Sie informiert sein und die Entscheidungen mittragen. Ohne Ihre Einwilligung und Zustimmung können Sie weder untersucht noch behandelt werden. Auch sollte man nicht den Mut verlieren und die Chance der Behandlung positiv sehen, ohne dabei die Risiken zu vernachlässigen. Die beste Voraussetzung für Vertrauen schafft man, wenn offen und ehrlich miteinander gesprochen wird. Deshalb ist es wichtig, daß Sie Ihre Fragen, Ängste und Sorgen offen aussprechen, nur dann kann man Ihnen die nötigen Informationen und Erläuterungen geben und kann dann gemeinsam entscheiden, welche Untersuchungen und welche Behandlung man durchführen will. Dabei ist es wichtig, daß Sie Ihre Probleme auch aussprechen, den der Arzt kennt zwar Ihre Erkrankung und Ihre Befunde, er weiß Bescheid über die Behandlungsmöglichkeiten, ihren Nutzen und ihre Risiken, über Ihre persönliche Situation aber ist er in der Regel nicht informiert. Nicht nur beim Untersuchungsgespräch, der Anamnese, sondern auch bei den täglichen Visiten haben Sie Gelegenheit, offene Fragen anzusprechen und Probleme zu klären. Die *Visite* ist der tägliche Besuch Ihres behandelnden Arztes bei Ihnen am Krankenbett. Wie der Ausdruck Visite sagt (kommt aus dem lateinischen und heißt Besuch), sieht der Arzt hier seine Patienten, er bespricht Befunde und das weitere Vorgehen mit ihm. Häufig werden dabei auch Untersuchungen z.B. die Beweglichkeit einer Gliedmaße, den Zustand einer Wunde in ihrer Heilungsphase oder die Beurteilung des Leibes nach Bauchoperation durchgeführt. Manchmal bleibt dabei wenig Zeit, persönliche Probleme zu erörtern, und oft glauben die Patienten, der Doktor habe nur einmal kurz vorbei geschaut und die typische Frage gestellt „Wie geht es denn"? Aber ein erfahrener Arzt achtet selbst in Sekunden darauf, ob ein Patient müde und abgeschlagen, blaß ist, ob seine Haut trocken ist, oder ob das Gesicht z.B. fiebrig gerötet ist. Solche Dinge werden von ihm routinemäßig „mit einem Blick" wahrgenommen und sind kein Beleg für Oberflächlichkeit. Für Sie als Patient ergibt sich dabei allerdings das Problem, daß Sie unter Umständen gar nicht so ins Gespräch kommen wie Sie es möchten, um Dinge zu besprechen, die Ihnen am Herzen liegen. Deshalb der bereits empfohlene Hinweis, wichtige Fragen evtl. aufzuschreiben, damit sie in der Betriebsamkeit nicht untergehen.

Sie sollten bei Unklarheiten und Gesprächsbedarf Ihren Arzt auch außerhalb der Visiten um ein Gespräch bitten. Diesen Wunsch können Sie auch jederzeit über die Krankenschwester oder den Pfleger weitergeben lassen. Dieses Gespräch kann auf Ihren Wunsch unter vier Augen stattfinden, wenn Sie eine gewisse Intimsphäre gewahrt wissen wollen. Überhaupt sollten Sie sich vergegenwärtigen, daß alle an der Behandlung und Pflege beteiligten Krankenhausmitarbeiter der *Schweigepflicht* unterliegen. Die über Sie angefertigten Krankenakten unterliegen dem *Daten-*

schutz. Alle Befundberichte und Untersuchungsergebnisse wie Röntgenbilder, EKG, Laborwerte etc. sind ebenfalls dem Datenschutz unterworfen. Trotzdem ist es nicht jedermanns Sache, seine ganz persönlichen Angelegenheiten vor mehreren Personen, z.B. vor mehreren Ärzten, einer Schwester oder Pfleger, auszubildenden Ärzten oder PflegeschülerInnen, vielleicht auch noch vor einem Mitpatienten und Zimmernachbarn zu erörtern. Dann kann evtl. das Gespräch unter vier Augen Schwierigkeiten beseitigen. Sie sollten sich aber andererseits darüber im klaren sein, daß eine gute Behandlung nur stattfinden kann, wenn Sie Ihren Arzt vollständig über die Ihre Krankheit und die Behandlung wichtigen Angelegenheiten informieren und Sie dann die Therapie auch mittragen. Wenn man Diät nicht einhält, Medikamente nicht einnimmt, Atemübungen und krankengymnastische Bewegungsübungen nicht durchführt, ist ein Behandlungserfolg eventuell gefährdet oder kann verzögert eintreten. Vertrauensvolle, positive Zusammenarbeit und offene Information also, sind für alle Seiten gleichermaßen wichtig.

Aufbau eines Krankenhauses

In unserem Land werden die Krankenhäuser von sogenannten Krankenhausträgern geführt. Es gibt davon öffentliche (Gemeinden, Landkreis, oder Städte), kirchliche oder private Einrichtungen, die ein Krankenhaus betreiben. Unabhängig von der Trägerschaft teilt man die Krankenhäuser, je nach ihrer Aufgabenstellung, in mehrere Kategorien ein: Kleinere Kliniken der sogenannten Grund- und Regelversorgung, daneben gibt es Krankenhäuser der mittleren Versorgungsstufe und schließlich Kliniken der Maximalversorgung, oft handelt es sich dabei um Universitätskliniken.

Abteilungen und Stationen

Die Kliniken sind nach Fachabteilungen organisiert wie die innere Medizin, die Chirurgie, die Frauenheilkunde, Hals-Nasen-Ohren-Abteilung, Abteilung für Anästhesie. Diese sind wieder in kleinere Bereiche, die Stationen unterteilt.

Ärzte

Einer jeden Abteilung steht ein Chefarzt vor, ihm unterstellt sind Oberärzte und Stations- oder Assistenzärzte. Chef- und Oberärzte sind natürlich Fachärzte ihres jeweiligen Spezialgebietes. Auch Stationsärzte und Assistenzärzte können Fachärzte sein, etliche von ihnen aber befinden sich noch in der sogenannten Facharztausbildung.

Dies bedeutet, es sind Ärzte mit einem abgeschlossenen Medizinstudium und einer mehr oder minder langen klinischen Erfahrung, sie befinden sich aber noch in der Weiterbildung zum Facharzt und werden dabei von einem ausbildungsberechtigten (in der Regel dem Chefarzt) Arzt überwacht und von den erfahrenen Oberärzten und Stationsärzten angeleitet. Regelmäßig werden bei Besprechungen Untersuchungsbefunde und Behandlung einzelner Patienten zwischen Chefarzt, Oberarzt und den nachgeordneten Ärzten erörtert und abgestimmt. Der wichtigste Ansprechpartner für den Patienten ist in der Regel der Stationsarzt. Bei ihm laufen alle Untersuchungsbefunde zusammen, er bespricht mit dem zuständigen Oberarzt die weitere Therapie und ist für ihre Einhaltung und Überwachung zuständig. Er bespricht mit dem Patienten die weiteren Untersuchungen, das Behandlungskonzept und das weitere Vorgehen. Der Patient also sollte vor allem mit ihm Fragen erörtern und wichtige Dinge abstimmen. Es besteht aber natürlich auch die Möglichkeit, daß sich ein Patient mit dem zuständigen Oberarzt bespricht. Wenn Sie sich davon weitere Informationen oder größere Sicherheit erwarten, so sollten Sie darum bitten. In aller Regel wird einem solchen Wunsch entsprochen, aus organisatorischen Gründen kann es jedoch manchmal etwas dauern, bevor ein solches Gespräch möglich ist.

Pflegepersonal

Auf jeder Krankenstation gibt es eine leitende Pflegekraft, die Stationsschwester oder den Stationspfleger. Sie leiten ein Team von Krankenschwestern und -pflegern, von Schwesternschülern und -schülerinnen und von Pflegehelfern und -helferinnen. In der Regel ist eine der Pflegekräfte pro Schicht für Sie zuständig. Sie ist ein wichtiger Ansprechpartner für alle pflegerischen Angelegenheiten sowie für den organisatorischen Ablauf einer Station. Neben der fachlichen Qualifikation, wird der Patient sicherlich auch die menschliche Zuwendung zu schätzen wissen, die er gerade in einer schwierigen Situation im Krankenhaus als sehr wohltuend empfinden wird. Bitte bedenken Sie aber, daß ein solches Pflegeteam oft für 30 und mehr Patienten zuständig ist. Bei den zahlreichen Untersuchungs- und Behandlungsschritten, die heute durch die moderne Medizin selbstverständlich geworden sind, herrscht meistens eine Betriebsamkeit, die nicht immer ausreichend Zeit läßt für das so wichtige, menschlich zugewandte Gespräch.

Krankengymnastinnen, Krankengymnasten

Daneben gibt es eine Fülle von hilfreichen Geistern im Krankenhaus, die Ihnen im Laufe eines Stationsaufenthaltes begegnen werden: KrankengymnastenInnen. Sie spielen einen sehr wichtigen Part im Krankenhaus, weil sie vor allem nach den Operationen den Patienten bei Atemübungen, bei der Mobilisation (dem ersten Aufstehen aus dem Krankenbett), bei Gangschulung nach schweren Unfällen und bei Bewegungs- und Gymnastikübungen zur Seite stehen.

Sie zeigen Ihnen, welche Übungen für Sie sinnvoll sind, beraten und unterstützen Sie dabei. Wie bei allem gilt aber hier besonders, daß nur mit Ihrer aktiven Mithilfe eine Behandlung erfolgreich sein kann.

Weitere Mitarbeiter im Krankenhaus

Daneben treffen Sie noch auf Röntgenassistentinnen, Schwestern und Pfleger im EKG, in der Endoskopie und in der Ambulanz. Es gibt Ernährungsberater und Diätassistenten, mit denen Ernährungspläne bei notwendigen Diäten abgesprochen werden können.

Des weiteren gibt es Mitarbeiter des Sozialdienstes, die organisatorisch und beratende Hilfe leisten können, wenn nach der Entlassung z.B. noch vorübergehend Pflegehilfen benötigt werden, wenn bei alten Menschen eine Heimunterbringung ansteht oder wenn Anträge bezüglich der Pflege- oder Rehabilitationsmaßnahmen bei verschiedenen Versicherungsträgern gestellt werden müssen.

Fast alle Krankenhäuser werden auch von Priestern betreut. In der Regel kommen sie von sich aus auf die Patienten zu, können aber auch von jedem einzelnen Patienten um ein Gespräch gebeten werden. Oft wird gerade der Kontakt zur Krankenhausseelsorge vom Patienten als sehr hilfreich empfunden.

Daneben gibt es eine Fülle von Personal, die für das Funktionieren und die Sicherheit am Krankenhaus sorgen, ohne daß Sie sie in der Regel jemals zu Gesicht bekommen werden. Nur einige Beispiele seien hier aufgeführt, wie die Krankenhausverwaltung, das Küchenpersonal, die Wäschereien, Fahr- und Transportdienste, das Personal für die Haustechnik, der Putzdienst, Sekretärinnen und Telefonisten.

Die Entlassung

Der beste Tag während des Krankenhausaufenthaltes sollte der letzte sein, nämlich wenn der Patient nach hoffentlich guter und erfolgreicher Behandlung aus dem Krankenhaus entlassen wird. In der Regel läßt sich rechtzeitig vorher der Entlassungstermin zwischen allen Beteiligten abstimmen, so daß genügend Zeit bleibt, über die anschließende, evtl. noch notwendige ambulante Behandlung wie Krankengymnastik, weitere Medikamentengabe, Betreuung durch Hausarzt oder niedergelassenen Facharzt, evtl. Kontrolltermine im Krankenhaus zu sprechen. Auch die weitere Organisation, z.B. von Pflegehilfen für eine Übergangszeit und ähnliches sollte dann geklärt sein. In jedem Fall aber bekommen Sie einen Arztbrief ausgehändigt, der den weiterbehandelnden Arzt über Dauer, Art der Behandlung und empfohlene weitere Therapie informiert. Auch werden Ihnen evtl. weitere Unterlagen wie Röntgenbilder etc. mitgegeben.

In jedem Falle sollten Sie sich überlegen, ob Ihre persönlichen Fragen und alle weiteren Fragen zur Behandlung und Organisation geklärt sind. Wo Sie z.B. Ihre weitere krankengymnastische Betreuung absolvieren können, welche Medikamente und wie viele Sie nehmen sollen, ob und wann ärztliche Kontrolluntersuchungen anstehen. Es empfiehlt sich, kurzfristig nach der Entlassung aus dem Krankenhaus den weiterbehandelnden Arzt aufzusuchen, Arztbrief und Befunde dort zu übergeben und den weiteren Verlauf abzustimmen.

Manchmal kommt aber eine Entlassung überraschend schnell auf den Patienten zu, nämlich dann, wenn dringend ein neues Bett für einen Notfall gebraucht wird und die Entlassung eines Patienten medizinisch gut vertretbar ist. Selbstverständlich müssen auch dann alle notwendigen Fragen geklärt sein, die wichtigen Untersuchungsbefunde und der Arztbrief erstellt werden. Auch wenn es unter solchen Gegebenheiten unter Umständen schnell gehen muß, sollten Sie sich zumindest ein paar Minuten Zeit nehmen, um nochmals für sich zu überlegen, ob alle Fragen der Nachbehandlung und alle wichtigen organisatorischen Details geklärt sind.

Ein abschließender Blick in alle Schränke und Schubladen verhindert das Vergessen persönlicher Utensilien, auch eine Kontrolle im Badezimmer sollte nicht vergessen werden. Haben Sie Gegenstände wie Wertsachen im Safe hinterlegt, so vergessen Sie nicht, diese abzuholen. Auch evtl. noch ausstehende Rechnungen (Telefon) sollten jetzt beglichen werden. Auf jeden Fall ist es sinnvoll, sich die Telefonnummer der behandelnden Abteilung geben zu lassen, damit jederzeit Rücksprache möglich ist.

So wie Sie sich über eine hoffentlich gute Behandlung gefreut haben, freut sich auch das Klinikpersonal über ein Wort der Anerkennung bei guter Leistung und eine nette Verabschiedung. Das Wort „Wiedersehen" kann man dabei ruhig vermeiden.

Anästhesie (Narkose, örtliche Betäubung)

Zu den wichtigsten und zentralen Aufgaben eines Arztes gehört die Linderung oder Beseitigung von Schmerzen (s. auch Abschn. „Schmerz"). Dies gilt besonders dann, wenn die Schmerzen behandlungsbedingt, wie z.B. durch eine Operation, vom Arzt selber zugefügt werden.

Vor der Einführung hochwirksamer Schmerzmittel in der Medizin waren chirurgische Eingriffe wahre Torturen, bei denen ein von mehreren Personen festgehaltener oder mit Riemen festgeschnallter Patient von einem von Schmerzensschreien unbeeindruckten Chirurgen unter höchstem Zeitdruck malträtiert wurde.

Glücklicherweise sind diese Zeiten vorbei, moderne Schmerz- und Betäubungsmittel ersparen dem Patient den Schmerz und Streß einer Operation, wie „im Schlaf" läßt er den Eingriff über sich ergehen. Er nimmt erst wieder Schmerzen wahr, wenn er aus der Narkose erwacht und seine Wunden fühlt.

Dabei beschreibt das deutsche Wort *„fühlen"* in seiner doppelten Bedeutung die Schmerzempfindung sehr gut. Denn der Schmerz wird beides, nämlich einmal bewußt wahrgenommen als äußerst unangenehmer, körperlich quälender Reiz und zum anderen als seelische Erfahrung eines unangenehmen Zustandes mit Folgen, wie Angst, Gefühl des Ausgeliefertsein, Verzweiflung. Die psychische Belastung wie auch das körperliche Schmerzempfinden muß also bei den modernen Betäubungsverfahren berücksichtigt werden.

Seit alters her bemühen sich Ärzte um die Linderung des Schmerzes. Die moderne Schmerztherapie beginnt in den 40er Jahren des 19. Jahrhunderts, als Äther, Lachgas und Chloroform erstmals in der Medizin (beim Zähneziehen) zur Schmerztherapie eingesetzt wurden. Seither wurden immer neue Mittel entdeckt und weiterentwickelt, so daß dem heutigen Arzt für die Betäubungsverfahren (Narkose, lokale Betäubung) eine Vielzahl von hochwirksamen Medikamenten mit beherrschbaren Nebenwirkungen zur Verfügung stehen.

Der *Schmerz* ist von Natur aus ein sehr sinnvolles Warnsignal, das einem Lebewesen anzeigt, daß es eine Verletzung oder eine Krankheit erleidet. Bei der Schmerzentstehung werden bei schädigender Einwirkung auf den Körper die im Körpergewebe verteilten Schmerzfühler durch Verletzung oder Krankheit gereizt und diese Reize mittels Nerven über das Rückenmark bis zum Gehirn geleitet. Diese *Schmerzfühler* (Nozizeptoren, s. auch Kapitel „Schmerz") sitzen an den feinen Enden des verzweigten Nervensystems und sind im Körper ungleichmäßig verteilt. Sinnvollerweise sind sie besonders zahlreich an der Körperoberfläche (Haut), um Verletzungen sofort registrieren und weiterleiten zu können. Aber auch in Bauchfell und Knochenhaut sind sie zahlreich vorhanden. Dagegen sind etliche Organe im Körperinneren kaum mit Schmerzfühlern versorgt.

Der Schmerz *entsteht* zwar am Ort der Erkrankung oder Verletzung, von wo er dann über die Nerven zum Rückenmark und von dort zum Gehirn geleitet wird. Aber erst im Gehirn wird er *bewußt*. Deshalb gibt es mehrere Möglichkeiten, den Schmerz auszuschalten oder zu beeinflussen. Über Medikamente kann eine *Dämpfung des Schmerzzentrums im Gehirn* erfolgen. Psychopharmaka können die *Gefühlskomponente* des Schmerz ausschalten. Auch psychotherapeutische Verfahren, Akupunktur, Freisetzen körpereigener schmerzhemmender Stoffe (Endorphine) sind möglich.

Zur Betäubung des akuten Schmerzes, wie er in der Regel bei einer Operation auftritt, haben sich 2 wesentliche Verfahren bewährt:

▶ 1. die örtliche Betäubung als Unterbrechung der Nervenleitung,

▶ 2. die Ausschaltung des Bewußtseins, nämlich die Narkose.

Örtliche Betäubung (Lokalanästhesie, Regionalanästhesie)

Bei der örtlichen Betäubung wird die Übertragung des Schmerzes von den Schmerzfühlern zum Gehirn unterbrochen. Entsprechend vielfältig sind die Möglichkeiten. So können schon die Schmerzfühler betäubt werden, aber auch die weiterführenden Nerven bis hin zum Rückenmark.

Oberflächenbetäubung

Betäubungsmittel werden über die normale, unverletzte Haut nicht aufgenommen. Schleimhäute aber können diese Mittel rasch aufnehmen und so kommt es dort zur örtlichen Betäubung. Dieses Verfahren kann deshalb bei den Schleimhäuten der Nase, des Mundes, des Rachens, des Kehlkopfes, der Speiseröhre, der Harnröhre, der Harnblase, der Scheide oder des Enddarmes angewendet werden. Auch die Schleimhaut des Auges ist dafür geeignet.

Dieses Verfahren eignet sich hauptsächlich für *kleinere Eingriffe,* bei denen die Schleimhautschicht nicht durchdrungen wird, sondern die Mißempfindung ausgeschaltet werden soll, die durch das direkte Berühren der Schleimhaut entsteht. Also wird es hauptsächlich angewandt bei dem Einbringen von Kathetern (Blase), bei Untersuchungen (Spiegelung des Magens, der Bronchien). Auch das Abtragen von Schleimhautpolypen (z.B. in der Nase) ist auf dieser Art möglich.

Örtliches Unterspritzen (Infiltrationsanästhesie)

Bei oberflächlichen Wunden, die meist nur die Haut oder Unterhaut betreffen, kann das lokale Betäubungsmittel auch in die Wundumgebung so gespritzt werden, daß das ganze Wundfeld durch die Betäubung der Nervenenden schmerzfrei wird.

Dieses Verfahren eignet sich besonders zum *Behandeln kleinerer, oberflächlicher Wunden,* aber auch zur Gewebeentnahme an der Körperoberfläche.

Ist das Operationsgebiet auf einen kleineren Bereich beschränkt, kann durch örtliches Umspritzen auch ein größerer Eingriff ermöglicht werden. Das klassische Beispiel hierfür ist die Operation eines Leistenbruches. Zu dieser Operation ist die örtliche Betäubung ein sehr geeignetes Narkoseverfahren, das kaum Nachteile gegenüber den anderen Verfahren hat.

Leitungsblockade (Leitungsanästhesie)

Wenn man größere Nerven mit lokalen Betäubungsmitteln umspritzt, so wird ihre Fähigkeit zur Schmerzleitung unterbrochen und der gesamte Versorgungsbereich dieses großen Nervs ist dann von der Schmerzausschaltung betroffen. Ein großer Vorteil dieser Methode ist, daß das Mittel – wenn nötig – weit weg von dem erkrankten Gebiet gespritzt werden kann (z.B. bei Entzündungen) und damit keine Einstiche in einem schon schmerzenden Körpergebiet oder im Operationsbereich erfolgen müssen. Die häufigsten Leitungsbetäubungen sind:

▶ Betäubung des Armnervengeflechtes (Plexus brachialis). Das Armnervengeflecht wird im Bereich des Halses, etwas oberhalb des Schlüsselbeines oder in der Achselhöhle betäubt (Abb. 1.1).

▶ Betäubung des Halsnervengeflechtes (Plexus cervicalis). Hier findet sich die Einstichstelle zum Einspritzen des Betäubungsmittels am Hinterrand des Kopfwendemuskels. Auf dieser Weise kann die gesamte Vorderfläche des Halses betäubt werden. Früher wurden Schilddrüsenoperationen in dieser Art Betäubung operiert.

▶ Leitungsbetäubung der großen Nerven des Beines. Das Betäubungsmittel wird entweder in der Leiste oder im Gesäßbereich eingespritzt. So kann das Bein vom Oberschenkel abwärts betäubt werden.

▶ Leitungsbetäubung des Schamnerven (Pudendusblockade). Das Schmerzmittel wird entweder in der Region zwischen After und Scheide oder durch die Scheide (transvaginal) eingespritzt. Schmerzfrei werden dadurch bei der Frau die äußere Schamgegend (Vulva) und das untere Drittel der Scheide.

▶ Leitungsbetäubung an Finger und Zehen (Oberst-Anästhesie). Das Narkosemittel wird durch Einstichstellen an den Finger- oder Zehengrundgliedern beidseits gespritzt und so alle 4 Nerven eines Fingers oder eine Zehe betäubt.

Auch etliche andere Formen von Leitungsbetäubungen sind noch bekannt, bei denen bestimmte Areale der Haut am Kopf oder auch Schmerzausschaltungen im Bereich der Hand oder des Fußes möglich sind. Auch die *Bruchspaltbetäubung* wird durchgeführt. Hierbei wird ein Betäubungsmittel, z.B. beim Speichenbruch, in den Bruchspalt des gebrochenen Knochens eingespritzt und so betäubt. Danach kann der Bruch geschlossen eingerenkt werden.

Abb. 1.1. Die Abbildung zeigt die häufigsten Stellen der Einspritzung zur Leitungsbetäubung an Arm und rückenmarknah

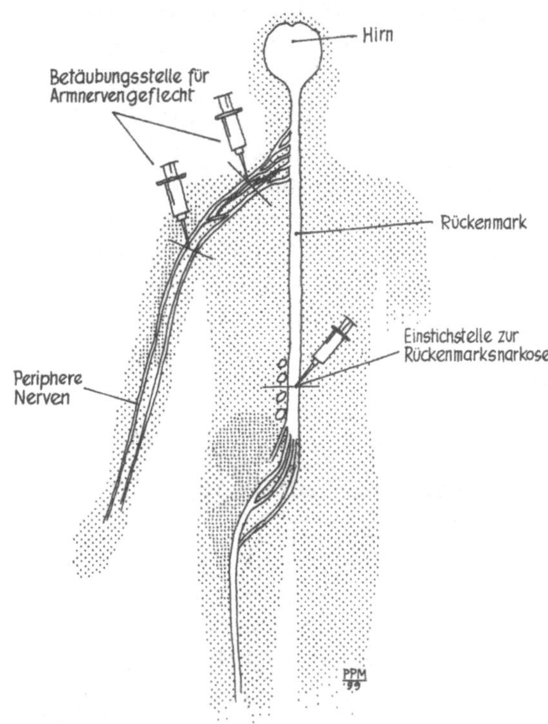

Rückenmarknahe Leitungsbetäubung

Da alle Nerven, mit Ausnahme an Kopf und Hals, über das Rückenmark zum Gehirn führen, könnte theoretisch fast die gesamte Körperregion über eine Rückenmarkbetäubung schmerzfrei werden. Wenn jedoch die Betäubung zu weit aufsteigt und damit die Nervenleitung auch jene Nerven unterbricht, die die Atemmuskulatur versorgen, kommt es zu einer Atemlähmung. Aus diesem Grunde ist die rückenmarknahe Betäubung v.a. geeignet für Operationen an den Beinen und hoch bis in den Becken- und Unterbauchbereich.

Es gibt 2 Formen der rückenmarknahen Betäubung:

▶ die Betäubung um die harte Rückenmarkhaut (Epiduralanästhesie, Periduralanästhesie) und

▶ die sogenannte Spinalanästhesie, d.h. die Betäubung durch Einspritzen in den Raum im unteren Bereich der Wirbelsäule, der frei ist vom Rückenmark und in dem die Nervenstränge vom Nervenwasser umgeben sind (Abb. 1.1).

Spritzt man das Betäubungsmittel außerhalb um die harte Rückenmarkhaut, kommt es nur zur Betäubung ohne Muskellähmung.

Spritzt man das Betäubungsmittel tiefer, durch die harte Rückenmarkhaut in das Nervenwasser (Spinalanästhesie), kommt es zu einer vorübergehenden Lähmung ab der Höhe der Einspritzstelle ähnlich einer Querschnittslähmung. Sämtliche Nervenleitungen unterhalb dieser Stelle sind blockiert. Es kommt zu einer Unterbrechung der zuführenden Nerven mit einem Gefühlsausfall (Taubheitsgefühl), aber auch zu einer Unterbrechung der vom Hirn wegführenden Nervenleitung mit einem Ausfall der Muskulatur. Je nach Höhe dieser Unterbrechung sind Operationen an den Beinen, im Becken, im Unterbauch und gewisse geburtshilfliche Eingriffe möglich.

Betäubung innerhalb der harten Rückenmarkhaut (Spinalanästhesie)

Bei der Spinalanästhesie erfolgt das Einspritzen des Betäubungsmittel direkt in das Nervenwasser. Hierbei muß die Nadel die harte Rückenmarkhaut durchstoßen. Über das spezifische Gewicht (schwerer oder leichter als die Rückenmarkflüssigkeit) und über die Lagerung des Patienten kann die Höhe der Betäubung gesteuert werden. Wird der Patient nach Einspritzen des Narkosemittels aufrecht gelagert und das Mittel ist schwerer als die Rückenmarkflüssigkeit, so sinkt das Betäubungsmittel nach unten und nur die unteren Bereiche des Rückenmarks werden blockiert. Bei flacherer Lagerung oder bei geringerem spezifischem Gewicht steigt die Blockade weiter auf.

Die *Vorteile* der Methode:

▶ Die Punktion des Nervenflüssigkeitsraumes ist gut durchführbar, die korrekte Lage der Punktionsnadel ist dadurch sicherzustellen, daß etwas Nervenflüssigkeit über die Nadel austritt.

▶ Die verwendete Menge an Betäubungsmitteln ist gering.

▶ Es kommt seltener zu einem Anstieg von Betäubungsmitteln im Blut mit unerwünschten Wirkungen auf Herz und Gehirn.

Die *Nachteile*:

▶ Die Höhe der Betäubung ist nicht immer einfach zu steuern.

▶ Die Dauer der Betäubung ist kürzer.

▶ Durch das Austreten von Nervenwasser aus der Einstichstelle kann ein Unterdruck im Gehirn entstehen mit starken anhaltenden Kopfschmerzen.

Die Betäubung um die harte Rückenmarkhaut (Epiduralanästhesie)

Hier erfolgt das Einspritzen des Betäubungsmittels in den sogenannten Epiduralraum, ohne daß dabei die harte Rückenmarkhaut durchstoßen wird.

Die *Vorteile* dieser Methode sind:

▶ Die schmerzfreie Zone kann begrenzt werden.

▶ Die Schmerzfreiheit kann über eine längere Zeit erreicht werden.

Ja man kann sogar durch das Einlegen von Dauerkathetern eine Langzeitschmerzbehandlung durchführen.

▶ Die harte Rückenmarkhaut wird nicht verletzt, es kommt zu keinem Verlust von Nervenwasser, und damit unterbleiben die gefürchteten Kopfschmerzen.

Die *Nachteile* der Methode:

▶ Sie ist schwieriger auszuführen als die Spinalanästhesie.

▶ Es wird mehr an Betäubungsmitteln benötigt.

▶ Die Durchblutung in diesem Bereich kann zu einer verstärkten Aufnahme dieser Mittel ins Blut führen mit unerwünschten Wirkungen auf Herz und Gehirn.

Wirkungsweise von lokalen Betäubungsmitteln (Lokalanästhetika)

Die Nervenleitung erfolgt über elektrische Impulse, die von den Mitteln zur örtlichen Betäubung unterbrochen werden. Deshalb müssen diese Medikamente auch in die Nerven gelangen. Hierzu müssen sie die Isolierschichten aus Bindegewebe, die die Nervenfasern umgeben, durchdringen. Dies gelingt glücklicherweise bei den Nerven der Schmerzleitungen besonders gut, da sie nur dünne Isolierschichten haben. Trotzdem durchdringen diese Mittel auch die dicker isolierten Nervenfasern, die die Muskeln steuern.

Dies erklärt, warum zuerst die Gefühlsempfindungen und die Schmerzleitung in einem betäubten Bereich ausfällt, später jedoch, je nach Konzentration des Narkosemittels, auch eine Muskellähmung auftritt.

Man teilt die Mittel zur örtlichen Betäubung nach *Dauer und Stärke ihrer Wirkung* ein. Es gibt solche mit schwacher Wirkung (Dauer ca. 1 Stunde), solche mit mittlerer Wirkung (Dauer 2–3 Stunden) und starke, lang anhaltende Mittel von über 3 Stunden Wirkdauer.

Je nach erwarteter Operationsdauer muß ein Mittel mit entsprechend langer Betäubungszeit gewählt werden. Dauert die Operation unvorhergesehen länger, so muß man entweder nachspritzen, oder aber es muß eine zusätzliche Allgemeinbetäubung erfolgen.

Vorteile der örtlichen Betäubung

Weder das Gehirn noch die inneren Organe des Patienten werden in der Regel von den Betäubungsmitteln beeinflußt. Dies ist ein großer Vorteil v.a. bei Patienten mit bereits vorbestehenden Krankheiten an Herz, Lunge, Leber oder Nieren, wenn man befürchtet, daß bei solchen Patienten diese Organe durch die Allgemeinnarkose belastet werden könnten.

Da bei örtlicher Betäubung der Patient selbst weiteratmet, kann man auf eine künstliche Beatmung verzichten und mögliche, damit verbundene Risiken vermeiden.

Die lokalen Narkosemitteln führen wesentlich seltener zum Erbrechen und damit zur Gefahr, Nahrungsreste in die Lunge zu verschleppen und dort eine Entzündung zu verursachen.

Die Ausschüttung von Botenstoffen (Mediatoren) wird durch lokale Betäubung verringert und damit der körperliche Streß herabgesetzt.

Gefahren der örtlichen Betäubung

Allergische Reaktionen

Manche Patienten vertragen die Betäubungsmittel nicht, reagieren allergisch. Bei milderen Form der Allergie zeigen sich Hautausschlag, Juckreiz und Schwellung, bei seltenen schweren Formen können Atemnot bis zum Atemstillstand, Nierenversagen, Herz-Kreislauf-Versagen und Ohnmacht auftreten.

Nebenwirkungen und Überdosierung

Eine Vergiftung mit lokalen Betäubungsmitteln tritt immer dann ein, wenn es zu einem zu schnellen Anstieg dieser Mittel im Blut kommt. Wird das Mittel zu hoch dosiert, direkt in eine Vene eingespritzt und damit in den Blutkreislauf eingeführt, oder zu schnell vom Gewebe in das Blut aufgenommen, kommt es zu unerwünschten Wirkungen. Diese machen sich v.a. an Herz, Kreislauf und Gehirn bemerkbar. Lokale Betäubungsmittel führen zu einer Verminderung des *Herzschlages*. Diese „Nebenwirkungen" sind so stark, daß diese Betäubungsmittel sogar als Medikamente eingesetzt werden, um bei bestimmten Formen des Herzrasens den Herzschlag auf normale Werte zurückzuführen. Gelangen sie jedoch bei normalem Herzschlag zu schnell in die Blutbahn, so kann die Herzfrequenz absinken und es kommt zum Kreislaufschock. Ein *Kreislaufschock* kann aber auch durch den Blutdruckabfall (Weitstellung der Venen mit Versacken des Blutes) zustande kommen.

Auch die *Hirnfunktion* kann bei einem zu schnellen Anstieg der lokalen Betäubungsmitteln im Blut betroffen sein. Leichte Wirkungen sind übertriebene Heiterkeit (Euphorie), Unruhe, schlimmer sind Erregung, Angst, Verwirrtheit, Verlust der Orientierung bis hin zu Muskelzuckungen, Krämpfe und Koma.

Diese unerwünschten Wirkungen sind durch die Art dieser Betäubungsmittel (Lokalanästhetika) bedingt. Sie können bei allen Formen der örtlichen Betäubung und bei rückenmarknahen Narkosen auftreten, sie sind eher selten.

Risiken durch die Einspritztechnik

Darüber hinaus liegen auch Gefahren in der Art der Verabreichung. Bei den Leitungsbetäubungen muß die Nadel in direkte Nähe zu den zu blockierenden Nerven geführt werden. Hierbei kann aus Versehen eine Vene angestochen werden und evtl. Narkosemittel direkt in die Blutbahn gelangen mit Gefahr der Vergiftung (Wirkung auf Herz und Gehirn). Es kann aber auch zu Verletzungen des zu blockierenden Nervs durch die Nadelspitze kommen oder benachbarte Organe können in Mitleidenschaft gezogen werden.

Wird z.B. bei Betäubung des Armnervengeflechtes mit der Nadel der Brustfellraum angestochen, so kann es zu Lufteintritt zwischen Rippen und Brustfell kommen. Normalerweise wird die geringe Luftmenge vom Körper selbst ohne nachteilige Folgen aufgenommen. Nur in extrem seltenen Fällen tritt soviel Luft ein, daß sich die Lunge auf der betroffenen Seite nicht mehr vollständig ausdehnen kann und es zu Atemstörungen kommt. .

Auch werden beim Einstechen (Punktieren) manchmal Blutgefäße (Arterien oder Venen) verletzt, so daß sich Blutergüsse bilden können.

Auch die Betäubung um die Rückenmarkhaut (Epiduralanästhesie) birgt einige Risiken. Da für diese Art der Rückenmarknarkose meist höhere Dosen als bei der spinalen (Injektion in die Nervenflüssigkeit) Anästhesie benutzt werden, ist es gefährlich, wenn diese höhere Mengen an Betäubungsmitteln aus Versehen in das Nervenwasser eingespritzt werden. Bei der höheren Menge kann es zu einer aufsteigenden Lähmung bis zum Hals mit völliger Atemlähmung kommen. Dann muß der Patient solange künstlich beatmet werden, bis die Wirkung abgeklungen ist.

Die gute Durchblutung um die Rückenmarkhaut kann zu einer schnellen Aufnahme der Betäubungsmittel in die Blutbahn führen mit den *Vergiftungserscheinungen*, vor allem am Herz und Gehirn. Gelegentlich kommt es auch zu Übelkeit und Erbrechen als Folge von Störungen des unwillkürlichen (vegetativen) Nervensystems.

Auch kann sich ein *Bluterguß* zwischen der harten Rückenmarkshaut und der Wand des Wirbelkanals (epidurales Hämatom) bilden. Schon ein kleiner Bluterguß kann in dem engen Wirbelkanal einen starken Druck auf das Rückenmark und die Nervenwurzeln ausüben. Als Folge kommt es zu Gefühlsstörungen bis hin zu Lähmungserscheinungen, wie Schwäche in den Beinen, Blase und Mastdarm. Da der Patient diese Störungen anfangs durch die für die Operation ja gewollte Narkose nicht bemerkt, kann es in ganz seltenen Fällen zu bleibenden Druckschäden am Rückenmark kommen. Wenn nach normaler Narkosedauer Lähmungen und Nervenausfälle fortbestehen, muß an einen solchen Bluterguß gedacht werden. Um Dauerschäden zu vermeiden, ist umgehend ein CT (Computertomogramm) oder NMR (Kernspintomographie) anzufertigen. Wird ein Bluterguß nachgewiesen, so ist die sofortige Operation zur Druckentlastung angezeigt.

Die Gefahren der Betäubung über die Rückenmarkflüssigkeit (Spinalanästhesie) sind der Blutdruckabfall infolge der Weitstellung der großen Blutgefäße des Körpers mit Versacken vom Blutflüssigkeit. Dem wird meistens vorgebeugt und Flüssigkeit schon vor der Operation über die Venen zugeführt (Infusion). Meist durch den Blutdruckabfall verursacht, kann es auch zur Mangeldurchblutung des Gehirns mit Übelkeit, Erbrechen kommen. Durch eine Fehlsteuerung der Narkosemittel kann es auch zu einer hohen Rückenmarkblockade mit Lähmung der Atemmuskeln kommen. Dann muß der Patient für die Dauer der Narkose beatmet werden.

Spätfolgen

Im Gegensatz zu den oben genannten Zwischenfällen während der spinalen Betäubung bestehen auch Gefahren, die nach der Betäubung auftreten. Häufigste unerwünschte Spätfolge ist der sogenannte „spinale" *Kopfschmerz*. Er entsteht durch den Verlust an Rückenmarkflüssigkeit, die durch den Stich in die Rückenmarkhaut austritt. Er ist abhängig von der Nadeldicke und der dadurch verursachten Größe des Punktionsloches und tritt in 1–20% der Fälle auf. Der Patient muß dann flach liegen und braucht reichlich Flüssigkeitszufuhr. Nach wenigen Tagen ist in der Regel der Verlust an Rückenmarksflüssigkeit (Liquor) ausgeglichen und der Kopfschmerz beseitigt.

In seltenen Fällen kommt es auch zu einem kurzzeitigen Gedächtnisverlust oder zu Seh- und Hörstörungen, die meist innerhalb eines Tages verschwinden. Vorübergehende Rückenschmerzen können auftreten, nicht nur als Folge des Einstichs, auch die Lagerung während der Operation kann sie verursachen. Kurzzeitige Blasenentleerungsstörungen durch Störung der vegetativen Nerven sind möglich.

Da durch das Einstechen einer Nadel und das Einspritzen von Flüssigkeit trotz sorgfältigster hygienischer Maßnahmen auch Bakterien verschleppt werden können, sind Entzündungen wie Abszesse oder Hirnhautentzündung (Meningitis) möglich. Anhaltende Rückenschmerzen mit Druckschmerz im Bereich der Einstichstelle in Kombination mit Fieber und Anstieg der weißen Blutzellen, können Zeichen eines Abszesses sein. Treten Nackensteife, Kopfschmerzen in Kombination mit Fieber auf, so muß an eine Hirnhautentzündung gedacht werden. Eine sofortige weitere Untersuchung in beiden Fällen ist erforderlich, eine evtl. notwendige Behandlung sofort einzuleiten.

Allgemeinbetäubung, Vollnarkose

Bei der Allgemeinbetäubung oder Vollnarkose erfolgt die Schmerzausschaltung im Gehirn, d.h. man versetzt den Patienten in einen künstlichen Schlaf, so daß er bewußtlos den Schmerz nicht mehr wahrnimmt. Dieser künstliche Schlaf kann je nach Menge der verabreichten Narkosemittel gesteuert werden. Der Patient kann im flachen Schlaf bis hin zum vollständigen Tiefschlaf gehalten werden. So gibt es mehrere Stadien der Vollnarkose:

▶ Im ersten Stadium besteht eine starke Schmerzdämpfung sowie ein Verlust des Bewußtseins.
▶ Das Erregungsstadium: In diesem Zustand reagiert der Patient teilweise heftig auf Schmerzen und andere Reize.
▶ Das Toleranzstadium: Die Reflexe erlöschen, auf Schmerzreiz erfolgt keine Reaktion mehr. Der Patient ist in einem Stadium des ruhigen Schlafes.
▶ Stadium der Vergiftung oder Überdosierung von Narkosemitteln.

Ziel ist es, den Patienten möglichst schnell in das für die Operation ideale Toleranzstadium zu bringen, also den Zustand, in dem er ruhig und entspannt nicht mehr auf äußere Reize reagiert. Der Narkosearzt wird also darauf achten, daß er schnell das zweite Narkosestadium, in dem gefährliche Erregungszustände möglich sind, überwindet. Er wird den Patienten im dritten Stadium halten und die Narkosemittel so dosieren, daß das Stadium der Überdosierung nicht erreicht wird. Auch bei der Ausleitung, d.h. der Beendigung der Narkose, wenn die Wirkung abklingt, werden wieder diese Narkosestadien in umgekehrter Reihenfolge durchlaufen, so daß auch hier noch einmal das gefährlichere Erregungsstadium auftreten kann.

Aus diesem Grunde wird der Patient in der Phase der Narkoseeinleitung aber auch der Narkoseausleitung besonders intensiv von seinem Narkoseteam betreut. Dieses Narkoseteam besteht immer aus einem Arzt und einer Narkoseschwester oder -pfleger, beide sind im Fach Anästhesie ausgebildet, nicht selten handelt es sich hierbei um eine auf die Anästhesie spezialisierte Fachschwester und einen Narkosefacharzt. Sie betreuen den Patienten während der gesamten Narkosedauer, überwachen intensiv seine Atmung, seinen Kreislauf, seinen Wachheitszustand, seine Körpertemperatur und seine Ausscheidung.

Eine *ideale Narkose* wird bestimmt durch 3 Ziele:
▶ die Ausschaltung des Schmerzes (Analgesie),
▶ die Beruhigung mit Ausschaltung von Streß und Angst (Sedierung),
▶ die Muskelentspannung (Relaxation).

Hierzu stehen heute gute Narkosemittel zur Verfügung, die entweder in Form von Gasen oder Dämpfen vom Patienten über die Lunge eingeatmet und so vom Körper aufgenommen werden oder Medikamente, die als Lösungen dem Patienten in die Vene gespritzt werden.

Gasförmige Narkosemittel

Die gasförmigen Narkosemittel haben den Vorteil einer sehr guten Steuerbarkeit. Sie werden in aller Regel nach dem Einatmen sehr schnell in den Körper aufgenommen und auch nach dem Ende der Narkose wieder schnell vom Körper abgeatmet. Die Narkosetiefe steuert man durch den Anteil des Narkosegases in der Atemluft. Hierzu werden aufwendige Narkosegeräte benützt, die zuverlässig das Gasgemisch steuern. Man kann dem Patienten das Narkosegas in 2 Formen zuführen, nämlich über die Maske oder über einen Tubus.

Bei der *Maskennarkose* (Abb. 1.2) wird dem Patient eine muschelförmige, weiche, gut Nase und Mund abdeckende Maske auf das Gesicht auf-

Abb. 1.2. Die Maskenbeatmung wird zu Beginn der Narkose und bei kurzen Narkosen eingesetzt

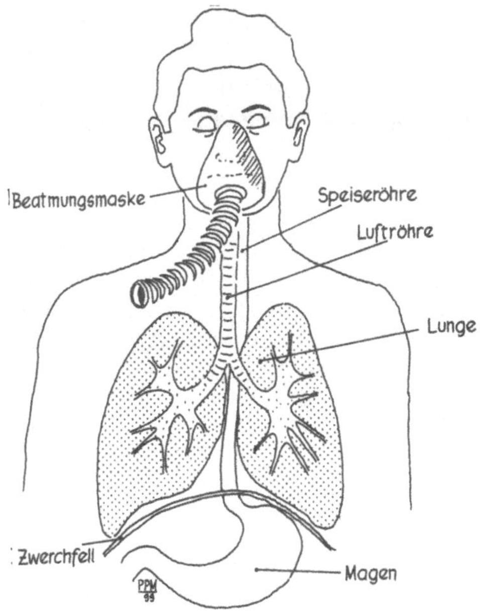

gelegt, über die dann die Atmung und die Zuführung des Narkosegases erfolgt. Für kürzere, weniger tiefe Narkosen, ist dieses Verfahren gut geeignet.

Muß jedoch eine längere Narkosedauer bei großer Operation mit unbedingt sichergestellter Atmung erreicht werden, muß man einen sogenannten *Tubus* entweder über die Nase oder über den Mund in die Luftröhre vorschieben. Dieser Tubus ist ein besonders weicher Plastikschlauch, damit die empfindlichen Schleimhäute so wenig wie möglich gereizt werden. Ein luftdichter Abschluß zwischen Luftröhre und diesem Tubus wird durch ein kleines, aufblasbares Luftkissen erreicht. Ist dieser Beatmungsschlauch einmal richtig plaziert und befestigt, so kann der Patient darüber sicher beatmet und mit Narkosegasen versorgt werden (Abb. 1.3).

Es stehen heute verschiedene gasförmigen Narkosemitteln zur Auswahl.

Intravenöse Narkosemittel

Die zweite große Gruppe der Narkosemittel liegen in flüssiger, d.h. gelöster Form vor. Um sie den Patienten verabreichen zu können, ist ein sogenannter intravenöser Zugang nötig, hierbei handelt es sich um einen kleinen Plastikschlauch, der in der Regel in eine Armvene gelegt wird. Bei großen, länger andauernden Operationen wird manchmal auch ein sogenannter zentraler Venenkatheter gelegt. Hierbei wird ein längerer dünner

Abb. 1.3. Bei längeren Vollnarkosen wird meist über einen in die Luftröhre eingebrachten Schlauch (Tubus)mit einem vorne liegenden Ballon zur Abdichtung beatmet

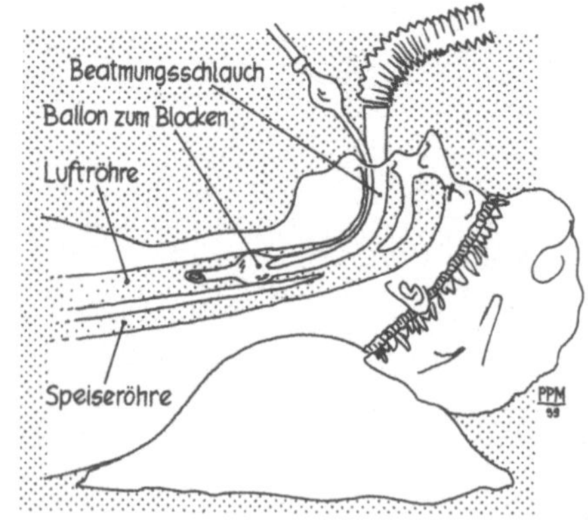

Plastikschlauch entweder über eine Vene am Hals oder unter dem Schlüsselbein gelegt und bis in den Brustraum vorgeschoben.

Gebräuchlich zur intravenösen Narkose sind Barbiturate, die auch als Schlafmittel im allgemeinen Gebrauch sind. Meistens werden sie zur Einleitung der Narkose verabreicht. Daneben gibt es noch die Ketamine, Narkosemittel mit sehr starker Schmerzlinderung, oder andere, welche besonders herz- und kreislaufschonend sind.

Die gewünschte *Muskelentspannung* während einer Narkose wird durch spezielle Medikamente, nämlich sogenannte Muskelrelaxanzien, erreicht. Sie führen zu einer vorübergehenden Muskellähmung. Diese Wirkstoffe ähneln dem Curare, einem Pfeilgift südamerikanischer Indianer.

Kombinationsnarkose

Die aufgeführte Liste an Narkosemitteln ist keineswegs vollständig. Die Forschung bemüht sich um weitere Narkosemittel, die noch weniger Nebenwirkungen auf den Kreislauf, auf Leber und Nieren haben. Denn das ideale Narkosemittel, das zur Schmerzlinderung, zur Beruhigung und zur Muskelentspannung gleich gut wirkt gibt es nicht. Wollte man alle 3 Ziele mit einem einzigen Medikament erreichen, müßte man eine große Menge dieser Substanz verabreichen. Diese hohe Dosierung würde zu einem hohen Risiko führen. Aus diesem Grunde bevorzugt man heute die sogenannte Kombinationsnarkose. Hier werden Medikamente, die sich in ihrer Wirkung ideal ergänzen, kombiniert.

Ein Beispiel ist die häufig eingesetzte *Neuroleptanalgesie*. Hierbei wird zur Basisnarkose Lachgas verwendet, als Schmerzmittel nimmt man ein sehr stark wirkenden morphinähnlichen Stoff, zur Beruhigung (Sedation) wird ein Psychopharmakon verwendet und ein weiteres Mittel zur Muskelentspannung. Auf diese Weise gelingt es mit geringen Mengen der einzelnen Medikamente durch Kombination der idealen Narkose sehr nahe zu kommen.

Narkoserisiko

Trotzdem bleibt ein gewisses Narkoserisiko, das die Narkoseärzte schon vor der Operation abzuwägen versuchen. Deshalb wird jeder Patient bei einer Visite vor der Operation vom Narkosearzt körperlich untersucht und befragt. Wichtig ist zu wissen, welche Medikamente der Patient einnimmt, ob Allergien bestehen, ob es bei früheren Narkosen unerwünschte Zwischenfälle gab, ob schon einmal Brustschmerzen oder Atemnot aufgetreten sind, ob Vorerkrankungen von Herz, Lunge, Blutgefäßen, Nieren, Leber, Nerven (Epilepsie?) oder Stoffwechselkrankheiten (Diabetes) oder eine gestörte Blutgerinnung vorliegen. Auch die Frage nach Nikotin-, Alkohol- oder Drogenmißbrauch muß geklärt werden.

Es ist sehr wichtig, hierbei ehrliche Informationen zu geben, damit das Narkoserisiko abgewogen werden kann. Durch besondere Auswahl der Medikamente und der Narkoseverfahren kann man auf die entsprechende Situation reagieren und so das Risiko deutlich vermindern.

Neben der Befragung erfolgt noch eine körperliche Untersuchung, hierbei untersucht der Narkosearzt insbesondere Lunge und Herz. Auch Blutwerte bestimmt man im Labor, ein EKG wird geschrieben und in der Regel röntgt man auch die Lunge. So kann sich der Narkosearzt ein sehr gutes Bild über den Gesundheitszustand des Patienten machen. Entsprechend der vorbestehenden Erkrankungen werden die Patienten dann in Risikogruppen eingeteilt. Das gängigste Verfahren ist die Einteilung in das Schema der Amerikanischen Gesellschaft für Narkoseärzte (ASA):

▶ normaler, gesunder Patient,
▶ leichte Allgemeinerkrankung ohne Leistungseinschränkung,
▶ schwere Allgemeinerkrankung mit Leistungseinschränkung,
▶ schwere Allgemeinerkrankung, bei der der Patient sich mit oder ohne Operation in einer bedrohlichen Lage befindet,
▶ todkranker Patient.

Entsprechend diesen Risikogruppen wird das Narkoseverfahren, die verwendeten Medikamente und der Überwachungsaufwand während der Operation sowie eine evtl. Nachbehandlung festgelegt.

Dies erfolgt in Absprache mit dem Patienten, nachdem er über die Risiken und Alternativverfahren unterrichtet wurde. Seine Einwilligung zu dem gewählten Vorgehen dokumentiert der Patient durch seine Unterschrift (vgl. Kapitel 1.6 „Aufklärungsgespräch").

Narkoseablauf

Am Abend vor der Operation erhält der Patient in der Regel ein Beruhigungsmittel, damit er gut schlafen kann. Falls es sich nicht um einen Notfall handelt kommt er nüchtern (mindestens 6 Stunden nicht gegessen und mehrere Stunden nichts getrunken) und sonst vorbereitet für die Operation in den Narkoseeinleitungsraum. Dort wird er vom Narkoseteam – Narkoseschwester und Narkosearzt – empfangen. Künstliche Zähne und Schmuck müssen bereits auf der Station abgelegt werden. Auch Nagellack sollte von den Fingern entfernt sein, damit man an den Fingerspitzen die Durchblutung und Sauerstoffversorgung besser beurteilen kann. Vor der Narkose ist dies nun die letzte Gelegenheit, noch Fragen zu stellen, um Unsicherheiten auszuräumen.

Vom Narkosearzt wird nun ein kleiner Schlauch (Kanüle) in eine Armvene gelegt und ein Tropf angehängt. Je nach Wahl des Narkoseverfahrens wird nun entweder über eine Atemmaske durch ein Narkosegas oder durch das Einspritzen eines Narkosemittels die Betäubung eingeleitet. Schnell kommt es zum Bewußtseinsverlust. Über die Atemmaske wird dem Patienten Sauerstoff zugeführt, auch können über einen Beatmungsbeutel Luft, Sauerstoff und Narkosegase in seine Lungen geblasen werden. Ist die Betäubung weit genug fortgeschritten, so daß seine Abwehrreflexe und seine Muskelspannung ausreichend unterdrückt sind, wird ihm ein Schlauch (Tubus) über Nase oder Mund in die Luftröhre vorgeschoben, fixiert und an ein Beatmungsgerät angeschlossen. So wird durch künstliche Beatmung die Sauerstoffversorgung des Patienten während der gesamten Narkosedauer sichergestellt. Während dieser ganzen Prozedur wird die Herztätigkeit überwacht, regelmäßig der Blutdruck gemessen und die Sauerstoffversorgung der Körpers beurteilt. Befindet sich der Patient schließlich im Narkosetoleranzstadium, dem idealen Zustand für die Operation, so wird er aus dem Narkoseraum in den Operationssaal gefahren. Dort erfolgt die Lagerung für die Operation. Je nach Operationsgebiet und dem gewählten Operationszugang muß die Lagerung so erfolgen, daß der Chirurg einen möglichst guten freien Zugang zu diesem Bereich hat. Trotzdem wird sehr darauf geachtet, daß der Patient einigermaßen bequem liegt, daß empfindliche Stellen auf weichen Polstern aufliegen und daß so v.a. keine Nervendruckstellen, z. B. am Ellenbogen (Ellennerv) oder am Unterschenkel (Fußhebernerv) verursacht werden. Auch wird der Patient – soweit dies möglich ist – zugedeckt, damit sein Körper möglichst nicht auskühlt. Aus diesem Grund wird auch die Raumtemperatur im Operationssaal auf mindestens 24°C gehalten.

Während der gesamten Operation erfolgt eine lückenlose Überwachung von Atmung, Herz-Kreislauf-Funktion, Funktion der Niere (Urinausscheidung) und des Wachheitszustandes (Narkosetiefe). Je nach

Größe und Dauer des operativen Eingriffs können mehrere Blutuntersuchungen durchgeführt werden, damit Wasser- und Salzverluste gezielt ausgeglichen werden können.

Im Operationssaal stehen nahezu alle technischen Einrichtungen zur Verfügung, um wie auf einer Intensivstation den Patienten zu behandeln. Alle notwendigen Medikamente, die Möglichkeiten zur Blutübertragung sowie alle, auch die aufwendigsten Überwachungsgeräte stehen bereit. Durch die ständige Anwesenheit einer ausgebildeten Narkosepflegekraft und eines Narkosearztes wird ein sehr hoher Sicherheitsstandard zum Schutze des Patienten erreicht.

Ist die Operation beendet, so erfolgt die Narkoseausleitung entweder im Operationssaal selbst oder in einem eigens dafür zur Verfügung stehenden Raum. Ist die Wirkung der Narkosemittel soweit abgeklungen, daß der Patient aufwacht, seine Schutzreflexe wieder einsetzen und er ausreichend atmet, so wird der Beatmungsschlauch aus der Luftröhre entfernt, und er kann wieder selbständig atmen.

Nun bringt man ihn in einem sogenannten Überwachungsraum, in dem er solange weiter überwacht werden kann bis feststeht, daß alle seine wichtigen Körperfunktionen soweit wiederhergestellt sind, daß er ohne Gefahr wieder auf sein Zimmer verlegt werden kann. Während dieser Phase wird er mit Schmerzmitteln versorgt, so daß der unmittelbare Schmerz auch nach der Operation gut behandelt ist. Zeigt sich, daß ein Patient entweder aufgrund des großen Eingriffes oder aufgrund seiner Vorkrankheit sich nicht schnell genug erholt, so kann er über mehrere Stunden im Überwachungsraum beobachtet und betreut werden. Auch hier sind alle notwendigen Einrichtungen zur künstlichen Beatmung und zur intensiven Behandlung vorhanden. Erholt sich der Patient nicht schnell genug, oder kommt es zu unerwünschten Zwischenfällen, so kann er zur weiteren Betreuung auf die Intensivstation verlegt werden.

Spezielle Risiken der Vollnarkose

Die modernen Narkosemedikamente sind in aller Regel gut verträglich und haben relativ wenig Nebenwirkungen. Sorgfältige Voruntersuchungen, eine lückenlose Überwachung während der Narkose unter Zuhilfenahme modernster Überwachungsgeräte und eine intensive Nachbetreuung sind heute medizinischer Standard. Die angewandten Techniken gelten als sicher, das Risiko an einem Narkosezwischenfall zu sterben liegt in aller Regel unter 1%.

Dennoch ist jede Vollnarkose eine Belastung für den Körper und mit gewissen Risiken behaftet.

Atemstörungen

Je nach Tiefe der Narkose wird auch das Atemzentrum im Gehirn ausgeschaltet. Es muß dann in der Regel künstlich beatmet werden. Trotz Sorgfalt beim Legen des Beatmungsschlauches (Tubus), sorgfältiger Überwachung des Patienten während der Narkose und des großen Sicherheitsstandards der Narkose- und Beatmungsgeräte, kann es zu Atemstörungen mit Mangelversorgung an Sauerstoff kommen. Ein Krampf der Atemwege (Bronchospasmus) oder eine mangelhafte Versorgung bestimmter Anteile der Lunge mit Sauerstoff (Atelektasen) sind nur 2 von vielen möglichen Ursachen. Auch menschliches Versagen, d.h. mangelnde Überwachung ist nicht mit letzter Sicherheit auszuschließen. Glücklicherweise sind schwerwiegende Atemstörungen bei der Narkose selten, denn sie können durch eine Mangelversorgung mit Sauerstoff zu schweren bleibenden Gehirnschäden führen.

Kreislaufstörungen

Manchmal führen die Narkosemittel zu einem Blutdruckabfall, zu Rhythmusstörungen oder zur verminderten Schlagleistung des Herzen. Vor allem bei schon vorbestehender Herz-Kreislauf-Schwäche muß mit solchen Zwischenfällen gerechnet werden. Glücklicherweise sind sie meistens durch Medikamente und die Gabe von Flüssigkeit (Volumensubstitution) wieder zu beheben.

Allergien

Allergien auf Narkosemittel sind sehr selten und treten nur in etwa 0,3% der Fälle auf. Häufig verlaufen sie glimpflich und führen nur zu Hautausschlag, Juckreiz und Schwellungen der Schleimhäute. Aber es gibt auch schwere Formen, bei denen es zum allergischen Schock kommt mit Atemstörung und Herz-Kreislauf-Versagen. Hochwirksame Mittel zur Kreislaufstärkung und zur Unterdrückung des allergischen Geschehens müssen dann eingesetzt werden nebst Fortführen der künstlichen Beatmung mit hoher Sauerstoffkonzentration und Volumentherapie. Im ungünstigsten Fall kann ein solcher Schock dennoch zum Tode führen.

Unterkühlung

Vor allem bei großen, lange anhaltenden Operationen mit einem sehr großen Wundgebiet wie z.B. beim Eingriff im Brust- oder Bauchraum gleichzeitig kann trotz guter Abdeckung des restlichen Körpers und einer hohen Temperatur im Operationssaal eine Unterkühlung auftreten. Lagerung auf geheizter Unterlage und die Gabe von vorgewärmter Infusionsflüssigkeit wirken dem entgegen.

Bösartige Überhitzung (maligne Hyperthermie)

Sehr selten, nämlich in 1 von 250.000 Narkosen bei Erwachsenen, kommt es zu einer plötzlichen Stoffwechselsteigerung mit schnellem Fieberanstieg, Herzrasen, Atemstörung (Kohlendioxidvergiftung) und schweren Nierenschäden. Bei diesem Krankheitsbild handelt es sich um eine Stoffwechselstörung aufgrund erblicher Veranlagung, die durch die Gabe von Narkosemittel ausgelöst werden kann. In solchem Falle muß die Narkose sofort abgebrochen werden. Künstliche Beatmung und hohe Sauerstoffgabe, Kühlung, Ausgleich der Wasser- und Salzentgleisungen und die Gabe eines Gegenmittels müssen sofort begonnen werden. Aus diesem Grunde ist es auch so wichtig, daß der Narkosearzt vor jeder Operation über alle früheren Narkosezwischenfälle informiert wird, denn jede neue Vollnarkose kann einen solchen Zwischenfall wieder auslösen.

Lagerungsschäden

Durch die Narkose ist der Patient in eine tiefe Bewußtlosigkeit versetzt und spürt es deshalb nicht, wenn ein Teil seines Körpers für die gesamte Narkosedauer vermehrten Druck ausgesetzt ist. Insbesondere an Armen (Ellenbogennerv) und an den Beinen (Fußhebernerv) kann es deshalb bei ungenügender Lagerung zu Druckschäden der Nerven kommen. In unglücklichen Fällen kann ein solcher Schaden einen dauernden Ausfall des Nerv zur Folge haben.

Durch den fehlenden Lidschlag bei tiefer Bewußtlosigkeit kann auch die Schleimhaut des Auges austrocknen, so daß es zu Geschwüren im Bereich der Augen kommen kann. Vorbeugend werden deshalb dem Patient in gewissen Abständen Augentropfen eingeträufelt, eine Augensalbe verabreicht oder nach Lidschluß die Augen schonend abgedeckt.

Schäden beim Einführen des Beatmungsschlauches (Intubation)

Die Einführung des Beatmungsschlauches (Tubus) erfolgt unter Sicht, um keinen Schaden im Rachenraum anzurichten und um eine sichere Plazierung des Tubus in der Luftröhre zu gewährleisten. Mit einem Intubationsspatel (Laryngoskop) wird dabei der Rachenraum ausgeleuchtet und der Mund weit aufgehalten. Bei diesem Manöver können obere und untere Schneidezähne trotz größter Sorgfalt beschädigt werden. Auch kann durch die Manipulation im Rachenraum trotz Narkose ein Würgreflex ausgelöst werden, der zu Erbrechen führt und Erbrochenes kann in die Lunge gelangen. Auch wenn die Lungen sofort freigesaugt werden, ist die Gefahr einer Lungenentzündung gegeben.

Durch die Lage des Beatmungsschlauches im Hals kommt es zu Druck auf die dortigen Schleimhäute und die Stimmbänder. Nicht selten klagen deshalb Patienten nach der Narkose über Halsschmerzen und Heiserkeit. Glücklicherweise sind sie nicht bleibend, innerhalb weniger Tage kommt es meistens zur vollständigen Normalisierung.

Intensivtherapie

Waren Sie schon einmal auf einer Intensivstation und erinnern Sie sich an Ihren ersten Eindruck?

Selten ist das Gefühl einer fremden, „bedrohlichen" Welt so unmittelbar. Sie kommen in einen abgeschlossenen Bereich mit meist gesicherten Türen. Der Geruch nach Krankenhaus steigt einem sofort in die Nase. Die Geräuschkulisse reicht vom schnaubenden Ton der Beatmungsgeräte bis zu den schneidend hellen Tönen der alarmgebenden Überwachungsgeräte und hinterlegt eine Kulisse emsiger Betriebsamkeit, bei der mehrere Menschen in Schutzkleidung, häufig sogar mit Mundschutz und Gummihandschuhen, ständig in Bewegung scheinen.

Dazwischen liegen die Patienten, meist alleine, isoliert in einer gut einsehbaren, großgefensterten Kabine, eher teilnahmslos scheinen sie, von Gott und der Welt getrennt, fremden Menschen und Maschinen ausgeliefert, vor sich hinzudämmern.

Diese oder ähnliche Eindrücke werden häufig beschrieben. Sie machen den Widerwillen und die aufkommende Angst deutlich, wenn man als Patient, aber auch als Angehöriger mit einer Intensivstation konfrontiert wird. So empfinden viele eine Behandlung und den Aufenthalt auf der Intensivstation als Alptraum. Sie haben Angst vor einer fremden Atmosphäre, der Isolation von ihrer Familie, dem Ausgeliefertsein an fremde Menschen, der Abhängigkeit ihres Körpers von Maschinen, der Auslieferung ihrer Persönlichkeit an die Medizintechnik. Das Fehlen jeglicher Privatsphäre, der völlige Verlust der Verfügbarkeit über den eigenen Körper oder gar die völlige Aufgabe der Selbstbestimmung im Verlust des eigenen Bewußtseins (Bewußtlosigkeit, künstliches Koma) – alle diese Empfindungen erzeugen Angst.

Jeder, der sich mit der modernen Intensivmedizin auseinandersetzen muß, sollte sich aber nicht nur vom Gefühl leiten lassen, denn viele Menschen verdanken der Intensivmedizin ihr weiteres Leben.

Die Intensivmedizin kann auch schwerstkranken Menschen mit sehr hohem technischen Einsatz so lange am Leben erhalten, bis der Körper die Krise überwunden hat und die Heilung soweit fortgeschritten ist, daß das Weiterleben und die weitere Genesung auch ohne technische Unterstützung wieder möglich ist.

Welche Patienten kommen auf die Intensivstation?

Patienten zur Überwachung oder nach Operationen

Nur wenige Krankenhäuser haben eine eigene Überwachungsstation, bei der kritisch Kranke, die nicht unbedingt eine intensivmedizinische Behandlung benötigten, ausreichend engmaschig überwacht werden können. Aus diesem Grunde kommen viele Patienten auf die Intensivstation, um gerade diese lückenlose Überwachung zu gewährleisten. Dies kann eher harmlose Ursachen haben, wie z.B. einen leichten Überhang von Betäubungsmitteln nach einer Narkose oder eine Neigung zu einer sogenannten Schlafapnoe (zwischenzeitliches Aussetzen der Atmung im Schlaf), die durch eine Narkose verstärkt sein kann. In solchen Fällen muß einfach nur überwacht werden, daß der Patient ausreichend tief und regelmäßig atmet.

Auch in anderen Fällen, wie bei drohender Herzrhythmusstörung, Kreislaufschwäche oder drohender Nachblutung, kann eine Überwachung auf der Intensivstation notwendig werden.

Dies sind nur einige wenige Beispiele, weshalb Patienten auf der Intensivstation überwacht werden müssen. Manche Patienten fühlen sich dabei durch die Betriebsamkeit und umgebende Unruhe gestört. Andere aber empfinden es auch als beruhigende Sicherheit, wenn ständig Personal anwesend ist, z.B. der eigene Herzschlag oder die Atmung lückenlos überwacht werden, und im Falle von unerwarteten Komplikationen schnelle Hilfe gewährleistet ist.

Oftmals wird auch der Aufenthalt auf der Intensivstation dadurch erträglicher, daß z.B. nach einer Operation und Narkose der Wachheitszustand gedämpft ist und ein hohes Schlafbedürfnis besteht. So wird häufig die umgebende Betriebsamkeit rund um die Uhr gar nicht als störend empfunden. In solchen Situationen ist der Patient meistens über sich und seine Lage orientiert, er kann Wünsche äußern, so z.B. bei einer unbequemen Liegeposition im Bett, bei Frieren oder Durst. Bei Schmerzen kann gerade auf der Intensivstation bei der ausgezeichneten Überwachung eine höhere Dosis von Schmerzmitteln verabreicht werden. Der Patient weiß, daß er medizinisch rund um die Uhr versorgt wird und der Kontakt zu Pflegern und Schwestern oder Ärzten immer gewährleistet ist.

Intensivtherapie bei Schädigungen oder Schwäche von Organfunktionen

Eine intensivmedizinische Behandlung (Intensivtherapie) benötigen Patienten, wenn bei ihnen ein lebensnotwendiges Organ so geschwächt ist, daß es einer Überwachung und dauernder Therapie bedarf.

Ist z.B. infolge einer Operation und Narkose ein vorgeschädigtes Herz so sehr belastet, daß es zu einer anhaltenden Schwäche kommt, so muß evtl. kontinuierlich ein Herz-Kreislaufmittel gegeben werden.

Dabei werden über einen kleinen, in eine Vene vorgelegten Schlauch (Venenkatheter) mit einer Präzisionspumpe von hohem Sicherheitsstandard (TÜV-Überprüfung, Alarmeinrichtungen) die Medikamente in genau benötigter Menge und ununterbrochen dem Körper zugeführt. Diese Medikamente sind hochwirksam und haben neben den erwünschten Wirkungen auch unerwünschte Effekte (Nebenwirkungen). Aus diesem Grund muß eine genaue Überwachung der Dosis und der Wirkung auf den Patienten erfolgen.

Ist der Patient bewußtseinsgetrübt, hat er bedrohlichen Streß oder stärkste Schmerzen, dann kann ein sogenanntes künstliches Koma (narkoseähnlicher Tiefschlaf) für ihn notwendig werden. In diesem Zustand ist er weitgehend bewußtlos und bekommt von seiner Umgebung kaum etwas mit. Auf diese Weise kann man ihm in einer kritischen Phase durch Medikamente Angst, Streß und Schmerz nehmen. Dies ist eine große Errungenschaft der modernen Medizin. Damit kann man Menschen sehr viel Leid ersparen, wenn sie z.B. nach schwersten Unfällen, großen ausgedehnten Operationen oder bei schweren Angstgefühlen infolge lebensbedrohlicher Atemnot Hilfe brauchen.

Freilich ist ein Patient in einer solchen Situation völlig auf die Fürsorge durch das Pflegepersonal und die Ärzte angewiesen. Sämtliche Körperfunktionen müssen überwacht und ggf. behandelt werden, jede, auch die kleinste pflegerische Handlung, muß vom Personal übernommen werden, denn der Patient ist bewußtlos und empfindet weder Durst noch Hunger, Kälte und Hitze, und auch der Schmerz als wichtiges Alarmzeichen ist ausgeschaltet.

Welche Behandlung (Intensivtherapie) ist auf einer Intensivstation möglich?

Lunge und Atmung

Künstliche Beatmung

Die Atemleistung eines Menschen kann heute gut überwacht werden. Man kann den Sauerstoffgehalt im Blut ebenso messen wie den Gehalt an nicht abgeatmetem Kohlendioxid. Auch der Gehalt an Säuren und Basen im Blut, der durch die Atmung beeinflußt wird, ist bestimmbar, ebenso wie die Sauerstoffversorgung in den Endstrombahnen des Blutes, wie z.B. am Finger oder Ohrläppchen. Auf diese Weise läßt sich gut beurteilen, ob die Atmung ausreichend und effektiv ist. Auch die Atemfrequenz (Anzahl der Atemzüge pro Minute), das Atemvolumen (Menge der eingeatmeten Luft pro Atemzug) können gemessen werden und geben Auskunft über evtl. Störungen.

Bewußtseinsstörungen mit und ohne Verlegung der Atemwege, Verletzungen von Lunge und Brustraum mit Einblutungen, Verletzungen der Luftröhre, Erkrankung der Lunge (Entzündung durch Bakterien und Viren, Schleimhautschwellung in den Lungenbläschen, Bindegewebsvermehrung in der Lunge, Entzündungsreaktion auf Blutvergiftung) sind nur einige der vielfältigen Ursachen für eine Atemstörung. Bei solchen Patienten kann zur Behandlung eine künstliche Beatmung erforderlich werden. Hierzu wird ein Kunststoffschlauch (Tubus) entweder über die Nase, den Mund oder – bei längerer Beatmungsdauer – über einen Luftröhrenschnitt in die Luftröhre gelegt. Dieser Schlauch wird an ein Beatmungsgerät angeschlossen, welches regelmäßig Luft über den Schlauch in die Lunge bläst.

Beatmungsgeräte sind hochpräzise Maschinen von hohem Sicherheitsstandard. Sie werden nach einer eingehenden Überprüfung nur mit behördlicher Genehmigung zur Therapie zugelassen, sie werden aufwendig gewartet und regelmäßig überprüft. Die technischen Möglichkeiten dieser Geräte sind sehr vielfältig und erlauben eine völlig auf den einzelnen Patienten zugeschnittene Form der Beatmung. So kann der Sauerstofanteil an der Beatmungsluft stufenlos bis auf 100% gesteigert werden; Atemdruck, Luftmenge pro Atemzug, das Verhältnis von Ein- und Ausatemzeit sind genau auf die individuellen Bedürfnisse des beatmeten Patienten einzustellen. Auf diese Weise können Patienten am Leben erhalten werden, die sonst wegen ihrer unzureichenden Atmung versterben würden. Während dieser Zeit der künstlichen Beatmung kann sich aber der Körper erholen und die Krankheit überwinden. Dieser Zustand einer behandlungsbedürftigen Atemschwäche kann von wenigen Stunden (Narkoseüberhang, Erschöpfung nach einer Operation) über mehrere Tage, bei schwerster Erkrankung sogar über mehrere Wochen anhalten.

Bei Langzeitbeatmung muß ein sogenannter Luftröhrenschnitt gelegt werden, da die Mund- oder Nasenschleimhaut den Beatmungsschlauch (Tubus) nicht über so lange Zeit toleriert. Hierzu wird am Hals über einen kleinen Hautschnitt die Luftröhre freigelegt, eröffnet und der Beatmungsschlauch direkt in die Luftröhre vorgeschoben.

Entwöhnung vom Beatmungsgerät

Nach einer längeren Beatmungszeit muß der Patient erst langsam wieder von der Beatmungsmaschine entwöhnt werden. In dieser Zeit muß er seine Atemmuskulatur trainieren, und Lunge und Kreislauf müssen sich wieder an die Eigenatmung gewöhnen. Dieser Prozeß kann sich – zumal beim alten Menschen – über mehrere Tage hinziehen. Die Entwöhnung erfolgt in der Regel über mehrere Zwischenstufen, wobei sanft von der vollständigen, sog. „kontrollierten Beatmung" auf eine nur noch unterstützende („assistierte Atmung") umgestellt wird. Hierbei atmet der Patient schon selbst, aber das Atemgerät unterstützt z.B. jeden einzelnen Atemzug und sorgt so für ausreichende Atemtiefe. Anschließend kann dann der Patient stundenweise vollständig alleine atmen, bei Erschöpfung kann die Beatmungsmaschine wieder zu Hilfe genommen werden. Erst wenn die Eigenatmung ausreichend ist, wird der Tubus entfernt (Extubation).

Solange der Beatmungsschlauch (Tubus) liegt, kann ein Patient nicht sprechen. Ist er in dieser Phase wach und orientiert, so kann er sich nur durch Zeichensprache, leichtes Kopfnicken oder Kopfschütteln oder durch Schreibtafeln verständlich machen.

Sedierung – Analgesie bei kontrollierter Beatmung

Während der Phase der Beatmung wird ein Patient normalerweise im künstlichen Koma gehalten. Sobald er aber von der Beatmung entwöhnt werden kann, läßt man ihn wacher werden, weil die Betäubung die Eigenatmung unterdrückt. Nur im wachen Zustand läßt sich beurteilen, ob er alleine ausreichend atmet und ohne Beatmungsmaschine zurecht kommt.

Herz und Kreislauf

Überwachung von Herz- und Kreislauftätigkeit

Die Überwachung des Herzens erfolgt über sog. Monitoren, die auf einem Bildschirm, wie bei einem EKG, die Herztätigkeit fortlaufend anzeigen. Herzschlag und Rhythmus sowie die Erregungsleitung des Herzens können damit über Stunden und Tage überwacht und gespeichert werden. Über spezielle Katheter kann auch die Pumpleistung des Herzens entweder pro Herzschlag oder pro Minute bestimmt werden. Auch das Blutvolumen und der Blutrückstrom sind so meßbar.

Die Blutdruckmessung kann äußerlich über die Blutdruckmanschette erfolgen. Bei längeren oder komplizierten Krankheitsverläufen wird der

Blutdruck auch häufig über einen direkten, in eine Schlagader (Arterie) z.B. am Handgelenk eingelegten Katheter bestimmt.

Die Überwachung ist so lückenlos – auch über einen Zeitraum von mehreren Stunden, Tagen, ja Wochen – möglich. Zeigt einer der gemessenen Werte eine gefährliche Entwicklung, z.B. einen bedrohlichen Abfall der Herzfrequenz oder des Blutdruckes an, so wird ein Alarm ausgelöst und Ärzte und Schwestern können sofort eingreifen.

Belastung von Herz- und Kreislauf

Eine Narkose führt immer zu einer Belastung von Herz und Kreislauf. Das kann bei alten Menschen oder einem vorgeschädigten Herzen zu einer kritischen Situation führen. Aber auch die Operation kann durch Blutverlust, Wasser- und Salzverlust, Unterkühlung bei langdauerndem Eingriff, oder durch die Art des Eingriffes (z.B. Abklemmen einer großen Schlagader oder Vene während einer Operation) zu einer schweren Belastung des Herz- und Kreislaufsystems führen. Vorbestehende Erkrankungen, wie Herzkranzgefäßverengung, Herzinfarkt, Herzrhythmusstörungen, Herzklappenfehler etc. erhöhen das Risiko. In solchen Situationen kann sich die Auswurfleistung des Herzens vermindern und zum Blutdruckabfall bis zum Schock führen. Auch gefährliche Herzrhythmusstörungen sind möglich. Die Behandlung ist vielfältig.

Volumengabe und Medikamente

Bei der sogenannten Volumengabe werden Salzlösungen oder Blutbestandteile oder Blut (Transfusion) über einen Venenkatheter dem Blutkreislauf zugeführt. Hierdurch kann ein Blutmangel oder ein Flüssigkeitsmangel ausgeglichen werden. Bei verminderter Herzleistung kann durch die Gabe von herzstärkenden Mitteln geholfen werden, evtl. muß diese Gabe über längere Zeit ununterbrochen über Präzisionspumpen (Perfusor) erfolgen. Bei Herzrhythmusstörungen können rhythmusstabilisierende Mittel in ähnlicher Weise gegeben werden. Manchmal ist aber auch die Anlage eines Herzschrittmachers vorübergehend oder bleibend erforderlich.

Flüssigkeitsbedarf, Volumentherapie

Überwachung des Flüssigkeitshaushaltes

Die Menge an Flüssigkeit, die sich im Blutkreislauf befindet, muß dem Bedarf angepaßt werden. Zuviel belastet das Herz und kann zum Rückstau bis in die Lunge mit Entwicklung von Lungenwasser (Lungenödem) und starker Atemnot führen. Aber auch zu wenig Flüssigkeit führt zu einer massiven Belastung des Herzen, zum Blutdruckabfall und zum Schock.

Die Messung erfolgt über spezielle Katheter; werden sie in die zentrale Körpervene gelegt, so spricht man vom zentralen Venenkatheter. Über ihn gelingt die Messung des Druckes im Brustraum, welche einen Rückfluß auf den Flüssigkeitshaushalt zuläßt. Noch genauer erfolgt die Messung über spezielle Katheter, welche in die Lungenarterie vorgeschoben werden können (Pulmonaliskatheter). Über die dabei gewonnenen Meßwerte kann die genaue Menge des zirkulierenden Blutvolumens berechnet werden.

Durch Bestimmung der Konzentration des roten Blutfarbstoffes (Hämoglobin) und der Bluteiweiße kann man einen Mangel feststellen. Evtl. muß dann eine Blutübertragung (Transfusion) erfolgen, auch andere Blutbestandteile (z.B. Blutplättchen oder Eiweißstoffe für die Blutgerinnung) können aus Spenderblut isoliert und übertragen werden.

Magen-Darm-Funktion und Ernährung

Flüssigkeitszufuhr

Schwerstkranke Patienten auf der Intensivstation können in der Regel nicht ausreichend normal essen und trinken. Die Zufuhr der benötigten Flüssigkeitsmenge erfolgt über die Venenkatheter. Sie wird nach dem persönlichen Bedarf unter Berücksichtigung von Größe und Körpergewicht, Körpertemperatur (Flüssigkeitsverlust durch Schwitzen bei Fieber), Nierenfunktion (Urinausscheidung) sowie Herz-Kreislauf-Funktion (Bedarf an Flüssigkeitsmenge im Kreislauf) und anderem errechnet. Auch die benötigten Körpersalze (Elektrolyte) werden über die Venenkatheter ersetzt. Man berechnet und ersetzt die nötigen Mengen und nimmt regelmäßige Kontrolluntersuchungen des Blutes zur Überwachung vor.

Künstliche Ernährung

Die Ernährung des Intensivpatienten ist von großer Bedeutung. Nicht nur Eiweiß, Kohlenhydrate und Fette zur Aufrechterhaltung des Stoffwechsels müssen dabei zugeführt werden, sondern viele Kreisläufe muß man dabei berücksichtigen. So gibt es Phasen beim schwerstkranken Menschen, bei denen er z.B. zugeführte Kohlenhydrate in Form von Zucker nicht ausreichend verwerten kann. Die Kohlenhydratzufuhr muß dann entsprechend reduziert werden. Andererseits kommt es evtl. in den Erholungsphasen zu einem erhöhten Bedarf an Nährstoffen. Regelmäßige Untersuchungen des Blutes auf Zuckerwerte, Fette und Eiweiße sowie deren Abbauprodukte sind deshalb erforderlich. Die einzelnen Nahrungskomponente müssen dem Bedarf und der Verwertung angepaßt werden.

Es gibt 2 Möglichkeiten der künstlichen Ernährung. Die eine Form erfolgt über die Venen mittels Katheter (parenterale Ernährung) oder sie - erfolgt über Magen oder Darm durch eingelegte Schläuche (enterale Ernährung).

Bei der *parenteralen Ernährung* werden die benötigten Nährstoffe, Flüssigkeit und Körpersalze, Vitamine und Spurenelemente in gelöster Form und venenverträglicher Konzentration über die Vene direkt in den Blutkreislauf eingespeist. Hierbei wird also der natürliche Kreislauf, nämlich die Nahrungsmittelaufnahme, über den Darm umgangen. Diese Form der Ernährung ist immer dann erforderlich, wenn eine Funktionsstörung im Magen-Darm-Trakt die natürliche Aufnahme der Nahrungsstoffe stört. Dies kommt z.B. vor bei vorübergehender Darmlähmung, bei Entzündungen des Darmes oder bei schweren Durchfällen.

Die *enterale Ernährung* (die Ernährung über den Magen-Darm-Trakt) ist die natürliche Form der Nährstoffzufuhr. Hierbei wird über Schläuche die Nahrung direkt in den Magen oder den Darm geleitet. Dies kann durch einen dünnen Schlauch über Nase oder Mund in den Magen oder Zwölffingerdarm erfolgen. Bei längerfristiger Ernährung wird manchmal eine Sonde (Ernährungsschlauch) durch die Bauchhaut direkt in den Magen (PEG, perkutane endoskopische Gastrostomie) gelegt, oder wenn im Bauch operiert wurde, wird während der Operation manchmal eine Ernährungssonde durch die Haut direkt in den Dünndarm vorgeschoben.

Die Nährstoffzufuhr über den Darm ist nicht nur kostengünstiger, sondern hat vor allem den Vorteil, daß die Durchblutung und die Tätigkeit des Darmes angeregt wird. Das hat eine große Bedeutung, denn ein gut durchbluteter, mit Verdauung beschäftigter Darm, hat eine gesündere

Schleimhaut, die den Übertritt von Bakterien aus dem Darminnern in das Blut verhindert. Diese Funktion des Darmes, eine Schranke zwischen dem Blut und den Bakterien im Stuhl zu bilden, ist extrem wichtig. Kann ein geschädigter Darm diese Funktion nicht mehr ausreichend aufrechterhalten, kommt es zu immer wiederkehrenden Übertritten von Bakterien ins Blut mit dem Zeichen einer Blutvergiftung unter Schädigung aller lebenswichtigen Organe.

Nierenfunktion

Die Ausscheidung überflüssigen Wassers, überschüssiger Salze sowie von Stoffwechselabbauprodukten, Medikamenten und ihren Abbauprodukten, erfolgt über die Niere. Die Bestimmung der Urinmenge, der Salz- und Harnkonzentration, wird regelmäßig gemessen. Ausscheidungspflichtige Stoffe werden auch im Blut bestimmt, um einen Anstieg aufgrund mangelnder Nierenfunktion rechtzeitig zu erkennen.

Kommt es zu einem Teilausfall der Nierenfunktion, so kann durch harntreibende Medikamente die Ausscheidungen von Flüssigkeit und den harnpflichtigen Stoffwechselprodukten gesteigert werden. Ist der Nierenschaden weitergehend, so besteht die Möglichkeit der künstlichen Blutwäsche. Sie erfolgt entweder durch Dauerfiltration, d.h. Blut wird aus einer Vene oder Arterie über einen Schlauch durch ein Filtersystem geleitet und danach durch einen weiteren Schlauch wieder in eine Körpervene zurückgeführt, oder die Blutreinigung erfolgt nur stundenweise über eine sogenannte künstliche Niere (Dialyse).

Handelt es sich um einen nur vorübergehenden Nierenschaden, so kann nach Erholung des Organs die Blutwäsche beendet werden und es besteht die Möglichkeit, daß die Nieren ohne weitere Schädigung für den Rest des Lebens wieder voll ihre Funktion aufnehmen. Ist ein bleibender Nierenschaden zu beklagen, muß evtl. lebenslang dialysiert werden oder eine Nierentransplantation erfolgen.

Leberfunktion

Die Leber ist die größte Körperdrüse und eine der wichtigsten Orte für den Körperstoffwechsel. Sie ist vor allem bei Krankheit einer hohen Belastung ausgesetzt, da sowohl die krankheitsbedingten Stoffwechselstörun-

gen als auch die verabreichten Medikamente dieses Organ sehr belasten
können. Kommt es zum Leberschaden, so kann man das Organ nur durch
Entlastung schonen. Eine aktive Therapie gibt es noch nicht. Beim akuten
Leberversagen besteht z.Z. nur die Möglichkeit der Lebertransplantation.
Die Medizin erforscht z.Z. künstliche Verfahren, bei dem Ersatzsysteme
die Leberfunktion für eine gewisse Zeit übernehmen können. Solche Verfahren sind für eine Anwendung der täglichen medizinischen Praxis allerdings noch nicht ausgereift.

Chancen und Risiken der Intensivmedizin

Die aufgeführten Möglichkeiten der Intensivtherapie zeigen, daß man viele lebensbedrohliche Zustände, die früher unweigerlich den Tod zur Folge
hatten, durch die moderne Intensivmedizin erfolgreich behandeln oder
überbrücken kann. Die aufgezeigten Maßnahmen stellen einen sehr wichtigen, aber nur begrenzten Teil der intensivmedizinischen Möglichkeiten
dar.

Darüber hinaus werden vielfältige Medikamente, wie Antibiotika, Medikamente zur Blutverdünnung, zum Auflösen von Blutgerinnseln etc. in
der Intensivmedizin eingesetzt.

Die großen Chancen und Erfolge dürfen jedoch nicht darüber hinwegtäuschen, daß die Intensivmedizin auch stets mit unerwünschten Wirkungen (sogenannte Nebenwirkungen) verbunden ist. Je wirkungsvoller ein
Medikament, um so eher ist auch mit Nebenwirkungen zu rechnen, je
weitreichender eine Maßnahme, um so eher führt sie zu Komplikationen.
Dies soll am Beispiel der nosokomialen Infektionen, d.h. der im Krankenhaus erworbenen Entzündungen dargestellt werden. Zwar werden die Patienten auf der Intensivstation behandelt, die am schwersten erkrankt
sind und deren Körperabwehr damit am schwächsten ist. Aber jeder
Schlauch – sei es ein noch so harmlos erscheinender wie der Urinkatheter,
über den der Urin aus der Blase abgeleitet wird, oder die vom Anschein
gefährlich wirkenden Beatmungsschläuche, seien es die länger liegenden
Venenkatheter – sie alle stellen einen möglichen Eintrittsweg für Bakteri-
en in den Körper dar. Entlang dieser Kunststoffschläuche verbreiten sich
Bakterien bis ins Blut und können dort zu schwersten Entzündungen und
Blutvergiftungen führen. Die sehr aufwendig betriebene Hygiene und die
Anwendung von Antibiotika schützt und rettet viel Patienten, aber sie
führt auch zu einer Veränderung der Krankheitserreger. Notgedrungen ist

die Intensivstation der Ort, wo am meisten Patienten mit Antibiotika behandelt werden. Gerade dort aber entwickeln sich dann auch die Bakterienstämme, die widerstandsfähig (resistent) gegen diese Antibiotika werden.

Viele Schläuche werden dem Patienten gelegt, um ihn mit Medikamenten behandeln und ernähren zu können, oder um Flüssigkeiten abzuleiten. Man gibt ihm Antibiotika, um ihn gegen Entzündungen zu behandeln oder ihn davor zu schützen.

Aber beide Maßnahmen können den Patienten im Einzelfall auch gefährden, denn es können durch Antibiotika resistent gewordene Keime über die Eintrittspforten der Katheter eine schwere Entzündung verursachen. Um der Besiedlung vorzubeugen werden deshalb Katheter häufig gewechselt und entfernt, sobald sie nicht mehr gebraucht werden. Es wird versucht, durch häufige Händedesinfektion, Benutzung von Handschuhen usw. die Übertragung von Keimen zu unterbinden. Man versucht, Antibiotika nur gezielt und wenn möglich nur gegen Keime einzusetzen, gegen die sie wirksam sind. Doch trotz all dieser Maßnahmen bleibt ein gewisses Risiko.

Bei der Nebenwirkungen der Medikamente, der aufwendigen medizinischen Maßnahmen und der enormen psychischen Belastung für Patienten und Angehörige, ist die moderne Intensivmedizin ein großer Fortschritt. Sie ermöglicht die Behandlung schwerstkranker Patienten und das Überleben vieler Menschen, die früher chancenlos gewesen wären.

Bei allen Belastungen bedeutet die Fortführung intensivmedizinischer Behandlung immer noch fortbestehende Hoffnung für den Patienten.

Intensivpflege

Ein ganz wichtiger Teil der Betreuung auf einer Intensivstation nimmt die Intensivpflege ein. Nicht nur die Schwäche und Hilflosigkeit eines Schwerkranken erfordert hier eine besondere Leistung, hinzu kommt noch, daß die häufig beatmeten oder im künstlichen Koma liegenden Patienten keinen Willen äußern können. Sie empfinden teils weder Durst noch Hunger, Kälte noch Hitze oder ungünstige Lage und es fehlt das Alarmsignal Schmerz.

So müssen selbstverständliche Dinge, wie das Umlagern oder das Entfernen von Schleim aus Nase und Mund vom Pflegepersonal übernommen werden. Neben der ästhetischen, hygienischen Pflege, wie das frisch gemachte Bett, dem regelmäßigen Waschen und der Hautpflege durch Cremes, dem Putzen der Zähne, Waschen und Schneiden der Haare, Schneiden der Fingernägel, der täglichen Rasur, oder dem manchmal aufwendigen Reinigen nach dem Stuhlgang, haben die Schwestern und Pfleger auf einer Intensivstation auch noch die Aufgabe der Überwachung und der therapeutischen Pflege.

Geschultes Personal achtet nicht nur darauf, daß die Beatmungsgeräte funktionieren, daß die Schläuche richtig angeschlossen sind, regelmäßige Wechsel der Schläuche durchgeführt werden, die Atemluft ausreichend befeuchtet wird, die Sensoren und Überwachungskabel für das EKG richtig liegen, der Beatmungsschlauch (Tubus) richtig liegt und ausreichend befestigt ist. Das Pflegepersonal achtet ebenfalls auf korrekten Anschluß und Sauberhaltung der Venenkatheter, auf ausreichende Urinausscheidung und freien Abfluß über den Harnröhrenkatheter. Sie pflegen nicht nur alle Drainagen, Verbände und Wunden. Sie achten nicht nur darauf, daß die verabreichte Nahrung auch vertragen wird und nicht zu Erbrechen oder verstärkten Durchfall führt. Darüber hinaus sorgen Schwestern und Pfleger auf einer Intensivstation auch dafür, daß der Patient bequem liegt und regelmäßig umgelagert wird, damit sich kein Druckgeschwür an einer überlasteten Stelle der Haut bildet. Sie überwachen, ob der Patient unruhig ist, ob er leidet und deshalb mehr Schmerzmittel oder mehr Betäubung braucht. Sie überwachen seine Körpertemperatur, decken ihn beim Frieren zu, sie trocknen seinen Schweiß und wechseln regelmäßig seine Wäsche. Da sie ihn am ganzen Körper pflegen, bemerken sie einen Hautausschlag oder eine Entzündung zuerst. Vor allem bei beatmeten Patienten, bei denen der Tubus über die Nase oder den Mund liegt, ist eine sehr aufwendige Mundpflege erforderlich. Regelmäßig muß dann Mund oder Nasenschleimhaut kontrolliert und gereinigt werden. Weil jede Lunge Schleim bildet, muß dieser Schleim auch über den Tubus abgesaugt werden, da der beatmete Patient den Schleim nicht selbst abhusten kann.

Um diese vielfältigen Aufgaben bewältigen zu können, wird auf den Intensivstationen nur Personal mit langjähriger Erfahrung in der Krankenpflege und mit Spezialausbildung eingesetzt. Damit rund um die Uhr die Pflege gesichert ist, wird Schichtdienst geleistet. Das heißt für Angehörige und Patienten, daß sie häufig mit sehr vielen Schwestern und Pflegern zu tun haben. Es erschwert manchmal den vertrauten Umgang miteinander, ist jedoch zur Erhaltung des hohen Standars unbedingt erforderlich.

Zusätzlich zu Schwestern, Pflegern und Ärzten werden sie auf der Intensivstation auch noch anderes Personal antreffen. Häufig werden z.B. Radiologieassistentinnen Röntgenbilder anfertigen, regelmäßig erscheinen Krankengymnastinnen, um durch Anleitung zur Bettgymnastik oder intensives Durchbewegen bei Patienten im Koma einer Einsteifung der Gelenke vorzubeugen.

Das gesamte Personal auf einer Intensivstation ist gehalten Schutzkleidung zu tragen und bei Handreichungen häufig auch Handschuhe anzulegen. Bei besonderer Ansteckungsgefahr wird auch Kopf- und Mundschutz sowie teilweise spezielle zusätzliche Schutzkittel getragen. Hierdurch kann manchmal der Eindruck von Distanz zum behandelnden Patienten entstehen. Auch Besuch von Angehörigen kann in der Regel nur zugelassen werden, wenn zu diesem Zeitpunkt keine Behandlung oder keine pflegerischen Maßnahmen stattfinden müssen. Das führt manchmal zu längeren Wartezeiten, die sowohl für Patienten als auch für Angehörige belastend sind. Sie sollten aber bedenken, daß alle diese Maßnahmen aus Notwendigkeit und Fürsorge für den Patienten getroffen werden.

Die Einschränkungen an sozialen Kontakt und Mobilität sind aber Gott sei Dank meist nur vorübergehend, denn bei Besserung des Gesundheitszustandes erfolgt sobald wie möglich die Rückverlegung auf eine Normalstation.

Anhang

Die gebräuchlichsten Schläuche, Tuben, Katheter

Beatmungsschlauch (Tubus)

Hierbei handelt es sich um einen weichen Kunststoffschlauch, der über Nase, Mund oder bei Luftröhrenschnitt direkt in die Luftröhre eingelegt wird. Dieser Schlauch muß gut befestigt werden, damit er nicht verrutscht und die Luft korrekt der Lunge zu- und abgeführt werden kann. Um diesen Schlauch herum befindet sich aus sehr weichem Material ein Ring, der mit Luft aufgeblasen wird und so den Raum zwischen Wand der Luftröhre und den Beatmungsschlauch abdichtet, daß kein Speichel, Schleim oder Erbrochenes in die Lunge dringen kann.

Der Tubus braucht regelmäßige Pflege, der Schleim aus der Lunge muß abgesaugt werden, da er nicht abgehustet werden kann. Mehrfach täglich wird die korrekte Lage des Tubus sowie die vollständige Blockung (Dichtigkeit des Abdichtballons) überprüft.

Venenkatheter

Er dient der Zufuhr von Flüssigkeit in die Körpervenen. Meistens handelt es sich um dünne Schläuche aus weichem Kunststoff, die über scharfe Nadeln in die Venen eingeführt werden und nach Entfernen der scharfen Metallnadeln in den Venen bleiben. Sie können an Armen und Beinen gelegt werden (periphere Zugänge) oder sie werden über eine stammnahe Vene bis in den Brustraum vorgeschoben (zentrale Zugänge). Über diese Katheter werden Medikamente, Wasser und Salzlösungen sowie Ernährungslösungen bei der künstlichen Ernährung zugeführt. Über zentrale Venenkatheter kann auch venöses Blut zu Blutuntersuchungen entnommen werden.

Venenkatheter erfordern eine regelmäßige Überwachung und Pflege an den Eintrittsstellen. Bei Zeichen einer Keimbesiedlung oder Entzündungen müssen sie gewechselt oder entfernt werden.

Arterielle Verweilkatheter

Hierbei werden weiche Kunststoffschläuche in die Arterien gelegt. Dünne Schläuche, meistens über die Handgelenkarterie gelegt, erlauben z.B. eine dauernde Messung des Blutdruckes. Auch kann dort arterielles Blut zur Bestimmung des Sauerstoffgehaltes entnommen werden. Diese Katheter müssen sehr sorgfältig und aufwendig überwacht werden, da es beim Verrutschen zu schweren, spritzenden Blutungen kommen kann. Dickere arterielle Katheter werden manchmal gelegt, um z.B. eine Blutwäsche über Filter durchführen zu können.

Drainagen

Man unterscheidet – je nach Lage – verschiedene Drainageformen.
▷ Drainagen des Brustraums (Thoraxdrainagen): Sie werden zwischen

Lunge und Brustwand eingelegt, wenn sich dort Körperflüssigkeit, Eiter oder, bei Verletzungen, Blut angesammelt hat. Über die Drainagen können diese Flüssigkeiten abgeleitet oder abgesaugt werden. Da im Brustraum häufig ein Unterdruck herrscht, müssen diese Drainagen häufig unter Dauersog oder für Luft unzugänglich (Wasserschloß) gehalten werden, damit nicht Luft in den Brustraum eindringt und die Lunge verdrängen kann.

► Drainagen des Bauchraums: Meist handelt es sich hierbei um dicke, weiche Silikonkatheter, mit denen Flüssigkeit aus dem Bauchraum abgeleitet werden kann, wie Eiter oder Blut.

► Sonstige Drainagen: Sie werden z.B. unter die Haut, in ein Gelenk oder in eine frische Operationswunde eingelegt und unter Sog gehalten, um das nachlaufende Blut abzusaugen und so zu verhindern, daß sich dort größere Blutergüsse bilden.

Magensonde

Nach einer Narkose bei einer größeren Bauchoperation kann eine vorübergehenden Magenlähmung auftreten. Dann wird der gebildete Magensaft nicht über den Darm abtransportiert, sondern staut sich im Magen und kann bis zum Erbrechen führen. Ein Plastikschlauch, über die Nase in den Magen geführt, kann diese Flüssigkeit ableiten. An der Menge der abgeflossenen Flüssigkeit kann man auf die wieder einsetzende Magentätigkeit schließen. Auch kann zu Beginn einer Ernährung etwas Tee oder geringe Menge Nährflüssigkeit auf diesem Wege zugeführt werden. Es gibt auch dünnere, weiche Ernährungssonden, die über den Magen oder den Zwölffingerdarm, sogenannte Sondennahrung (flüssige Nährlösungen) zuführen.

Ernährungssonden durch die Haut

Neben den oben beschriebenen Sonden, die über den natürlichen Weg, nämlich Nase oder Mund durch die Speiseröhre in den Magen vorgeschoben werden, gibt es auch noch solche Sonden, die speziell zur Ernährung durch die Haut verlegt werden. Bei bestehenden Schluckstörungen oder Verletzungen im Mund-Kiefer-Bereich kann die Sondennahrung auch durch einen Kunststoffschlauch, der über eine Einstichstelle durch die

Haut in den Magen vorgeschoben wird (PEG) zugeführt werden. Eine andere Variante ist die Ernährung über eine Sonde durch die Haut in den Dünndarm. Sie kann nur während einer Operation angelegt werden.

Beide Katheterformen müssen regelmäßig auf korrekte Lage überprüft werden, die Haut an der Eintrittsstelle bedarf regelmäßiger Reinigung und Pflege.

Blasenkatheter

Es gibt 2 Wege, die Harnblase über Katheter zu entleeren. In einem Fall wird ein Kunststoffschlauch über den natürlichen Weg in die Harnröhre bis in die Blase vorgeschoben, im anderen Fall wird über einen Stich oberhalb des Schambeins ein dünner Plastikschlauch durch die Haut in die Harnblase eingeführt. Auch hier ist eine regelmäßige Lagekontrolle wichtig. Außerdem müssen diese Katheter vor dem Verkrusten gewechselt werden, damit sie nicht verstopfen. Bei liegenden Harnwegskathetern muß regelmäßig der Urin auf Entzündungen untersucht werden.

Die gängigsten medizinischen Geräte

Überwachungsmonitor

Es handelt sich um Überwachungsgeräte, die Patientendaten darstellen, aufzeichnen und speichern können. Über Sensoren an Patienten werden die Daten über Kabel an den Monitor weitergeleitet. Das bekannteste Beispiel ist die Dauer-EKG-Ableitung über auf die Brust geklebte Elektroden. Aber auch Daten über den Blutdruck, die Beatmung und die Körpertemperatur können, z.B. über Monitoren, aufgezeichnet werden. Sie ermöglichen den Schwestern und Ärzten einen schnellen Überblick über wichtige Körperfunktionen und können bei Speicherung der Daten einen längeren Verlauf darstellen. Alle überwachten Funktionen kann man mit einem Alarm sichern, der anspringt, wenn ein Wert einen gefährlichen Bereich erreicht. Sinkt z.B. der Blutdruck unter einen festgelegten Grenzwert ab, so wird von der Maschine ein Alarmton ausgelöst, der Schwestern und Ärzte über eine mögliche Gefahr informiert.

Pulsoximeter

Hierbei handelt es sich um ein Gerät, das über einen Meßfühler, z.B. an der Fingerspitze oder am Ohrläppchen die Sauerstoffversorgung in den Endstrombahnen der Arterien mißt. Hierüber kann abgeschätzt werden, ob im Gewebe genug Sauerstoff ankommt. Auch dieses Gerät verfügt über eine Alarmeinrichtung.

Beatmungsgerät (Respirator)

Hierbei handelt es sich um technisch sehr aufwendige Maschinen, die gereinigte, mit Sauerstoff angereicherte und befeuchtete Luft über die Beatmungsschläuche in die Lungen blasen. Diese Maschinen haben ein sehr hohen Sicherheitsstandard und sind natürlich auch mit Alarmeinrichtung versehen. Sie ermöglichen eine feine, individuell ganz auf den Patienten zugeschnittene Beatmung. So können die Luftmenge eines Atemzuges, die Anzahl der Atemzüge pro Minute, der Sauerstoffgehalt, der Atemluft, die Einatmungs- und Ausatmungszeit und der Beatmungsdruck eingestellt werden. Bei einem Druckabfall, sollte sich z.B. Beatmungsschlauch lösen, bei Zunahme des Atemdrucks oder bei anderen Abweichungen wird ein Alarmton ausgelöst.

Absaugpumpe

Sie ist ein Instrument, mit dem die Schwestern regelmäßig über weiche Katheter Schleim aus Mund und Nase oder aus der Luftröhre entfernen. Auch bei einem Stau im Magen kann mit Hilfe der Absaugpumpe über den Magenschlauch der Magensaft entfernt und somit der Druck auf den Oberbauch und die Gefahr des Erbrechens beseitigt werden.

Ernährungspumpen

Wird über Schläuche die Nahrung in flüssiger Form dem Darm zugeführt, so wird durch spezielle Pumpen dafür gesorgt, daß nicht durch zu schnellen Zulauf der Darm überlastet wird.

Spritzenpumpen (Perfusoren)

Hierbei handelt es sich um Präzisionspumpen, die hochwirksame Medikamente auch in kleinsten Mengen (Milliliter pro Stunde) richtig dosiert über die Venenkanülen zuführen. Diese Pumpen sind hoch zuverlässig und haben eine Notfallbatterie, damit sie auch bei Stromausfall weiter funktionieren.

Infusionspumpen (Infusomaten)

Diese Geräten können einen Venentropf präzise steuern und verhindern somit, daß Flüssigkeit zu schnell oder zu langsam in den Blutkreislauf eingespeist wird.

Geräte zur Blutwäsche

Hierbei handelt es sich um 2 verschiedene Systeme. In einem Fall erfolgt die Blutwäsche über eine dauernde Filtration, Blut wird über einen Schlauch aus einer Vene oder Arterie entnommen, durch einen Filter gepreßt und dann wieder dem Körper zugeführt. Dieses System arbeitet kontinuierlich über 24 Stunden am Tag. Im anderen Fall handelt es sich um ein konventionelles Dialysegerät. Hierbei wird ebenfalls das Blut über einen Schlauch in die Maschine geleitet, dort gereinigt und wieder dem Körper zugeführt. Dieses System arbeitet schneller. Eine solche Blutwäsche dauert in der Regel 4–6 Stunden. Der höhere Blutumlauf belastet aber stärker den Kreislauf.

Die oben aufgeführten Maschinen sind in der Regel Hochleistungsgeräte, die nur nach ausführlicher Prüfung von staatlichen Genehmigungsstellen für den medizinischen Einsatz zugelassen werden. Ihr Funktion wird regelmäßig von unabhängigen Fachleuten überprüft. Sie haben einen sehr hohen Sicherheitsstandard. Häufig sind sie mit Notfallaggregaten ausgerüstet, die bei Stromausfall den Betrieb sicherstellen.

Auf sämtlichen Intensivstationen existieren Notstromaggregate, die beim Ausfall des normalen Stromnetzes innerhalb von Sekunden den Betrieb der notwendigen Geräte sicherstellen.

Schmerz

Der Schmerz ist der häufigste Grund, einen Arzt aufzusuchen. Aus diesem Grund werden Krankheiten, die ohne Schmerzen einhergehen, als besonders heimtückisch empfunden, wie eine Krebserkrankung, die häufig anfangs keine Schmerzen verursacht.

Der Schmerz hat eine Wächterfunktion. Schon bei den höheren Tieren ist zu sehen, daß sie die schmerzauslösende Situation meiden, indem sie z.B. die schmerzhafte Pfote schonen.

Eine Gewöhnung an Schmerzen tritt nicht auf. Dennoch gibt es in der Persönlichkeit begründete Unterschiede sowohl in der Schmerzwahrnehmung, als auch in der Schmerzverarbeitung.

In den seltenen Fällen bei denen ein gestörtes Schmerzempfinden von Geburt aus besteht, ziehen sich die Betroffenen oft schwere Verletzungen zu, da sie nicht rechtzeitig durch den Schmerz gewarnt werden. Dies gilt auch für die häufigste Form des Verlustes des Schmerzempfindens, die Empfindungsstörung meist der Beine infolge der Zuckerkrankheit.

Der Schmerz kann aber auch biologisch sinnlos werden, wie etwa im Endstadium von Erkrankungen, wenn keine Heilung mehr möglich ist, oder auch der bewußt in Kauf genommenen Schmerz, wie der durch eine Operation verursachte. Neben dem Wundschmerz treten auch andere Schmerzen nach einer Operation auf, z.B. Druckstellen an der Haut, die auf die verminderten Bewegung in der nachoperativen Phase zurückzuführen sind, oder durch eine während der Operation notwendige Lagerung oder Schmerzen infolge einer übervollen Blase, die durch eine narkosebedingte Entleerungsstörung auftreten kann [2].

Schmerzentstehung

Schmerzen entstehen nach einer Schädigung von Körpergewebe, sei es durch Verbrennen, Quetschen, Schneiden o.ä. Die einzigen nicht schmerzempfindlichen Strukturen sind das Hirngewebe, die Knochensubstanz und das Innere der Bandscheiben (Nucleus pulposus). Schmerzempfindlich versorgt sind besonders die Körperoberflächen (Warnfunktion). Dies trifft für die gesamte äußere Haut, aber auch für das Bauchfell (Peritoneum) zu. Bei den inneren Organen sind es wieder die Oberflächen. Meist wird hier der Schmerz durch eine Dehnung hervorgerufen, wie bei den Hohlorganen. Dies führt zu einem unterschiedlichen Schmerzcharakter und Schmerzempfinden.

Während der brennende, helle, schneidende Schmerz genau lokalisierbar an der Körperoberfläche und den Schleimhäuten auftritt, ist der dumpfe, bohrende Schmerz meist nicht exakt lokalisierbar und stammt aus der Tiefe des Körpers. Daneben gibt es noch den Austreibungsschmerz (Kolik). Typischerweise tritt er bei Steinleiden (Galle, Harnleiter) auf. Die *Kolik* ist verursacht durch das wellenartige Krampfen des steintragenden Organs bei dem Versuch, den Stein auszutreiben. Dabei tritt der typische, an- und abschwellende, krampfartige Schmerz auf. Auch die austreibende Geburtswehe hat solch einen Schmerzcharakter.

An den feinen Endigungen der Nerven sitzen kleine Schmerzsensoren (Nozizeptoren), in den es zu chemischen Vorgängen kommt. Durch die begleitende Entwicklung elektrischer Spannungsänderung kommt es zur Weiterleitung dieser „Information" über die Nerven zum Rückenmark und von dort zum Gehirn. Hier erst wird der Schmerz empfunden, charakterisiert und lokalisiert.

Aber schon vor der Schmerzwahrnehmung im Gehirn kann eine *Abwehrreaktion* (Schutzreflex) durch Kurzschaltung im Rückenmark erfolgen. Es können aber auch körpereigene, im Körper selbst gebildete Substanzen die Auslöser für Schmerzen sein (Histamin, Bradykinin, Serotonin u.a.).

Der „helle" Schmerz läuft über die zentralen Schmerzbahnen zum Zwischenhirn (Thalamus) und von dort zur Hirnrinde (sensorischer Kortex 3b), wo der Schmerz lokalisiert, interpretiert und beantwortet wird.

Der „dunkle" Schmerz wird in ein bestimmtes Areal des Zwischenhirns (limbisches System des Thalamus) geleitet und dort in qualvolle, subjektive, unbehagliche Erlebnisse umgeformt [7]. Schmerz führt zu einer *Streßreaktion*, wobei nicht nur der betroffene Körperteil reagiert. Dieser Streß hat einen Einfluß auf die Atmung, den Kreislauf und die Drüsen.

Das Schmerzempfinden oder die *Schmerzschwelle* werden erheblich von der zusätzlich bestehenden *Angst* begünstigt, weshalb bereits vor einer Operation die postoperativ zu erwartenden Schmerzen und ihre Behandlung besprochen werden sollten. Die Angstbewältigung gelingt in der Regel bei Zuwendung von Verwandten, Freunden, Ärzten und Klinikpersonal besser.

Schmerzlokalisation

Die Ausstrahlung des Schmerzes, der von einem inneren Organ ausgeht, erfolgt für jedes Organ in ein ganz bestimmtes Körpergebiet, man spricht deshalb von *Schmerzprojektion*. So geben die Regionen, in die Schmerzen ausstrahlen, dem Erfahrenen einen deutlichen Hinweis auf das betroffene, schmerzhafte Organ.

Besondere Schmerzabhängigkeit, wie z.B. die Angabe des Patienten: „Nach fettreichem Essen habe ich Schmerzen unter dem rechten Rippenbogen bis in den Rücken zum rechten Schulterblatt ziehend", machen die Diagnose eines Gallensteinleidens ohne weitere Untersuchungen sehr wahrscheinlich.

Die wesentlichen Orte der Schmerzangaben mit dem entsprechenden inneren Organ sind in Tabelle 1.1 aufgelistet. Dennoch kann in einzelnen Fällen durch untypische Ausstrahlung, gleichzeitiges Auftreten mehrerer Krankheitsbilder oder auch psychische Beeinflussung die Zuordnung schwierig sein.

Zwischen den Wirbelkörpern treten paarig links und rechts Nerven aus, die die Nervenversorgung bestimmter Körperabschnitte übernehmen. Die Schmerzleitung erfolgt über diese segmentalen Nerven vom 5. Brustwirbelkörper (Speiseröhre) bis zum Kreuzbein (Gebärmutter, Vorsteherdrüse). Lediglich bei der Leber (N. phrenicus) und der Bauchspeicheldrüse (N. vagus) sind andere Nerven beteiligt. Als Beispiel für diese Nervenversorgung zeigt Abb. 1.4 die Zuordnung der Hautbezirke zu den Rückenmarknerven.

Rechtliche Situation

Die Rechtslage zur *Schmerztherapie* ist eindeutig. Dem Patienten steht eine angemessene Schmerztherapie zu. In Deutschland ist der Schmerzmittelverbrauch in den Krankenhäusern im Vergleich mit anderen Industrienationen relativ niedrig. Dies ist sicherlich zum Teil durch das Betäubungsmittelgesetz verursacht, das aus verständlichen Gründen neben einem hohen Aufwand an Sorgfalt und Kontrolle auch viel Dokumentation und Bürokratie vorschreibt. Auch spielt die unterschwellige Angst eine Rolle, Sucht zu erzeugen.

Tabelle 1.1. Lokalisation des Schmerzerlebens	Organ	Schmerzprojektion
	Speiseröhre	Mittleres Brustbein
	Magen	Magengrube, mittlerer Oberbauch zwischen die Schulterblätter
	Leber	Rechter Oberbauch
	Gallenblase	Rechter Oberbauch bis in den Rücken
	Bauchspeicheldrüse	Ringförmig in Höhe der 10./11. Rippe
	Milz	Linker Oberbauch
	Dünndarm	Mittlerer Oberbauch bis Bauchnabel
	Wurmfortsatz	Rechter Unterbauch
	Rechter Dickdarm	Oberhalb des Schambeins
	Linker Dickdarm	Tief im Becken und After
	Niere	Lende und Leiste
	Harnleiter	Lende und Leiste
	Harnblase	Vom Schambein bis in den Schritt, Penis
	Gebärmutter	In den Schritt
	Eierstöcke	Unterbauch
	Vorsteherdrüse	In den Schritt, unterer Rücken

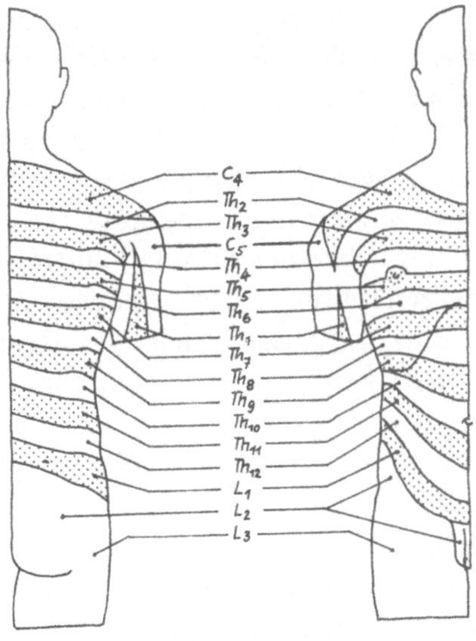

Abb. 1.4. Die aus dem Rückenmark austretenden Nerven versorgen die Haut streifenförmig

Gleich 3 Gesetze des Strafgesetzbuches (StGB) schreiben dem Arzt Hilfeleistung bei Schmerzen vor:

▶ nach § 323c StGB wegen unterlassener Hilfeleistung,

▶ nach §§ 223 und 230 StGB wegen vorsätzlicher oder fahrlässiger Körperverletzung durch Unterlassung.

Natürlich ist die Situation in der Wirklichkeit nicht so eindeutig, da

▶ der Schmerz schwer objektivierbar ist,

▶ der Schmerz und sein Verhalten als wichtiges Symptom oft zum Erkennen eines Krankheitsbildes notwendig ist und

▶ die Schmerzmittel eine Reihe von Nebenwirkungen haben, die für den Patienten in der aktuellen Situation gefährlich sein können.

Aber aus der breiten Palette von Medikamenten, die der Arzt zur Schmerzbehandlung hat, läßt sich meist ein Weg finden, um den Schmerz auf ein erträgliches Maß zu reduzieren.

Ein Unterlassen der Schmerztherapie kann zu zivil-, straf- und berufsrechtlichen Folgen führen [6]. Ihre Durchführung unterliegt den gleichen Qualitätsanforderungen, wie z.B. bei Operationen oder Narkosen.

Auswirkungen des postoperativen Schmerzes

Ein akuter Schmerz kann eine schädliche Wirkung auf nahezu jedes Organ ausüben. Er führt im Rahmen einer *Streßantwort* des Körpers, die wissenschaftlich noch nicht vollständig geklärt ist, zu einer Reihe von wichtigen Auswirkungen auf die Genesungsphase. Bei ungenügender Unterdrückung oder Linderung der Schmerzen kommt es nach der Operation zu einer verstärkten Erkrankung (Morbidität) und es kann sogar eine erhöhte Sterblichkeit (Mortalität) auftreten [3].

Schmerzen führen oft zur sog. Schonatmung, einer flachen Atmung mit geringer Ein- und Ausatemtiefe. Das Abhusten ist wegen der bestehenden Schmerzhaftigkeit unzureichend. Daher kann es besonders beim Älteren nachfolgend zum Sekretstau in der Lunge kommen, Lungenanteile werden teils gar nicht belüftet (Atelektase) bis hin zur bedrohlichen Lungenentzündung (Pneumonie).

Die Schmerzen führen zu einer vermehrten Freisetzung von *Streßhormonen* (Katecholamine). Deren Wirkung ist eine Zunahme des Blutdruckes, der Herzfrequenz und der Herzleistung und damit ein vermehrter Sauerstoffbedarf des Herzens.

Kommt es zu einer Sauerstoffminderversorgung des Herzens, kann sich im schlimmsten Fall ein Herzinfarkt ausbilden. Daneben bewirken die Streßhormone eine Minderversorgung der nicht lebenswichtigen Körperregionen durch Engstellung der Schlagadern. Hieraus kann unter anderem eine Wundheilungsstörung entstehen.

Auch veranlassen Schmerzen zu einer *Schonhaltung*. Der Patient wird das Bett nur ungern verlassen, Bewegungen werden auf ein Minimum reduziert, was eine Thrombose (siehe Kapitel 1.8, Thrombose) und im schlimmsten Fall eine Lungenembolie zur Folge haben kann.

Der Schmerz hat im Rahmen der Streßantwort eine Auswirkung auf den allgemeinen Stoffwechsel; er fördert die Abbauvorgänge (Katabolie) und behindert die Aufbauvorgänge (Anabolie) des Körpers.

Eine weitere Auswirkung des Schmerzes betrifft die psychologischen Konsequenzen. Der Schmerz löst Angst aus, diese führt zu einer vermehrten Streßreaktion, was wiederum die Schmerzen verstärkt, es kommt zur Schlaflosigkeit etc. Das alles steht der Gesundung entgegen. Diesen Teufelskreis gilt es, durch eine wirksame Schmerztherapie zu durchbrechen.

Klinische Erfahrung und experimentelle Hinweise lehren, daß wiederholte akute Schmerzreize zu andauernden Veränderungen in den Nervenbahnen führen und damit ein Auslöser für lang anhaltende Schmerzen sein könnten [4]. So können *chronische Schmerzen* entstehen. Auch eine Verletzung des Nervs kann zu dauernden Schmerzen und Mißempfindungen führen (Neurom). Ein Beispiel hierfür ist der Phantomschmerz, bei dem eine Gliedmaße schmerzhaft empfunden wird, obwohl sie vom Körper abgetrennt wurde und gar nicht mehr vorhanden ist.

Schmerz als Hinweis

Nach der Operation ist der Schmerz zunächst normal, wird aber mit zunehmender Heilung nachlassen. Fehlt dieses Nachlassen oder kommt es zu einem Wiederanstieg der Schmerzen, so ist dies u.U. ein Zeichen (Symptom) für einen unerwünschten Verlauf, wie z.B. die Ausbildung einer Eiterung. Deshalb möchte man trotz Schmerztherapie den Schmerz erfassen. Da das Schmerzerleben grundsätzlich von persönlichen, kulturellen Faktoren geprägt ist, ist eine einmalige Erfassung des Schmerzes oft nicht hilfreich. Wichtiger ist das Erfassen des Schmerzverlaufes. Hierzu stehen im wesentlichen 2 Verfahren zur Verfügung.

▶ Der ansteigende Schmerzmittelverbrauch, um einen erträglichen Zustand für den Patienten zu erhalten, gibt einen Hinweis auf einen zunehmenden, wenn auch medikamentös gezügelten Schmerz.

▶ Die Befragung des Patienten nach seinen Schmerzen wird heute meist standardisiert durchgeführt. Oft wird hierzu ein sogenanntes Schmerzlineal verwandt. Dies ist ein Lineal (vgl. Abb. 1.5) auf dessen Vorderseite ein 10 cm langer Strich markiert ist, an dessen einem Ende „schmerzfrei" oder „keine Schmerzen" und an dessen anderem Ende „starke Schmerzen" oder „unerträgliche Schmerzen" steht. Mit einem Reiter stellt der Patient nun ein, wo er seine aktuellen Schmerzen etwa einordnen würde. Nun kann auf der anderen Seite auf einer korrespondierenden Skala ein entsprechender Wert abgelesen werden (visuelle Analogskala, VAS). Diese Werte werden häufig als zusätzliche Kurve in der Fieberkurve eingetragen, so daß der Verlauf der Schmerzintensität ersichtlich ist.

Schmerzbehandlung

Allgemeine Maßnahmen

Wie oft in der Medizin, läßt sich ein Teil der Schmerzen schlicht vermeiden, indem man – wo möglich – schonendere Diagnostik und Therapieverfahren den stärker eingreifenden Techniken vorzieht. Nicht nur die Art der Operation hat einen Einfluß auf die postoperativen Schmerzen, sondern auch die Operationstechnik.

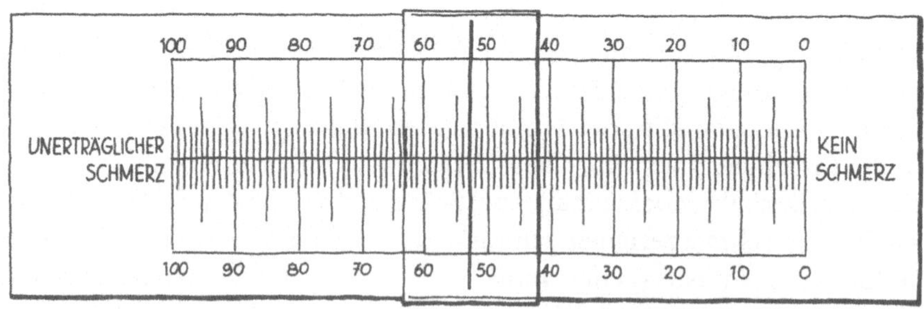

Abb. 1.5. Schmerzlineal

Eine durch Bauchspiegelung durchgeführte Operation verursacht meist weniger Schmerzen, als ein Bauchschnitt. Das Quetschen von Gewebe während der Operation rächt sich in der postoperativen Phase. Drainagen sollten, wenn immer möglich vermieden werden, weil sie als Fremdkörper schmerzhaften Druck ausüben oder zu Entzündungen führen können.

Die Lagerung, Kälte, aber auch Wärme kann zusätzlich eine Linderung bewirken. Nicht nur die Ruhigstellung eines Knochenbruchs stellt die wirksamste Schmerztherapie dar, sondern auch die Entspannung der Bauchdecken durch halb sitzende Position oder das Anziehen der Beine kann häufig den Bauchschmerz erheblich lindern. Kühlung lindert eine Entzündung. Bei Muskelverspannung (Myogelose, Myalgie) hilft oft Wärmeanwendung. Um Hautschädigungen zu vermeiden, sollten Wärme- oder Kältepackungen immer durch ein zwischengelegtes Tuch angewandt werden.

Medikamentöse Schmerztherapie

Reichen diese Maßnahmen nicht aus, so wird eine medikamentöse Schmerztherapie durchgeführt. Hierzu stehen eine Reihe von Medikamenten – je nach zu erwartendem Schweregrad der Schmerzen – zur Verfügung.

Es hat sich als günstig erwiesen, bereits frühzeitig mit einer medikamentösen Therapie zu beginnen, wenn nach der Operation Schmerzen zu erwarten sind. In den wenigen Tagen, in denen operationsbedingte Schmerzen auftreten, ist eine Abhängigkeit, selbst von den Opiumabkömmlingen, nicht zu erwarten. Die wichtigsten Stoffgruppen an Schmerzmedikamenten finden sich in Tabelle 1.2.

Jedes Medikament hat neben den erwünschten Wirkungen aber auch Wirkungen, die häufig nicht erwünscht sind. So können selbst schwächere Schmerzmittel (nicht opioidhaltige) eine Reizung der Magenschleimhaut bis hin zur Geschwürbildung und Blutung oder, v.a. bei langdauernder Einnahme, eine Nierenschädigung verursachen. Stärkere, vom Opium abgeleitete Schmerzmittel können Erbrechen, Übelkeit und Verstopfung hervorrufen.

Indem man verschiedene Schmerzmittel in niedrigerer Dosierung kombiniert, erzielt man den gleichen Effekt für den Patienten, aber mit deutlich weniger Nebenwirkungen.

Tabelle 1.2. Übersicht über die Schmerzmittel

I. Nicht-Opioidanalgetika

Acetylsalicylsäure	Gut analgetisch und antipyretisch, wenig antiphlogistisch[a]
Paracetamol	Gering analgetisch, nicht antiphlogistisch, mäßig antipyretisch
Ibuprofen	Mäßig analgetisch, gering antipyretisch, gut antiphlogistisch
Diclofenac	Mäßig analgetisch, gering antipyretisch, gut antiphlogistisch
Metamizol	Sehr gut analgetisch, gut antipyretisch, gering antiphlogistisch

II. Mittelstarke Opioidanalgetika

Tramadol	
Tilidin + Naloxon	
Codein	Stark antitussiv, weniger analgetisch
Dihydrocodein	Stark antitussiv, weniger analgetisch

III. Starke Opioidanalgetika

Morphin	
Piritramid	
Buprenorphin	
Pethidin	Auch spasmolytisch
Pentazocin	

IV. Lokalanästhetika[b]

Procain
Articain
Prilocain
Lidocain
Mepivacain
Etidocain
Bupivacain
Tetracain
Dibucain
Cocain

V. Zusatzmedikation

Antiemetika	Bei Erbrechen, Übelkeit (Nebenwirkung Opioide)
Laxanzien	Bei Obstipation (Nebenwirkung Opioide)
Spasmolytika	Bei Koliken
Antikonvulsiva	Bei einschießenden Nervenschmerzen
Antidepressiva	Bei brennenden Nervenschmerzen
Psychopharmaka	Bei pathologischem Schmerzerleben, -verarbeitung

[a] analgetisch = schmerzlindernd, antipyretisch = fiebersenkend, antiphlogistisch = entzündungshemmend, antitussiv = hustenunterdrückend, spasmolytisch = krampflösend

[b] In zunehmender Toxizität angeordnet

Je nach Schweregrad und Art der Operation können Schmerzmittel mittels Tabletten, Kapseln und Tropfen (oral) über Zäpfchen (anal) oder über die Vene (intravenös) verabreicht werden. Bei Erbrechen und Durchfällen ist eine Verabreichung über den Magen-Darm-Trakt nicht sinnvoll. Spritzt man das Schmerzmittel in einen Muskel (intramuskulär), wird das Mittel langsam in den Blutkreislauf aufgenommen. Die Wirkung tritt langsamer ein, hält aber länger an. Diese Form der Verabreichung ist bei Blutungsgefahr nicht möglich. Die Wirkungseintritt bei der intravenösen Gabe ist sehr viel schneller, hält aber nicht so lange an. Um eine kontinuierliche Schmerzausschaltung zu erhalten, wird ein Verweilkatheter in die Vene eingelegt. Hierüber wird über einen Dauertropf (Infusion) die anhaltende Wirkung der Schmerzdämpfung erzielt. Technisch aufwendiger ist das Verfahren mit einer *Schmerzmittelpumpe*. Hierbei kann der Patient die Menge des Schmerzmittels mitbestimmen. Durch einen Knopfdruck kann er bei Bedarf eine zusätzliche Einzeldosis abrufen. Durch eine Sicherung ist die Überdosierung ausgeschlossen [5].

Als weitere Möglichkeit der Schmerzbehandlung stehen die örtlichen Betäubungsmittel zur Verfügung. Diese betäuben die Nerven dort, wo sie eingespritzt werden. So kann man eine Betäubung der kleinsten Nervenfasern bis hin zum Rückenmark bewirken. Spritzt man sie im Bereich einer Wunde, so werden nur die dort liegenden kleinsten Nervenfasern betäubt, nur der Wundbereich ist schmerzfrei. Man kann aber auch größere Nerven an der Schmerzleitung hindern. So können die Zwischenrippennerven nach Rippenbrüchen oder Wunden der Brustwand ausgeschaltet werden. Der Patient kann trotz Verletzung wieder schmerzfreier atmen. Setzt man diese Betäubungsmittel im Bereich des Rückenmarkes ein, so kann man auch hier eine Schmerzlinderung bis hin zur totalen Schmerzfreiheit in Form eine vorübergehenden Querschnittslähmung erreichen, siehe Kapitel 1.3, Anästhesie [1].

Auch die lokalen Betäubungsmittel können einmalig gegeben oder nach Einlage eines kleinen Schlauches (Katheter) in mehrfachen Einzeldosen oder als Dauergabe über Pumpen verabreicht werden.

Trotz dieser vielfältigen Möglichkeiten ist eine völlige Schmerzfreiheit oft nicht erreichbar. In der Regel ist aber eine deutliche Linderung zu erzielen.

Literatur

1. Brodner G, Pogatzki E, van Aken, H (1997) Ein modernes Schmerzkonzept zur postoperativen Schmerztherapie. Anästhesist 46/2:124–131
2. Donovan M, Dillon P, McGurie L. (1987) Incidence and characteristics of pain in a sample of medical-surgery inpatients. Pain 30:69–78
3. Kehlet H, Dahl JB. (1993) Postoperative pain. World J Surg 17:215–219
4. Schäfer M., Stein Ch (1997) Schmerz in der postoperativen Phase. Anästhesist 46/2:120–123
5. Stehr-Zirngibl S, Doblinger L, Neumeier S, Zirngibl H, Taeger K (1997) Intravenöse versus thorakale-epidurale patientenkontrollierte Analgesie bei ausgedehnten Oberbauch- und Thoraxeingriffen. Anästhesist 46/3:172–178
6. Ulsenheimer K (1997) Die rechtliche Verpflichtung zur postoperativen Schmerztherapie. Anästhesist 46/3:138–142
7. Wiebalck A, Zenz, M (1997) Neurophysiologische Aspekte von Schmerz und ihre Konsequenzen für den Anästhesisten. Anästhesist 46/3:147–153

Aufklärungsgespräch

Seit Medizin überliefert wird, findet sich das ärztliche Gespräch im Zentrum der Beziehung zwischen Arzt und Patient. Es wurde von gemeinsamer Sorge getragen, und Form und Inhalt wurden vom Können und Wollen der beiden bestimmt. Diese Beziehung war eindeutig vom Arzt dominiert, denn er hatte das Wissen, das Vertrauen von Patientenseite mußte gewissermaßen im vorhinein bestehen und auf ärztlicher Seite war ein „väterliches" Verhalten erforderlich. Dies setzt einen hohen Grad an menschlicher Kompetenz, Bildung und moralisch – ethischer Integrität voraus.

Seit ungefähr 100 Jahren verändert sich diese Situation zunehmend, ja der Patient, als der, der etwas erleidet, wird der bestimmende Teil in dieser Beziehung und der Arzt kann ihm nur seine Dienste anbieten. Da der Patient nur eine vernünftige Entscheidung treffen kann, wenn er die erforderlichen Kenntnisse erhält, schreibt das Gesetz eine Aufklärung des Patienten vor ärztlichen Eingriffen vor.

Erklärt werden müssen:
▶ Diagnoseaufklärung: Art und Schwere der Erkrankung und die Sicherheit der Diagnose;
▶ Therapieaufklärung: Die empfohlene Art der Behandlung und konkurrierende Behandlungsverfahren;
▶ Risikoaufklärung: Risiken und Nutzen bzw. Erfolgsaussichten.

Damit die Aufklärung rechtswirksam wird, muß darüber hinaus nicht nur vollständig sondern auch verständlich aufgeklärt werden.

Allein aus diesen wenigen Punkten wird die Problematik deutlich. So wird die Diagnose „Blinddarmentzündung" (Appendizitis) selbst in besten Kliniken in bis zu einem Drittel falsch gestellt. Der Patient kommt mit Bauchschmerzen und es sind mehr als 100 Diagnosen vorstellbar, die zu seinen Symptomen passen. Eine beweisende Diagnostik für die Blinddarmentzündung gibt es nicht, so daß oft die Operation der Diagnoseklärung dient. In solchen Fällen kann man daher nicht von einer sicheren Aufklärung über die Diagnose ausgehen.

Die Aufklärungspflicht wurde mittlerweile so weit ausgedehnt, daß bereits der zuweisende Arzt vor einer Operation den Patienten aufgeklärt haben muß, wenn er nicht schadenersatzpflichtig werden will [8].

Rechtsgrundlage

Die gesetzlichen Voraussetzungen leiten sich vom § 823 BGB ab, der besagt, daß wer vorsätzlich oder fahrlässig Leben, Körper, Gesundheit, Freiheit, Eigentum oder ein sonstiges Recht eines anderen widerrechtlich verletzt, zum Ersatz des entstehenden Schadens verpflichtet ist. Rückgreifend auf eine Entscheidung des Reichsgerichts aus dem Jahr 1894 (RGSt 25, 375) sieht der Bundesgerichtshof (BGH) jeden ärztlichen Eingriff als Körperverletzung an. Die Widerrechtlichkeit entfällt durch die Einwilligung des Patienten (BGH 29, 49).

Rechtswirksam kann aber nur in einen Eingriff eingewilligt werden, wenn zuvor umfassend und verständlich aufgeklärt wurde. Da der gesetzliche Rahmen weit gefaßt und abstrakt ist, besteht ein großer Ermessensspielraum der Richter (Richterrecht). Was als maßgeblich in der Rechtsprechung angesehen wird, ist teils nicht vorhersehbar, teils widersprüchlich.

Kinder werden bis zum 14. Lebensjahr vom Recht als nicht einwilligungsfähig angesehen. Vom 14.–18. Lebensjahr sind sie bedingt einwilligungsfähig. An ihrer Stelle entscheiden die Personensorgeberechtigten, also im Regelfall beide Eltern. Je einsichtsfähiger das Kind ist, desto mehr ist es in das Gespräch einzubeziehen. Lehnen die Eltern einen Eingriff für ihr Kind ab, so kann ein Konflikt des Arztes zwischen dem Selbstbestimmungsrecht und der Hilfeleistungspflicht (§323c StGB) auftreten, also dem Willen der Eltern und der ärztlichen Fürsorge. Sind die Entscheidungen des einwilligungsfähigen Minderjährigen und seines gesetzlichen

Vertreters widersprüchlich, so ist die Frage offen, welche Entscheidung den Vorrang genießt. Der Einspruch (Vetomündigkeit) des Minderjährigen reicht dabei deutlich weiter als die Zustimmung (Einwilligungsmündigkeit). Es kann in diesen Fällen das Vormundschaftsgericht angerufen werden, das bei Vorliegen der Voraussetzungen des § 1666 BGB dem gesetzlichen Vertreter das Personensorgerecht begrenzt auf die Frage der Einwilligung entzieht und dem behandelnden Arzt übertragen kann [4].

Einer Einwilligung des Patienten bedarf es nicht, wenn der Eingriff sofort durchgeführt werden muß, um eine drohende Gefahr abzuwenden und aufgrund der körperlichen oder geistigen Verfassung des Patienten eine vorherige Einwilligung nicht zu erlangen ist. Grundlage der Entscheidung muß aber der mutmaßliche Wille des Patienten bleiben (Geschäftsführung ohne Auftrag). So ist z.B. die Blutübertragung bei einem Zeugen Jehovas auch dann nicht erlaubt, wenn er selbst zu keiner Willensäußerung fähig ist, weil aufgrund seines Glaubens mutmaßlich die Blutübertragung abgelehnt wird.

Derzeitiger Stand der Rechtsprechung

Aus der Vielzahl der gerichtlichen Einzelentscheidungen läßt sich das geforderte Mindestmaß bei der Aufklärung nur ableiten.

Das Aufklärungsgespräch sollte regelhaft durch den Arzt erfolgen, der den Eingriff auch durchführen wird. Delegiert er das Gespräch an einen Kollegen, so muß er sich vergewissern, daß dieser in der Lage ist, dies Gespräch zu führen und es dann auch tatsächlich führt. An das Pflegepersonal kann dies nicht delegiert werden.

Wenn ein unerfahrener Arzt das Gespräch führt, kann ihm die mangelhafte Aufklärung als Übernahmeverschulden zur Last gelegt werden.

Formulare oder schriftliche Erläuterungen können zur Ergänzung eingesetzt werden, können aber das individuelle Gespräch nicht ersetzen!

Die Grundzüge der vorgesehenen Untersuchung oder Behandlung und ihre Notwendigkeit müssen erläutert werden. Der Umfang der Darstellung orientiert sich am Wunsch des Patienten und an der Dringlichkeit des Eingriffs. Es müssen die typischen Risiken eines Eingriffes vollständig und die anderen Risiken abhängig von ihrer Auftretenshäufigkeit geschildert werden. Stehen mehrere Methoden zur Verfügung, so müssen sie einschließlich der Risiken dem Patienten gesagt werden, damit er eine Entscheidung fällen kann. Besonders in letzter Zeit wurde der Arzt als schuldig befunden, wenn er z.B. nicht auf die Möglichkeit einer Bluttransfusion und der damit verbundenen Risiken hingewiesen hat. Dies betrifft vornehmlich die Infektionen (HIV, Hepatitis). In diesen Fällen muß auf die Möglichkeit der Eigenblutspende hingewiesen werden.

Generell sollte die Aufklärung so früh erfolgen, daß dem Patienten ausreichend Zeit verbleibt seine Entscheidung zu überdenken oder noch etwaige Fragen zu stellen (mehrere Tage). Üblicherweise wird sie am Vortag durchgeführt. Ein Gespräch nach Gabe eines Medikamentes, das die geistigen Fähigkeiten des Patienten beeinflußt (Prämedikation), ist rechtlich unwirksam.

Die Aufklärung muß auf den einzelnen Patienten bezogen durchgeführt werden. Dies bedeutet, sie muß nicht nur vollständig sein, sondern der Patient muß sie auch verstehen können. Dies beinhaltet das Meiden von Fremd- und Fachwörtern. Bei der deutschen Sprache nicht ausreichend mächtigen Personen soll ein Dolmetscher hinzugezogen werden.

Ist im voraus absehbar oder eine Wahrscheinlichkeit gegeben, daß während einer Operation eine mögliche Erweiterung oder Änderung des Eingriffes notwendig werden kann, sollte diese Möglichkeit bereits Bestandteil des Aufklärungsgespräches sein.

Prinzipiell sind nur die besprochenen Vorgehensweisen straffrei. Sollte es unter dem Eingriff dennoch zu einer überraschenden Änderung kommen, so muß der Operateur das Risiko der erweiterten Operation gegen das Risiko der Unterbrechung der Operation zum Einholen der Einwilligung abwägen. Der Chirurg ist in dieser Situation völlig auf sich allein gestellt. Er wird nach bestem Wissen entscheiden und hoffen, dem Patientenwillen zu entsprechen.

Die Aufklärung soll vollständig sein, darf aber andererseits den Patienten nicht verängstigen und von der notwendigen Behandlung abhalten; damit wird sie zur Gratwanderung und kann manchmal mißlingen.

Die Aufklärung kann nur unterbleiben, wenn der Patient unmißverständlich zu erkennen gibt, daß er keine Aufklärung wünscht (Aufklärungsverzicht). Dieser Verzicht sollte, wie auch die wesentlichen Punkte des Aufklärungsgesprächs, schriftlich fixiert und von den beiden am Gespräch Beteiligten unterschrieben werden.

Die Realität

„Der gesunde Verstand ist die bestverteilte Sache der Welt; denn jedermann glaubt, so wohl damit versehen zu sein, daß selbst einer, der in allen Dingen nur sehr schwer zu befriedigen ist, für gewöhnlich nicht mehr davon wünscht, als er besitzt." So schrieb Descartes als Beginn des ersten Teils seines Discours de la méthode. Dennoch erscheinen erhebliche Zweifel berechtigt, ob die geistigen Güter unter den Menschen gleich verteilt sind.

So zeigen eine ganze Reihe von Untersuchungen, daß die Fähigkeit beim Aufklärungsgespräch zu lernen, unterschiedlich ausgeprägt ist. Auch die Art, Weise, sowie die Fähigkeiten des Arztes, Wissen zu vermitteln, unterliegen erheblichen Variationen [2,3,6].

Vertrauen ist ein elementarer Grundtatbestand des sozialen Daseins, auch in einer Arzt-Patienten-Beziehung. Kommt ein Kranker zum Arzt, so erbringt er zunächst einen Vertrauensvorschuß. Dies Vertrauen ist für den Patienten eine Möglichkeit, die auf ihn zukommende Ungewißheit und die Unübersichtlichkeit zu vermindern [7].

Je intellektueller ein Patient, desto schwerer fällt es ihm, dieses Vertrauen zu gewähren, da es gleichzeitig einen Kontrollverlust über seine Person beinhaltet. Der Inhalt des Aufklärungsgespräches kann aber weder Vertrauen zeugen, noch Hoffnung erwecken, dies erreicht nur die menschliche Zuwendung des Arztes. Sie läßt ihn während des Gespräches erkennen, wieviel der oft unbarmherzigen Wahrheit, wieviel der möglichen Risiken sein Patient ertragen kann.

Dem entgegen steht „die Möglichkeit strafrechtlicher Haftung für kleinste Fehler, die kriminelle Ahndung von Aufklärunsmängel", sowie andere das Übermaß des Strafrechts deutlich machender Vorgehensweisen der Justiz [10]. Dies veranlaßt manch einen Arzt, sich defensiv zu verhalten. So erfolgt zunehmend häufig eine exzessive, rücksichtslose Aufklärung des Patienten, teils durch standardisierte Formulare mit Unterzeichnung von Patienten und Zeugen. In solch einer Situation kann nur ein Monolog gehalten werden, ein Gespräch ist nahezu unmöglich. Und auch der Monolog führt nicht zu einer Aufklärung ohne Sanktionsrisiko. Denn solange der Nachweis fehlt, daß der Patient das Gesagte verstanden hat, steht die rechtliche Wirksamkeit in Frage. Dieser Nachweis kann nicht erbracht werden. Außerdem gibt es Einzelfallentscheidungen, die vom Arzt fordern, selbst über eine Komplikationswahrscheinlichkeit von 1 : 2.000.000 aufzuklären. So schreibt auch ein profunder Kenner der diesbezüglichen Rechtsprechung: „Niemand, weder der erfahrenste Arzt noch der in diesem Metier spezialisierte Jurist, vermag in vielen Einzelfällen und selbst bei ganzen Fallgruppen auch nur mit einiger Sicherheit vorherzusagen, welche Anforderungen die Gerichte ex post an die Aufklärung über Risiken und Risikofolgen stellen werden."[10].

Eine in jeder Hinsicht umfassende Aufklärung des Patienten ist vor einer Operation nicht möglich, auch wenn sich der Schwerpunkt vom Operieren weiter zum Gespräch verschieben sollte. Auch das umfassendste Gespräch ersetzt nicht die Tat, die Operation bleibt immer ein Risiko.

Das Gespräch

Das Aufklärungsgespräch sollte vom Arzt nicht vor dem Hintergrund einer lästigen Pflicht in dem Bewußtsein der drohenden Rechtsprechung geführt werden. Vielmehr sollte es in seiner zentralen Stellung in der Therapie des Patienten begriffen werden. Nicht nur das entgegengebrachte Vertrauen kann gefestigt werden, sondern man erreicht auch eine Vertrautheit, die den Patienten offener seine Probleme schildern läßt. Daneben kann durch die aktive Einbindung des Patienten in die Behandlung der Erfolg vielfach verbessert werden.

Man kann durch das Gespräch häufig vor der Operation bereits abschätzen, was an aktiven Leistungen nach der Operation vom Patienten zu erwarten ist. Denn nur das Verständnis des Patienten für seinen Anteil am Heilungserfolg läßt ihn nach der Operation aktiv an seiner Heilung mithelfen. Eventuell auftretende Komplikationen verursachen nicht soviel Angst, wenn bereits vor der Operation über die Möglichkeiten ihrer Behandlung gesprochen wurde.

Der Patient sollte bereits vorbereitet in das Gespräch gehen, sich bereits ein Bild machen über das, was auf ihn zukommt. Ängste oder Sorgen sollte er offen aussprechen, da sie oft auf Fehlinformationen oder auch auf fehlendem Wissen beruhen. Die wichtigsten Fragen sollte der Patient am besten schriftlich fixiert mitbringen, da sie ihm häufig erst wieder nach dem Gespräch einfallen. Auch kann man so vermeiden, daß das Gespräch unnötig in die Länge gezogen wird, indem immer weitere Fragen gestellt werden, in der Hoffnung, daß die wirklich wichtigen Fragen dabei sein könnten. Hat der Patient nicht verstanden, so sollte keine Scheu bestehen nachzufragen.

Trotz der schwierigen Situation haben Untersuchungen gezeigt, daß das Aufklärungsgespräch überwiegend Vertrauen stärkt und Ängste mindern kann und damit in der Behandlung hilfreich ist.

Überlegungen

Die Medizin hat in vielen Bereichen außerordentliche Fortschritte erreicht. Da fast alle Menschen an der Gesundheit, ihrer Gesundheit interessiert sind, haben sich die Medien der Medizin angenommen. In der Berichterstattung werden Fortschritte, Erfolge regelhaft der Medizin, Mißerfolge, Fehler ebenso regelmäßig der Person des Arztes zugesprochen. Hierdurch ist einerseits häufig eine grenzenlose, oft der Realität nicht entsprechende, Erwartungshaltung geweckt worden, wobei häufig eine Überschätzung neuerer Methoden provoziert wird. Tritt aber ein schicksalhafter Verlauf ein, ohne daß ein Fehlverhalten des Arztes vorliegt, so wird ihm dieser Verlauf gern angelastet. Da das Schicksal selten einen Wiedergutmachung gewährt, wird der Ausgleich vom Arzt eingefordert. Das Instrument hierfür ist leicht im Aufklärungspflichtverschulden gefunden. Diese Entwicklung ist den Juristen nicht verborgen geblieben, so daß auch von ihnen mittlerweile im Prozeßverlauf des Aufklärungspflichtverschulden eine „Funktionalisierung des Tatbestandes zu Zwecken des Schadenersatzes" [1] gesehen wird.

In unserer Gesellschaft hat der Mensch erreicht, daß vielfältige Absicherungen seine Schicksalsschläge mildern, wie z.B. beim Arbeitsunfall, beim Eintritt der Erwerbslosigkeit u.a. Beim Eintritt schicksalhafter Körperschäden infolge einer Behandlung ist der Kranke oft mit den Folgen allein gelassen. Eine Abmilderung dieser Folgen durch einen wie auch immer gestalteten Ausgleich, könnte das Aufklärungsgespräch zu einem guten Teil von dieser juristischen Last befreien. Damit könnte es wieder zu dem werden, was es einst war, zu einem vertrauensstärkenden Gespräch zweier Individuen in der gemeinsamen Sorge. Arzt und Patient könnten freier festlegen – durch Wollen und Können bestimmt – was, wieviel, auf welche Art gesagt wird.

Literatur

1. Eisner B (1992) Die Aufklärungspflicht des Arztes; die Rechtsprechung in Deutschland, der Schweiz und den USA. Huber, Bern, S. 220
2. Giebel GD, Stock S, Dievenich A, Schweitzer O (1997) Aufklärungsgespräch: Was weiß der Patient, was will er wissen? Thrombose und Wundinfektion. Zentralbl Chir 122:186–189
3. Giebel GD, Troidl H (1997) Aufklärungspflichtverschulden – Implikationen und Aussichten. Langenbecks Arch Chir 382:111–115
4. Giebel GD (1994) Behandlung von Zeugen Jehovas – Überlegungen zur moralischen und rechtlichen Situation. Chir Praxis 47:209–212
5. Hempfing H (1995) Aufklärungspflicht und Arzthaftung. Ecomed, Landsberg
6. Höfer E, Streicher HJ (1980) Patientenaufklärung: Untersuchungen zur Interaktion an chirurgischen Patienten. Dtsch Med Wschr 105:694–697
7. Luhmann N (1989) Vertrauen, ein Mechanismus der Reduktion sozialer Komplexität. 3. Aufl. Enke, Stuttgart
8. Schlund GH (1995) Haftungsfragen in Frauenheilkunde und Geburtshilfe. Gynäkol Praxis 19:1–2
9. Ulsenheimer K (1995) Aufklärung vor fachfremden Eingriffen. Gynäkol Praxis 19:2–3
10. Weißhauer W (1991) Patientenauflärung – neue Entwicklungen. Chirurg BDC 30:11–13

Ärztliche Sprache

Die in der Medizin verwandte Sprache zeichnet sich, wie die meisten „Berufssprachen" durch eine Reihe von Besonderheiten aus. Auffallend ist die Sucht nach Abkürzungen. So wird der Buchstabe A als Kürzel für 71 unterschiedliche Fachwörter verwendet. Selbst AA steht noch für 32 verschiedene Sachen und selbst AAA hat noch 10 Bedeutungen vom abdominellen Aortenaneurysma, akutem Angstanfall über antiphlogistische/antipyretische Analgetika bis hin zur Atemalkoholanalyse. Zwar erleichtern diese Abkürzungen auch das Leben, führen aber zu Verwechslungen, wie HI für Herzinsuffizienz (Herzschwäche), aber auch Herzinfarkt stehen kann, bis hin zu Gefährdungen, wenn MED als maximale Einzeldosis gemeint ist, aber als mittlere Einzeldosis verstanden wird. Auch sind viele Abkürzungen nur in einem bestimmten Bereich der Medizin üblich, so daß ihre Benutzung zwischen Ärzten unterschiedlicher Fachrichtung irgendwo zwischen Gedankenlosigkeit und Unhöflichkeit einzureihen ist.

Auffällig ist auch ein Nominalstil. So wird eine Analyse durchgeführt, selten analysiert. Selbst die aktiven Chirurgen operieren nicht, sondern führen Operationen durch. Dennoch kommt das Lebensgefühl auch in der Sprache zum Ausdruck, wenn gegen Krebs und Eiter gekämpft wird, so spricht der Chirurg eine martialische Sprache, die „ausmerzt, ausrottet und verödet". Dieses kriegerische Verständnis seines Tuns findet sich auch in der Operationstaktik wieder.

Aber fernab dieser sprachlichen Besonderheiten, wie Infusion „anhängen", den „Situs darstellen" u.a. werden eine Reihe von Wörtern in der Allgemeinchirurgie verwandt, die – teils lateinischen, teils griechischen Ursprungs – Sachverhalte kürzer, treffender beschreiben, als es die deutsche Sprache vermag.

Waren Griechisch und Latein die Wissenschaftssprachen, so entwickelt sich jetzt immer mehr Englisch hinzu. So finden sich zunehmend englische Fachausdrücke in unserer Medizinersprache.

Die daraus entstehende Mixtur ist für den Außenstehenden häufig nicht verständlich, liefert dem Insider aber treffende, prägnante Informationen. In der Laienpresse und in populärwissenschaftlichen Darstellungen finden sich sehr häufig medizinische Themen, so daß zunehmend medizinische Fachausdrücke Allgemeingut werden. Das Wort Karzinom (Krebs) ist den meisten bekannt. Fiel früher das Wort Karzinom, so hat der Patient damit meist nichts verbunden, die gnädige Lüge, das Vorenthalten der unbarmherzigen Wahrheit war möglich. Fällt dies Wort heute, so führt dies beim „aufgeklärten Patienten" nicht selten zu schlimmsten Befürchtungen. Das Karzinom kann aber abhängig u.a. von Ausbreitung und Art des Krebses lebensbedrohlich bis gut heilbar sein. Wie immer hängt die Information nicht an einem Wort allein, aus dem Zusammenhang gerissene Fachbegriffe können mehr verwirren als informieren.

Gerade deshalb ist es besonders wichtig, daß Patient und Arzt eine gemeinsame Sprache finden, die Information und Vertrauen vermitteln kann. Dies ist häufig, namentlich für den jungen Arzt, nicht immer einfach, da er – an der Universität in dieser Fachsprache erzogen – dieses sichere Terrain nicht gerne verläßt.

Andererseits ist der Patient häufig in einer noch schwierigeren Situation, da er, als persönlich Betroffener, trotz seelischer Belastung, neue, teils vielschichtige Sachverhalte verstehen soll. So müssen sich Arzt und Patient um eine gemeinsame Sprache bemühen. Verstehen mindert Angst und schafft Vertrauen.

Trotz allen Bemühens wird der Arzt – er denkt ja in der medizinischen Fachsprache – beim Gespräch mit seinem Patienten das eine oder andere Fremd-/Fachwort ins Gespräch einfließen lassen. Die oft beobachtete Zurückhaltung des Patienten, bei unbekannten Ausdrücken nicht nachzufragen, ist dann völlig unangebracht. Auch dem Arzt sind viele Fachsprachen und Ausdrücke außerhalb seines Bereichs nicht geläufig. Ungeniert wird er den Autoverkäufer fragen, was denn Common-rail-Technik sei.

Um das Verständnis zu erleichtern, werden nachfolgend einige der häufig benutzten Fachbegriffe aus der Chirurgie erklärt:

Abdomen	Bauch
Abszeß	Eiteransammlung in einer nicht vorbestehenden Körperhöhle
Adenom	gutartige, drüsige Geschwulst
akut	plötzlich auftretend, heftig verlaufend
Amputation	Abtrennung eines Körperteils
anal	den After betreffend
Analfissur	Einriß der Afterhaut
Analgesie	Schmerzstillung
Analgetikum	Schmerzmittel
Anämie	Blutarmut
Anästhesie	Schmerzbetäubung, Narkose
Anamnese	Vorgeschichte nach Angaben des Kranken
Anastomose	operative Verbindung von Hohlorganen
Anatomie	Lehre vom Körperbau
Antibiotikum	Medikament zur Bekämpfung von Bakterien
Anus	After
Anus praeter	künstlicher Darmausgang, Kunstafter
Appendix (vermiformis)	Wurmfortsatz, „Blinddarm"
Appendizitis	Wurmfortsatzentzündung, „Blinddarmentzündung"
applizieren	verabreichen
asymptomatisch	ohne Krankheitszeichen
Auskultation	Abhorchen von Organen
Bakterium	einzelliges Kleinlebewesen, Erreger
Befund	Untersuchungsergebnis
benigne	gutartig

Bilirubin	Gallenfarbstoff, Abbauprodukt des Blutfarbstoffs
Biopsie	Gewebsprobe, Gewebeentnahme zu Untersuchungszwecken
Bride	Verwachsung (Gewebsstrang) im Bauch
Caecum (Coecum, Zäkum)	Blinddarm
Chemotherapie	medikamentöse Krebsbehandlung
Chole(zysto-)lithiasis	Gallen(blasen-)steinleiden
Cholangitis	Gallenwegsentzündung
Cholezystektomie	Gallenblasenentfernung
chronisch	langandauernd, langsam verlaufend
Colon	Dickdarm (auch Kolon)
Computertomographie (CT)	Spezialröntgenuntersuchung: computergestütztes Schichtröntgen
Desinfektion	Vernichtung von Krankheitserregern
Diagnose	Erkennen und Benennen von Krankheiten
Diagnostik	Untersuchungen zur Krankheitsfeststellung
Diarrhöe	Durchfall
Divertikel	Ausstülpung eines Hohlorgans
Drainage	Ableitung von Wundabsonderungen
Duodenum	Zwölffingerdarm
Dysfunktion	Fehlleistung
Embolie	verschlepptes, die Blutbahn verstopfendes Gerinnsel
Endoskop	Instrument zur Spiegelung von Körperhöhlen
Endoskopie	Untersuchung (Spiegelung) von Hohlräumen
enteral	über dem Darm zugeführt
Enteritis	Darmkatarrh
Epigastrium	Magengrube
Euthyreose	normale Schilddrüsenfunktion
Extubation	Entfernung des Beatmungsschlauchs (Tubus)
Exzision	Ausschneiden
Faszie	sehnenartige Muskelhaut
febril	fiebrig
Fissur	Riß
Fistel	anormaler röhrenförmiger Kanal (z.B. vom Darm zur Haut)

Gastritis	Magenschleimhautentzündung
Gastroenteritis	Magen-Darm-Katarrh, Brechdurchfall
gastrointestinal	den Magen-Darm-Trakt betreffend
Gastroskop	Instrument zur Magenspiegelung
Gastroskopie	Magenspiegelung
Granulationsgewebe	Wundheilung unter Fleischwärzchenbildung (wildes Fleisch)
Hämoglobin	roter Blutfarbstoff
Hämorrhoiden	Schwellkörpervergrößerung am After
Hemikolektomie	Entfernung einer Dickdarmhälfte
Hernie	Eingeweidebruch
Herniotomie	Bruchoperation
Histologie	Lehre über die Körpergewebe
Hyperplasie	Vergrößerung durch Zellvermehrung
Hypertrophie	Vergrößerung durch Zellvergrößerung
iatrogen	vom Arzt verursacht
idiopathisch	ohne erkennbare Ursache
Ikterus	Gelbsucht
Ileostoma	vom Krummdarm (Dünndarmanteil) ausgehender Kunstafter
Ileum	Krummdarm (unterer Dünndarmanteil)
Ileus	Darmverschluß
Implantation	Einpflanzung
Indikation	Heilanzeige (Motiv für ärztliche Behandlung)
Infektion	Befall durch Krankheitserreger
infektiös	ansteckend
Infusion	Venentropf (Flüssigkeitszufuhr über die Vene)
Inguinalhernie	Leistenbruch
Injektion	Einspritzen von Medikamenten
Inkarzeration	Einklemmung (z.B. Eingeweide)
Inkontinenz	Abschlußschwäche (Unvermögen Urin oder Stuhl einzuhalten)
inoperabel	chirurgisch nicht heilbar
intestinal	den Darm betreffend
intraoperativ	während eines (chirurgischen) Eingriffs
intravenös	in die Vene
Intubation	Einbringen eines Beatmungsschlauches in die Luftröhre

invasiv	eindringend
Jejunum	Leerdarm (oberer Dünndarmanteil)
Karzinom	bösartige Geschwulst, Krebs
Klinik	1. Krankenhaus, 2. Gesamtheit der Krankheitszeichen
Kolon	Dickdarm
Kolektomie	Dickdarmentfernung
Kolitis	Dickdarmentzündung
Kolik	krampfartiger Austreibungsschmerz eines Hohlorgans
Koloskopie	Dickdarmspiegelung
Kolostoma	Kunstafter des Dickdarms
konservative (Behandlung)	nichtoperative Behandlung
Konsil	Beratung durch anderen Arzt
Kontinenz	Kontrollfähigkeit für Stuhl/Urin
Kontraindikation	Gegenanzeige, Umstand der eine ärztliche Maßnahme verbietet
Läsion	Verletzung
Laparoskopie	Bauchspiegelung
Laparotomie	Baucheröffnung
Leukozyten	weiße Blutzellen
Leukozytose	erhöhte Anzahl weißer Blutzellen
Lithotrypsie	Steinzertrümmerung
Lyse	Auflösung
maligne	bösartig
Mamma	weibliche Brust
Mammographie	Röntgenuntersuchung der weiblichen Brust
Mastitis	Entzündung der weiblichen Brust
Mastektomie	Entfernung der Brustdrüse
Metastasen	Tochtergeschwülste
Morbus	Krankheit
Nekrose	Absterben von Organteilen
nosokomiale Infektion	im Krankenhaus erworbene Ansteckung
Obstipation	Verstopfung
Ösophagus	Speiseröhre
Onkologie	Lehre von den Tumoren
oral	über den Mund, den Mund betreffend
palliativ	lindernd

Pankreas	Bauchspeicheldrüse
Pankreatitis	Bauchspeicheldrüsenentzündung
parenterale Ernährung	künstliche Ernährung (über Infusion)
pathogen	krankheitserregend
pathologisch	krankhaft
Peristaltik	Darmbewegung (auch an anderen Hohlorganen)
Peritoneum	Bauchfell
Peritonitis	Bauchfellentzündung
Polyp	gutartige Schleimhautwucherung
Polypektomie	Entfernung eines Polypen
Präkanzerose	Krebsvorstufe
Prognose	Vorhersage (Krankheitsverlauf)
Proktologie	Lehre des Afters und Mastdarms
Prophylaxe	Vorbeugung, Verhütung
Punktion	Gewebs- oder Flüssigkeitsentnahme mittels Hohlnadel
Rektum	Mastdarm
Rektoskopie	Mastdarmspiegelung
Rezidiv	Rückfall, erneuter Krankheitsausbruch
Sepsis	generalisierte Blutvergiftung
Sonographie	Ultraschalluntersuchung
Stenose	Enge
Stoma	künstliche Körperöffnung
Struma	Kropf
Therapie	Behandlung
Thrombose	Blutgerinnselbildung in einer Ader
Thrombus	Blutgerinnsel
Trachea	Luftröhre
Transfusion	Blutübertragung
Tumor	Geschwulst, gut- oder bösartig
Ulkus	Geschwür
Zytostatika	Medikamente zur Krebsbehandlung

Viele der Fachwörter sind zusammengesetzte Begriffe; die dabei benutzten Vor- und Endsilben haben eine eigenständige Bedeutung. So benennt die Endsilbe -itis eine Entzündung, wobei meist das betroffene Organ vorangestellt wird, wie z.B. Appendizitis (Wurmfortsatzentzündung) oder Gastritis (Magenschleimhautentzündung). Ähnlich verhält es sich bei

Vorsilben: hypo- bedeutet zuwenig oder unter, hyper- zuviel oder darüber. Einen zu hoher Blutdruck nennt man Hypertonus, einen zu niedrigen Hypotonus.

Vorsilben

a-, ab-	verneinende Vorsilbe
dys-	übel, miß-
endo-	innen, innerhalb
eu-	gut, normal
extra-	außerhalb
inter-	zwischen
intra-	innerhalb
laparo-	Bauchhöhle
neo-	neu
peri-	um herum
prae-	vor
re-	wieder, zurück

Nachsilben

-algie	Schmerz
-ektomie	Herausschneiden, Entfernen
-iasis	krankhafter Zustand
-(o)id	ähnlich
-logie	Lehre
-metrie	Messung
-om	Geschwulst
-ose	Zustand
-pathie	Erkrankung
-rhoe	Fluß
-skopie	Spiegelung, Schau
-tomie	Durchtrennung

Oben wurden nur wenige, häufiger benutzte Fachbegriffe aufgeführt. Sie stellen nur einen kleinen Teil der medizinischen Sprache dar, die ganze Lexika füllt. Deshalb werden sich für den medizinischen Laien immer wieder Unklarheiten ergeben. Daher sei dem Patienten angeraten, in solchen Fällen um Aufklärung zu bitten. Vom Arzt ist eine verständliche Sprache sowie Geduld und Zuwendung zu erwarten. Die Ermunterung nachzufragen gehört dazu.

Allgemeine Operationsrisiken und -komplikationen

Die moderne Medizin kennt immer mehr und immer bessere Möglichkeiten, die Risiken der Operation zu vermindern und Komplikationen vorzubeugen, sie früher zu erkennen und zu behandeln. Dennoch bleibt jeder operative Eingriff risikobehaftet. Neben den *speziellen Risiken*, die durch die Art des Eingriffs selbst bedingt sind, wie eine Stimmbandlähmung bei der Kropfoperation, gibt es *allgemeine Risiken*, die bei nahezu allen Operationen auftreten können. So kann sich bei jeder Operation eine Blutung oder Wundeiterung entwickeln. Die speziellen Risiken sind in den Kapiteln mit den jeweiligen Krankheitsbildern und Operationen aufgeführt. Nachfolgend werden die wichtigsten allgemeinen Risiken und Komplikationen beschrieben.

Auch wenn diese allgemeinen Risiken für fast jeden Eingriff zutreffen, so ist die Wahrscheinlichkeit ihres Auftretens sehr unterschiedlich. So wird beim vereiterten Wurmfortsatz eine bakterielle Entzündung häufiger sein, als beim Leistenbruch, die körperliche Beeinträchtigung nach einem großen Dickdarmeingriff ausgeprägter sein, als nach Entfernung einer Hämorrhoide. Aber selbst wenn das Risiko prozentual gering ist, so sollte man sich dessen bewußt sein und es nicht verdrängen. Denn es ist für den Patienten, der von einer Wundeiterung betroffen ist, kein Trost, daß 99% der Patienten nach der gleichen Operation eine normale Wundheilung haben.

Blutung

Jeder Hautschnitt ist eine Verletzung und eröffnet Blutgefäße, von den kleinsten Haargefäßen (Kapillaren) bis zu größeren Venen und Schlagadern (Arterien). So kann es von der ungefährlichen Sickerblutung bis zur heftigen Blutung aus großen Venen oder spritzenden Arterien kommen. Deshalb führt jede Operation zum Blutverlust, er ist meist überschaubar und wird vom Chirurgen durch schonendes Vorgehen und frühzeitige, sorgfältige Blutstillung möglichst gering gehalten. Das klassische Verfahren der chirurgischen Blutstillung ist das *Abbinden* der beiden durchtrennten Enden des Blutgefäßes. Kleinere Gefäße werden heute häufig auch durch *Verkochen* (Elektrokoagulation) der Gefäßstümpfe verschlossen.

Mindestens genauso wichtig ist die körpereigene Blutstillung. Durch Blutplättchen (Thrombozyten) und Gerinnungseiweiße bildet sich ein Blutpfropf, der ein Blutgefäß verschließen kann. Zusätzlich führt die Verletzung eines Blutgefäßes zum Zusammenziehen der Gefäßwandmuskulatur und damit zum (Teil-)verschluß der Ader. Dies ist besonders bei der muskelstarken Wand der Schlagader der Fall. Dieser Mechanismus wirkt aber nur für eine gewisse Zeit, dann löst sich der Muskelkrampf wieder. Ist bis dahin keine Blutstillung durch Abbinden oder Ausbildung eines Blutpfropfes erreicht, kann es zur *Nachblutung* kommen.

Besteht eine *Störung der Gerinnung* (Koagulopathie), z.B. durch Mangel eines Gerinnungseiweißes oder Fehlfunktion oder Mangel an Blutplättchen, kann sich ein verschließender Blutpfropf nicht bilden und es besteht erhöhte Blutungsgefahr. Ursache für diesen Zustand kann ein Leberschaden (z.B. Alkohol, Hepatitis) oder eine angeborene Gerinnungsstörung (Bluterkrankheit) sein. Auch Arzneimittel können Gerinnungsstörungen hervorrufen. Kommt es zu einem übermäßigem Verbrauch von Blutplättchen und Gerinnungseiweißen bei großen Operationen oder Verletzungen und der Körper kommt mit der Neubildung nicht nach, so kann ebenfalls eine Gerinnungsstörung auftreten.

Bei größerem Blutverlust kommt es zum Mangel von Blutflüssigkeit und roten Blutkörperchen als Sauerstoffträgern im Kreislauf. Der Körper versucht durch beschleunigten Herzschlag und Engstellung der Blutgefäße auszugleichen. Dies gelingt nur bis zu einer gewissen Grenze, danach kommt es zum Blutdruckabfall und zur Mangeldurchblutung. Diese Minderdurchblutung führt zu Organschäden (z.B. Schockniere, Schocklunge) bis zum Funktionsausfall des jeweiligen Organs (z.B. Nieren- und Lungenversagen). Die wichtigsten Organe, Hirn und Herz, werden bis zuletzt am besten durchblutet. Trotzdem kann es v.a. bei älteren Menschen mit vorgeschädigtem Herz durch die verminderte Sauerstoffzufuhr zum Herzversagen kommen.

Bei einem größeren Blutverlust ist es leicht, den Flüssigkeitsverlust durch Infusionen zu ersetzen. Der Mangel an Sauerstoffträgern, den roten Blutkörperchen (Erythrozyten) kann nur durch Bluttransfusion behoben werden, da bislang künstliche Sauerstoffträger noch nicht einsatzbereit sind. Bei einer geplanten, gut vorbereiteten Operation mit erwartetem

Blutverlust, kann *Eigenblut* verwendet werden. Der Patient selbst spendet Blut, das ihm nach der Operation wieder zugeführt wird. Dies ist die sicherste Form des Blutersatzes. Übertragung von Krankheiten oder Unverträglichkeitsreaktionen sind nicht zu erwarten.

Die *Transfusion von Fremdblut* wird manchmal notwendig, ist u.U. lebensrettend, aber mit Risiken verbunden. Zwar wird nur Blut der gleichen Blutgruppe nach Verträglichkeitstest verwendet, das auf übertragbare Krankheiten untersucht wurde. Trotzdem kann es in seltenen Fällen zu Unverträglichkeitsreaktionen oder zur Keimübertragung kommen. Diese Untersuchungen bieten keine absolute Sicherheit, da in der Zeit der Ansteckung des Spenders bis zum Nachweis der Krankheit (Latenzzeit) der Keimnachweis nicht gelingt. Die gefürchtete Ansteckung mit der Immunschwäche HIV ist selten und führt nur in 1 Fall von einer Million übertragener Konserven zur Erkrankung. Häufiger kommt es zur Ansteckung mit einer Leberentzündung (Hepatitis). Deshalb sollte Blut nur im akuten Fall bei entsprechender Gefährdung gegeben werden. Ist die Situation nicht unmittelbar bedrohlich, so kann die Blutneubildung des Körpers durch Gabe von blutbildenden Hormon (Erythropoetin) beschleunigt werden.

Trotz Blutstillung kann es nach Verschluß der Wunde durch Lösen des Blutpfropfes, Blutgerinnungsstörung oder Abrutschen eines Abbindefadens zu einer erneuten Blutung kommen. Dann bildet sich ein *Bluterguß* (Hämatom). Bei fortbestehender Blutung muß die erneute Blutstillung manchmal durch eine weitere Operation erfolgen. Außerdem kann der Bluterguß durch Bakterien besiedelt werden und stellt so ein Risiko für eine Entzündung dar.

Entzündung

Jeder Schnitt durch die Haut ist eine mögliche Eintrittspforte für Krankheitserreger. Auch bei sorgfältigster Beachtung der Regeln kann sich eine Operationswunde entzünden. Bei gut durchbluteten Regionen, wie zum Beispiel Wunden im Gesichtsbereich ist eine Entzündung durch Keime (Bakterien) selten. Blut ist Träger der Körperabwehrstoffe, die gute Durchblutung Voraussetzung für eine gute Wundheilung. Bei weniger guter Durchblutung und/oder bei Operationen in Gebieten mit hoher Keimbesiedelung (z.B. Dickdarmeingriffe) muß häufiger mit einer Wundentzündung durch Bakterien (Infektion) gerechnet werden.

Schafft es die Körperabwehr nicht, die eingedrungenen Keime zu vernichten, so vermehren sie sich in der Wunde und führen zur *Eiterung*. Diese Infektion kann harmlos nur auf die Oberfläche beschränkt sein. Sie zeigt sich als Wundrötung oder als Pustelbildung im Bereich der Hautklammern oder -fäden. Nach Entfernung der Klammern oder Fäden klingt sie in der Regel folgenlos ab. Entwickelt sich der Infekt tiefer, aber bleibt auf das Unterhautfettgewebe beschränkt, entsteht eine Rötung, Schwellung und Überwärmung der Wunde mit Schmerzen. Selbst auf so einen oberflächlichen *Abszeß* kann der ganze Körper mit Fieber und Abgeschlagenheit reagieren. Dann muß die Wunde eröffnet werden, damit der Eiter abfließt und die Wunde von unten zuheilen kann. Abgeschlagenheit und Fieber verschwinden dann schnell.

Sehr selten durch Fadenbruch, etwas häufiger durch Entzündung, die die ganze Bauchdecke erfaßt, bricht die Wunde der Bauchdecke komplett auf, so daß Eingeweide aus dem Bauchraum hervorquellen können (Wundruptur). In den meisten Fällen kann ein sofortiger operativer Wiederverschluß erfolgen. Besteht zusätzlich eine Entzündung des Bauchfells, muß eventuell eine langwierige Wundbehandlung bei offenem Bauch durchgeführt werden. Nach Abklingen der Entzündung kann ein Bauchverschluß oft nur mittels plastischer Operationsverfahren (Verschiebe-Schwenklappen, Hauttransplantation) erfolgen.

Entsteht die Eiterung (Abszeß) in der Tiefe, z.B. im Bauchraum, so können die Zeichen der oberflächlichen Entzündung fehlen. So ist es oft schwer, eine solche Entzündung früh zu erkennen. Allgemeine Krankheitszeichen wie Fieber, Schüttelfrost, Abgeschlagenheit und Entzündungszeichen im Blut treten auf, könnten aber auch durch eine Lungen- oder Blasenentzündung verursacht sein. Die Unterscheidung ist nicht immer leicht. Körperliche Untersuchung, Ultraschall oder Röntgen führen zum Nachweis. Bei günstiger Lokalisation kann Punktion (Absaugen mit der Nadel) oder die Eiterableitung (Drainage) über einen Kunststoffschlauch erfolgen. Gelingt dies nicht, muß erneut operiert werden, um den Eiter zu entfernen.

Antibiotika, chemische Stoffe, die Bakterien töten oder deren Wachstum hemmen, können die Behandlung einer eitrigen Entzündung ergänzen. Aber trotz ihres Einsatzes muß die Entfernung des Eiters (Operation oder Drainage) Vorrang haben.

Kommt es zur Streuung der Eitererreger ins Blut, tritt eine *Blutvergiftung* (Sepsis) auf. Dieses bedrohliche Krankheitsbild zeigt sich in Fieber, Schüttelfrost, Kreislaufschwäche. Dies sind Zeichen der heftigen Körperabwehr. Wird die Entzündung nicht überwunden, kommt es zum körperlichen Verfall. Die Bakterien und ihre Gifte können das Immunsystem erschöpfen, wichtige Körperfunktionen, wie von Herz, Lunge, Niere, Leber, Darm können lebensbedrohlich gestört werden.

Unabhängig von Entzündungen im Operationsgebiet kommt es vermehrt während des Krankenhausaufenthalts zu Entzündungen. Die Körperabwehr des Patienten ist durch seine Grunderkrankung geschwächt und er befindet sich in einer Umgebung, in der er durch den Kontakt mit anderen Patienten vermehrt Keimen ausgesetzt ist. Außerdem führt der häufigere Antibiotikaeinsatz an Krankenhäusern dazu, daß nur bestimmte Bakterien überleben, die widerstandsfähiger gegen diese Medikamente sind (Resistenz). Deshalb kommt es während des stationären Aufenthalts häufiger v.a. zu Lungen-, Blasen- und Nierenentzündungen als außerhalb der Klinik. Diese sog. *noskomialen Infektionen* sind in der Regel gut durch Antibiotika zu behandeln. Bei schwerkranken Patienten stellen sie eine zusätzliche Gefährdung dar.

Nicht nur eine Erkrankung (z.B. Diabetes, Alkoholismus, Eiweißmangel, Krebsleiden), sondern auch *Medikamente* können das Immunsystem schwächen. Langdauernde Kortisoneinnahme, Chemotherapie, aber auch Strahlenbehandlung u.a. unterdrücken die Körperabwehr. Bei Patienten mit Organtransplantation muß sogar die Körperabwehr bewußt und gezielt unterdrückt werden, um eine Abstoßungsreaktion zu verhindern. Bei geschwächter oder unterdrückter Körperabwehr sind alle genannten Entzündungsformen häufiger.

Thrombose

Eine Thrombose ist eine Blutgerinnselbildung in einem Blutgefäß. Der dabei entstehende Blutpfropf heißt Thrombus. Löst sich ein solcher Thrombus und wird vom Blutstrom fortgespült, nennt man ihn Embolus. Er wird so weit fortgespült, bis er an einer Engstelle ein Gefäß verschließt. Dies nennt man Embolie.

Dies führt in einer Schlagader zur Unterbrechung der Blutversorgung des von ihr versorgten Stromgebiets. Die arterielle Embolie ist in der Regel keine Operationsfolge.

Hat sich ein Blutgerinnsel in der Vene gebildet, wird diese zum Teil oder ganz verschlossen. Der Blutrückfluß ist behindert, es kommt zur Stauung und schmerzhafter Schwellung. Selbst wenn es zur Auflösung des Blutpfropfs kommt (spontan oder medikamentös), kann ein bleibender Schaden an der Venenwand eintreten. Dann kann auf Dauer der Blutrückstrom behindert bleiben mit Schwellneigung, Schweregefühl, Schmerzen und der Gefahr von Hautgeschwüren und wiederkehrenden Thrombosen.

Wird ein Blutpfropf in der Vene verschleppt, so erreicht er das Herz und wird von dort in die Lunge gepumpt. Hier verlegt er den Blutstrom im betroffenen Lungenanteil. Kleine *Lungenembolien* werden manchmal nicht bemerkt. Ab einer gewissen Größe des Blutpfropfs ist die Lungenembolie eine schwere, akute Erkrankung. Sie zeigt sich in plötzlicher Atemnot, Herzrasen und Schock. Innerhalb von Sekunden kann der Tod eintreten. Es gibt 3 Ursachen, die eine Venenthrombose begünstigen:
▶ Verlangsamter Blutfluß,
▶ Veränderung der Venenwand und
▶ Gerinnungsstörung.

Ein verlangsamter Blutfluß tritt auf bei Liegen und mangelnder Bewegung. Insbesondere die Beinmuskulatur (über 90% der Venenthrombosen treten in den Beinen oder im Beckenbereich auf) pumpt bei Anspannung das Blut durch die Vene in Richtung Herz. Die Venenklappen wirken wie Rückschlagventile und verhindern das Zurücksacken des Blutes. Sind die Venenklappen defekt, kommt es zum Rückstau. Auch andere Veränderungen an der Venenwand, z.B. Schäden nach abgelaufener Venenentzündung und Krampfadern, können die Bildung eines Blutpfropfes an dieser Stelle verursachen. Die gesteigerte Gerinnbarkeit des Blutes mit ebenfalls erhöhter Gefahr der Blutpfropfbildung kann vererbt sein oder durch Medikamente („Pille") hervorgerufen werden. Während und nach einer Operation können alle 3 o.g. Ursachen auftreten. Narkose oder der Wundschmerz führt zu einer verminderten Bewegung. Oft bleibt der Patient tagelang im Bett. Durch den Eingriff wird die Blutgerinnung angeregt und vor allem beim älteren Menschen (Krampfadern) bestehen Vorschäden an den Gefäßwänden.

Deshalb ist das Aufstehen nach der Operation so früh wie möglich anzustreben. Hochlagern der Beine, Muskelanspannungen (Bettfahrrad) und das Wickeln der Beine führen zum verbesserten Blutfluß in den Venen. Vor allem bei vorbestehenden Krampfadern sollten angepaßte Gummistrümpfe (Kompressionsstrümpfe) getragen werden.

Mittel zur Blutverdünnung (Heparin) werden schon vor der Operation und während des Zeitraums der verminderten Beweglichkeit gespritzt.

Verletzungskrankheit

Eine größere Operation belastet durch Blutverlust, großer Wundfläche, Abbau von geschädigtem Gewebe und anschließender Reparatur in der Heilungsphase den gesamten Organismus. Deshalb ist der Patient – abgesehen von der Nachwirkung der Narkose – nach der Operation müde und schwach. In dieser Phase ist auch der *Wundschmerz* am ausgeprägtesten. Deshalb muß eine wirkungsvolle *Schmerzbehandlung* (siehe Kapitel 1.5 „Schmerz") durchgeführt werden. Nur so ist die frühe Mobilisation zu erreichen und auch das tiefe Durchatmen, das zur Vermeidung einer Lungenentzündung wichtig ist. Schmerzreduktion vermindert den Streß, normalisiert den Blutdruck und die Herzfrequenz, mindert die Angst.

Der Flüssigkeitsmangel durch Operation und Blutverlust muß ausgeglichen werden. Es müssen Körpersalze und Nährstoffe zugeführt werden, um Kreislauf und Nieren nicht zusätzlich zu belasten.

Durch die endoskopischeOperationsmethode (Spiegelung) wird der große Leibschnitt vermieden und damit die Verletzungskrankheit deutlich geringer gehalten. Deshalb ist meist die Erholungszeit und der Krankenhausaufenthalt deutlich kürzer als bei der offenen Operationsmethode. Trotzdem darf das Fehlen des großen Hautschnitts nicht darüber hinwegtäuschen, daß die Operation im Bauchraum die gleiche ist, wie beim offenen Vorgehen.

Störungen nach Operation und Narkose

Atmung

Während der Narkose kommt es zur Ausschaltung des Atemzentrums im Gehirn durch die Narkosemittel. Die Wirkung dieser Medikamente klingt nur langsam ab. So kann auch beim schon wieder bewußten Patienten der Atemantrieb noch vermindert sein. Wundschmerz im Bereich der Brust- oder Bauchwand behindern ebenfalls die Atmung. Deshalb kann die Anreicherung der Atemluft über eine Nasensonde mit Sauerstoff und eine Überwachung der Atemtätigkeit notwendig werden.

Verwirrtheit

Die Nachwirkung der Narkosemittel auf das Bewußtsein ist besonders bei älteren Patienten ausgeprägter. Sie können zu länger anhaltender Verwirrtheit führen. Aber auch die Belastung des Körpers durch Wasser- und Salzverluste, Sauerstoffmangel und bei Kreislaufstörungen beeinträchtigen das Bewußtsein.

Vorsicht ist auch bei Suchtkranken geboten. Bei fehlender Zufuhr des Rauschmittels können schlimme Entzugserscheinungen bis zum Entzugsdelir auftreten.

Magen, Darm

Auch auf die Magen-Darm-Tätigkeit haben die Narkosemittel eine lähmende Wirkung. Diese Wirkung wird bei Eingriffen am Magen-Darm-Trakt durch die Verletzung verstärkt. Wenn die Transportleistung fehlt, kommt es zur Stauung von Magensaft bis zum Erbrechen. In solchen Fällen muß über eine Magensonde der Magensaft abgeleitet werden. Die Darmträgheit nach Operation kann zu schwerer Verstopfung führen, deshalb muß durch Abführmittel der Stuhlgang angeregt werden. Während dieser Zeit kann der Patient keine Flüssigkeit und Nahrung auf normalem Weg zu sich nehmen und muß daher künstlich ernährt werden.

Unmittelbar nach der Narkose kommt es infolge der Narkosemittel manchmal zu Brechreiz und Würgen. Dies kann mit Medikamenten gut unterdrückt werden

Blase

Wie bei Magen und Darm wird auch die Blasenfunktion durch die Narkose und den Eingriff gestört. Vor allem Operationen in der Nähe der Blase, wie z.B. Eingriffe am End- und Mastdarm oder Leistenbrüche begünstigen dies. Beim älteren Mann ist das Risiko zusätzlich durch die Vergrößerung der Vorsteherdrüse (Prostataleiden) erhöht. Die Blasenfunktionsstörung mit Harnstau führt zur prallgefüllten Blase und imponiert bedrohlich durch Schmerz, aufgetriebenen Unterleib, Blutdrucksteigerung und Herzrasen. Die Ableitung durch einen Blasenkatheter bringt sofortige Erleichterung und Normalisierung.

Spätfolgen

Nach Eingriffen im Bauchraum kommt es auch im Bauchraum zur Narbenbildung. Hierbei können die einzelnen Organe an ihren Oberflächen untereinander und mit der Bauchwand verwachsen. Durch diese Strang- und Narbenbildungen ist das Gleiten der Organe gegeneinander behindert. Hiervon ist vor allem der Darm betroffen, der für die Verdauungsarbeit und den Nahrungstransport Beweglichkeit braucht. Kommt es zum Behinderung der Darmpassage, leidet der Patient unter Verstopfungsneigung und Windverhalt. In unglücklichen Fällen entsteht ein kompletter Darmverschluß (vgl. Kapitel 9, Bauchfellentzündung), der einen lebensbedrohlichen Zustand darstellt. Es ist bekannt, daß bei ausgedehnteren Bauchoperationen und bei abgelaufenen Entzündungen häufiger Verwachsungen auftreten. Die eigentliche Ursache ist aber unbekannt. Es gibt Patienten die zu Verwachsungen neigen, bei einigen kommt es früh (innerhalb von Wochen) zu Krankheitszeichen, bei anderen tritt ein Darmverschluß erst nach Jahrzehnten auftreten.

Nach größeren Leibschnitten kann es auch nach normaler Wundheilung nach Monaten und Jahren zu einen sog. Narbenbruch kommen (vgl. Kap. Weichteilbrüche). Während dies die häufigste Komplikation von Operationsschnitten in der Mittellinie ist, werden bei Schnitten außerhalb der Mittellinie Nerven durchtrennt. Werden Nerven, die die Bauchwandmuskulatur kontrollieren durchtrennt, erschlafft die Bauchdecke wegen der Muskellähmung. Der Narbenbruch ist durch eine erneute Operation erfolgreich behandelbar, die verursachte Nervenlähmung der Bauchdecke ist nicht ursächlich zu behandeln.

KAPITEL 2

Weichteilbrüche (Hernien)

- Leistenbruch (Hernia inguinalis)
- Schenkelbruch (Hernia femoralis)
- Nabelbruch (Hernia umbilicalis)
- Narbenbruch (Hernia postoperativa)

Informationen für den Arzt

Operationsindikation

1994 wurden an deutschen Kliniken 206.000 Eingeweidebrüche operiert. Dies entspricht etwa 10–15% aller allgemeinchirurgischen Eingriffe. Hiervon waren 158.000 Leistenbrüche. Von den verbleibenden 48.000 Weichteilbrüchen waren 7.100 durch Inkarzeration und 2.460 durch Inkarzeration und Gangrän kompliziert. Zusätzlich wurden schon 1993 ca. 10.000 Leistenhernien ambulant operiert mit steigender Tendenz. Daneben werden noch 90.000 Bruchbänder verkauft.

Nach englischen Untersuchungen [2] treten Leistenhernien bei 16% der Männer auf. Das Geschlechterverhältnis Männer/Frauen beträgt 9:1 für den Leistenbruch, 6–8 zu 1 für alle Hernien.

Jedes Jahr werden in Deutschland etwa eine halbe Million Laparotomien durchgeführt, wovon etwa 10% [5] einen Narbenbruch entwickeln. 80% aller Narbenbrüche manifestieren sich innerhalb der ersten 3 Jahre.

Aus diesen Zahlen ergibt sich, daß die Indikation zur Operation einer Leistenhernie häufig gestellt wird und unproblematisch erscheint. So steht mit der Diagnose „Leistenbruch" im allgemeinen auch die Indikation zum elektiven chirurgischen Eingriff. Dies wird begründet mit der Gefahr der Inkarzeration und der dann hohen perioperativen Letalität von 5,7–7,5%

beim älteren Patienten (ab 60 Jahren). Als seltene Ausnahmen werden dauernd bettlägrige Patienten sowie das Terminalstadium eines Tumorleidens angeführt [7].

Daß dieses Paradigma eher nur in Chirurgenkreisen bestand, belegt die weiterhin hohe Zahl von Bruchbändern. Unmöglich können diese nur von Moribunden und Bettlägerigen erworben worden sein. Aber auch von Chirurgen wird das „Gesetz" Diagnose = Operation mittlerweile bezweifelt. Eine statistische Abschätzung [6] unter Berücksichtigung der Operationsletalität von 0,6–1,3% bei elektiven Operationen der Leistenhernie von über 65jährigen kommt zu dem Ergebnis, daß die flächendeckende prophylaktische Operation eher mehr Lebensjahre kosten könnte, als die Inkarzeration mit Notoperation.

Außerdem „schicken" die Ärzte ihre Patienten über 50% häufiger zur Bruchoperation, als sie sich dieser selbst unterziehen [3].

Zweifel sind angebracht, denn die Datenlage für beide Seiten ist keineswegs sicher. So ist z.B. die Inkarzerationsrate des Leistenbruchs für Deutschland nicht bekannt. Untersuchungen im Ausland geben eine Rate von 0,3–2,9% an. Dabei ist bekannt, daß das Inkarzerationsrisiko für die indirekte Leistenhernie deutlich höher ist, als für die direkte. Die Schenkelhernie soll ein Einklemmungsrisiko von 22–45% haben.

Hinzu kommt, die Leistenbruchchirurgie ist im Umbruch: Offene Operationsverfahren mit Einlage von Kunststoffnetzen sowie die endoskopischen Verfahren haben die anfängliche Erprobungsphase hinter sich gebracht und werden mittlerweile an einigen Krankenhäusern routinemäßig eingesetzt.

Vor diesem Hintergrund läßt sich zur Indikation feststellen:

Leistenhernien

Symptomatische Hernien (Schmerzen, Druckgefühl, Einschränkung/Behinderung bei Arbeit, Sport, Lebensführung) sollten beim jüngeren Patienten sowieso, aber auch beim älteren Patienten operativ versorgt werden. Untersuchungen belegen den Gewinn an Lebensqualität und postoperativer Zufriedenheit, auch beim Älteren.

Bei asymptomatischen oder oligosymptomatischen Hernien, manchmal sogar nur als Zufallsbefund entdeckt, sollte dem jungen Patienten zur Operation geraten werden. Denn er hat ein sehr geringes Operationsrisiko bei langer Lebenserwartung mit erhöhter Inkarzerationsgefahr, um so mehr als kleinere (eher asymptomatische) Hernien ein größeres Einklemmungsrisiko aufweisen. Auch die ersten 3 Monate nach Auftreten eines Bruches sollen mit einer erhöhten Einklemmungsgefahr behaftet sein.

Beim älteren Patienten kann man sicher das Zuwarten vertreten. Trotzdem sei darauf hingewiesen, daß die Einteilung in gefährlichere Brüche (indirekte Brüche, Schenkelhernie) präoperativ nicht immer gelingt. Auch kann durch altersadaptierte Verfahren (z.B. Lokalanästhesie) das operative Risiko klein gehalten werden. Dennoch ist das „Drängen" zur Operation mit Hinweis auf Inkarzeration, Gangrän und Letalität beim betagten Patienten kritisch zu sehen. Der erfahrene Hausarzt wird bei besserer Kenntnis der Lebensumstände seines Patienten eventuell zur Zurückhaltung raten.

Schenkelhernie

Bei einer Inkarzerationsrate von 22–45% und geringen Komplikationen bei elektivem Eingriff, sollte die Indikation zur Operation einer Schenkelhernie die Regel sein.

Nabelhernie

Das Risiko der elektiven Operation einer Nabelhernie ist gering. Die Inkarzerationsgefahr im Langzeitverlauf liegt bis zu 30% mit deutlichem Letalitätsrisiko. Damit besteht auch hier regelhaft die Indikation zur Operation [8].

Narbenhernie

Symptomatische Hernien sollten elektiv operiert werden, allerdings frühestens 3–6 Monate nach der Laparotomie, bis eine Konsolidierung der Wund- bzw. Faszienränder eingetreten ist. Auch hier führt die kleinere Bruchpforte eher zur Inkarzeration. Deshalb sollte man auch bei geringen Symptomen großzügig zur Operation raten. Asymptomatische Hernien stellen eine relative Operationsindikation dar. Vor allem bei Polymorbiden ist eine Operation eher nicht anzustreben, zumal die Symptome häufig nur milde, der postoperative Gewinn an Lebensqualität eher gering und die Lebenserwartung beschränkt ist [4]. Große Hernien haben ein hohes operatives Risiko, da der Bauchdeckenverschluß häufig durch einen hohen intraabdominellen Druck erkauft wird (intraabdominelles Kompartment, Atembeschwerden, s. u.). Die Operationsvorbereitung (Vordehnung der Bauchwand, Gewichtsreduktion, Atemtraining) kann langwierig und aufwendig sein und erfordert die aktive Mitarbeit des Patienten.

Inkarzeration

Gelingt die frühe, vollständige Reposition (Cave: Reposition en bloc und Littré-Hernie) der vorgefallenen Eingeweide nicht, muß notfallmäßig ohne Berücksichtigung der Nüchternzeit operiert werden. Bleiben Zweifel am Repositionsergebnis, dauerte die Inkarzeration Stunden vor erfolgreicher Reposition oder besteht nur der geringste Verdacht auf Läsion der Eingeweide, sollte zumindest umgehend stationär überwacht werden.

Therapie

Eine Spontanheilung der Hernie im Erwachsenenalter gibt es nicht. Die konservative Therapie erstreckt sich auf Palliation und besteht im wesentlichen aus dem Tragen von Bruchband (Leistenbruch) und Stützmieder bzw. Bauchbinde (Narbenbruch). Örtliche Sklerosierung und Bruchgymnastik soll es geben, der Wert ist mehr als fraglich.

Wo konservatives Vorgehen vertretbar ist, sollte der Patient aber wenigstens über Diagnose, Krankheitswert (Abwägen von Operationsrisiko und Inkarzerationsgefahr) aufgeklärt sein.

Bei den Bruchoperationen handelt es sich zunächst um extraperitoneale, d.h. Bauchdeckenoperationen. Ziel ist immer ein Verschluß der Bruchpforte, eine eventuelle Versorgung des Bruchinhalts oder die (Teil-) Resektion des Bruchsacks erfolgt, falls erforderlich.

Leistenhernie

Zwei grundsätzlich verschiedene Operationsverfahren stehen zur Auswahl: die endoskopischen und die offenen Operationen.

Bei den *offenen Verfahren* gibt es die klassischen Nahttechniken (Bassini, Shouldice u.a.) sowie die neuere Techniken der offenen Vorgehen mit Implantation von Kunststoffnetzen (Lichtenstein, Stoppa u.a.).

Die *endoskopischen Operationen* werden mit 3 verschiedenen Techniken durchgeführt:

- die intraperitoneale Netzeinlage (IPOM – „intraperitoneal onlay mesh"),
- die transabdominale, präperitoneale Netzplastik (TAPP – „transabdominal preperitoneal plasty") und
- die totale extraperitoneale Netzplastik (TEP – „total extraperitoneal plasty").

Die Leistenbruchoperation ist die häufigste allgemeinchirurgische Operation überhaupt. Die früher allein üblichen *offenen Nahtverfahren* zählen zu den Operationen mit der meisten Routine. Es handelt sich um weitgehend extraperitoneale Eingriffe. Sie sind daher in Lokalanästhesie durchführbar. Dies ist beim Risikopatienten (Alter, Polymorbidität) ein gewichtiger Vorteil [2,7], zumal keine höhere Rate an Wundkomplikationen zu erwarten ist. Die Zeit im Operationssaal ist kürzer und die Auswirkungen auf die Respiration geringer als bei Allgemeinnarkose. Auch die offenen Netzplastiken können meist in örtlicher Betäubung durchgeführt werden, bei großen Netzen aber ist auch eine hohe Rückenmarks- oder Allgemeinanästhesie erforderlich.

Anders ist die Situation bei den *endoskopischen Operationen*. Hierzu bedarf es praktisch immer der Allgemeinnarkose mit ihren, wenn auch geringgradig höheren Risiken. Auch handelt es sich bei den intra- und transperitonealen Verfahren (IPOM, TAPP) nicht mehr um einen Bauchwandeingriff. Damit ist die Gefahr der typischen Komplikationen bei offener Bauchhöhle (Eingeweideläsion, postoperative Adhäsionen, Ileus) gegeben.

Die Leistenhernienchirurgie ist im Umbruch. Waren die Fragen der besten Operationstechnik selbst bei den herkömmlichen, offenen Nahtverfahren bisher noch nicht eindeutig geklärt, so ist die Situation durch die neuen Techniken der offenen Netzplastik und der endoskopischen Netzeinlage noch unübersichtlicher geworden. Unabhängig von der reinen Operationstechnik (endoskopisch vs. offen, extra- vs. transperitoneal) existiert ein Wettbewerb um die besten Netzmaterialen, -größen und -formen.

Hinzu kommen prinzipielle Probleme bei der Beurteilung der Operationsqualität. Die Definition der Schweregrade der Leistenbrüche ist schwierig, eine allgemein anerkannte Einteilung (am geläufigsten noch die nach Nyhus) existiert nicht. Die wissenschaftlichen Untersuchungen betreffen meist ein selektioniertes Krankengut (z.B. Ausschluß von Skrotalhernien) und werden von Spezialisten durchgeführt. Viele Variationen bestehender Operationsverfahren erschweren zusätzlich den Vergleich. Die Nachuntersuchungszeit muß sich über mehrere Jahre erstrecken, da nur die Hälfte der Rezidive in den ersten 5 Jahren auftreten. Bei so langen Zeitläufen ist eine Untersuchung und Überwachung der kompletten Patientenzahl kaum erreichbar. Dennoch wäre sie erforderlich, da z.B. nur die körperliche Untersuchung den sicheren Nachweis/Ausschluß eines Rezidivs gewährleistet (ca. 50% der Rezidive werden vom Patienten nicht bemerkt). Deshalb sind die folgenden Aussagen, obwohl vorsichtig nach heutigem Kenntnisstand formuliert, mit einer gewissen Unsicherheit behaftet.

Die *elektive Leistenbruchoperation* ist eine risikoarme Operation bei der die Sterblichkeit weit unter 0,1% für das Gesamtkollektiv liegt. Sie erhöht sich beim alten Menschen (>65 Jahre) auf 0,6–1,3%. Bei Notfalloperationen (Inkarzerationen) steigt sie bis auf 5% (ab 60. Lebensjahr auf 5,7–7,5%) an. Die Infektionsrate liegt bei 0,5% und kann sich bei Rezidiveingriffen verdreifachen. Die häufigste lokale Komplikation ist das Hämatom. Es klingt meist ohne Therapie folgenlos ab. Thromboembolische Komplikationen werden bei 0,1–0,4% [7] angegeben.

Spezielle Operationsrisiken beim offenen Verfahren betreffen Nerven, Gefäße und Samenstrang. Vor allem bei Rezidiveingriffen (narbig veränderte Anatomie) kann es zur Durchtrennung des Samenstranges kommen. Dies besonders, wenn der Samenstrang bei der Voroperation subcutan vorverlagert wurde. Eine direkte Naht sollte unbedingt beim jungen Mann erfolgen. Die Prognose ist besonders bei mikrochirurgischer Versorgung gut. Häufiger kommt es zur Schädigung der Hodengefäße. Entweder entsteht eine Einengung der A. spermatica, meistens jedoch eine venöse Abflußstauung (ischämische Orchitis). Das Risiko der Hodenatrophie liegt beim Primäreingriff bei 0,5%, beim Rezidiv bei 1–5%.

Die für eine Verletzung in Frage kommenden Nerven sind der N. genitofemoralis (Ramus genitalis) und der N. ilioinguinalis. Ersterer versorgt sensibel die Skrotalhaut, letzterer die Hautregion im äußeren Hüftbereich. Zwar wird die Schonung der Nerven angestrebt, im Zweifel aber sollte die Resektion der Nerven erfolgen, da ein Taubheitsgefühl nur gering störend wirkt. Ein chronisch nervales Schmerzsyndrom (Narbe, Naht, Neurom) ist für den Patienten in jedem Fall intolerabel, die Nachoperation dann der einzige Ausweg.

Bei allen Operationen mit Netzeinlage besteht die erhöhte Gefahr des Infekts und der Serombildung (4,5%).

Die speziellen Risiken der endoskopischen Methoden sind die Blutung (0,4%), Läsionen der Blase (0,09%), des Darms (0,03%) und anderer Eingeweide. Selten ist auch der postoperative Ileus. Die Nervenläsion (0,3%) und Hodenschwellung (0,1%) wurden auch beobachtet, allerdings in deutlich geringerer Frequenz als bei den offenen Verfahren [1].

Netzschrumpfung mit chronischen Schmerzen sind als Einzelfälle beschrieben.

Bei direkten Vergleich der einzelnen Operationsverfahren (randomisierte Studien) ergibt sich folgendes Bild [2]:

▶ Die Shouldice-Operation hat von allen offenen Nahtverfahren die geringste Rezidivrate (z.B. 3,7% vs. 5% nach 2 Jahren). Die übrigen Komplikationsraten sind etwa vergleichbar, ebenso die Operationszeiten, der postoperative Schmerz und die Rekonvaleszenz.

▶ Beim wissenschaftlichen Vergleich der Shouldice-Technik mit den offenen Netztechniken zeigt sich ein etwas geringerer postoperativer Schmerz und eine kürzere Rekonvaleszenz für die Netzimplantationen. Ansonsten (Rezidiv, Frühkomplikationen) waren beide Verfahren gleichwertig.

▶ Die endoskopischen Verfahren haben gegenüber der Shouldice-Operation, den anderen offenen Nahtverfahren und der offenen Netzeinlage den Vorteil des geringeren postoperativen Schmerzes und der geringeren postoperativen Rekonvaleszenz. Kein Unterschied besteht hinsichtlich der Rezidive und der Wundheilung. Ihr wesentlicher Nachteil ist die längere Operationszeit und die höheren Kosten. Diese höheren Operationskosten werden eventuell durch die frühere Arbeitsaufnahme neutralisiert.

▶ Von den 3 endoskopischen Verfahren scheint die total extraperitoneale Netzplastik (TEP) bezüglich Schmerz und Rezidiv die beste Variante zu sein. Die einzige Studie über ihre Kosten weist sie als teurer aus.

▶ Beim Vergleich der Narkoseverfahren führt die Lokalanästhesie zu verkürzten Zeiten im Operationssaal, geringeren postoperativen Schmerzen und weniger häufig zu respiratorischer Depression. Die Lokalanästhesie hat keinen Einfluß auf die lokale Infektionsrate oder den Beginn der Arbeitsaufnahme.

▶ Ein Unterschied im Ergebnis von stationärer und ambulanter Behandlung konnte nicht nachgewiesen werden.

▶ Bei simultaner Versorgung beidseitiger Leistenbrüche gibt es mit Ausnahme der kürzeren Operationszeit keine Unterschiede zum zweizeitigen Vorgehen.

Einen Überblick über die Vor- und Nachteile der verschiedenen Operationsverfahren gibt Tabelle 2.1.

Schenkelhernie

Die überwiegend bei Frauen auftretende Schenkelhernie (3:1) führt häufig zu Einklemmungen des Dünndarms mit Ileussymptomatik. Durch die Lokalisation in der Lacuna vasorum kann es unter der Operation zu Verletzungen der Femoralgefäße und postoperativ durch eine Einengung der V. femoralis zum Beinödem kommen. Die Rezidivrate wird mit 2–10% angegeben.

Nabelhernie

Das Risiko der Inkarzeration wird mit bis zu 30% [8] angegeben mit einer dann bestehenden Letalität von 10–18%. Das Operationsverfahren nach Spitzi (querer Verschluß) zeigt beim elektiven Eingriff kaum Komplikationen bei einer Rezidivrate von 3%.

Narbenhernie

Die klassische Operation der Narbenhernie ist die Fasziendopplung nach Mayo. Ihre Ergebnisse mit bis zu 53% Rezidiven [5] sind unbefriedigend. Auch die übrigen einfachen Nahttechniken haben ähnlich enttäuschende Resultate gezeitigt. Die Operation sollte frühestens drei, besser 6 Monate nach dem letzten Eingriff erfolgen (stabile Faszien- oder Wundränder).

Deutlich bessere Verläufe werden berichtet, wenn ein spannungsfreier Verschluß unter Einlage von Kunststoffnetzen durchgeführt wird. Die Rezidivrate wird dann mit ca. 10% angegeben. Erstaunlicherweise soll die Infektionsrate bei Netzimplantation (2–4%) nicht höher als bei einfachem

Tabelle 2.1. Übersicht über die Vor- und Nachteile der verschiedenen Operationsverfahren zur Versorgung eines Leistenbruchs [nach 2]

| | **Offene Verfahren** | | **Endoskopische Verfahren** | | |
	Nahtverfahren	Netzplastik	Intraperitoneal (IPOM)	Transabdominal (TAPP)	Total extraperitoneal (TEP)
Rezidivrate	etwa gleich	etwa gleich	etwa gleich	etwa gleich	etwa gleich
Postoperativer Schmerz	–	etwas geringer	geringer	geringer	am geringsten
Rekonvaleszenz	–	etwas kürzer	kürzer	kürzer	am kürzesten
Wundheilung	gleich	gleich	gleich	gleich	gleich
Bemerkung	Lokalanästhesie möglich, dann kürzere Op-Zeit, vermindertes Narkoserisiko	meist in Lokalanästhesie möglich, dann kürzere Op-Zeit, vermindertes Narkoserisiko	längere Op-Zeiten, höhere Kosten, keine Lokalanästhesie	längere Op-Zeiten, höhere Kosten, keine Lokalanästhesie	längere Op-Zeiten, am teuersten, keine Lokalanästhesie

Nahtverschluß sein [8]. Andere Autoren berichten von Wundheilungsstörungen bis 26%. Jedoch treten erheblich öfter Hämatome auf und regelmäßig finden sich im Ultraschall nachweisbare Serome. Diese können abpunktiert werden, resorbieren sich aber auch innerhalb von 2–6 Wochen. Als Spätkomplikationen sind Netzwanderungen beschrieben. Häufig klagen Patienten über Parästhesien, intraabdominelle Schmerzen und Bewegungseinschränkungen der Bauchdecken, bedingt durch das Fremdmaterial. An der Verbesserung der Implantate wird gearbeitet.

Wegen der geschilderten Probleme sind die autodermalen Hernioplastiken wieder entdeckt worden. Sowohl Faszien- als auch Kutisplastiken sind nun erneut in der klinischen Erprobung. Selten angewandte Verfahren sind auch die verschiedenen Formen von Schwenklappen.

Bei allen großen Bauchwandbrüchen kann die Reposition mit Bauchdeckenverschluß den intraabdominellen Druck erheblich erhöhen (intraabdominelles Kompartment) und so zur Mangeldurchblutung der Eingeweide führen. Im ungünstigsten Fall führt dies zur Stase in der V. cava inferior mit Thrombose und konsekutiver Lungenembolie.

Die Erfahrung mit Netzeinlagen umfaßt etwa 10 Jahre Nachbeobachtung. Die Langzeitwirkung der Netze ist noch nicht sicher abschätzbar (z.B. theoretisch sogar Fremdkörpersarkom denkbar).

Nachsorge

Leistenhernie

Treten keine Komplikationen auf, so ist der postoperative Verlauf durch die Wundheilung bestimmt. Wenn auch die endgültige Wundkonsolidierung bis zu einem halben Jahr dauert, so ist eine Schonung für so lange Zeit nicht nötig. Die mechanische Festigkeit der Faszienreparatur wird primär von den (meist) nicht resorbierbaren Fäden bzw. eingelegten Netzen gewährleistet. Der limitierende Faktor ist zunächst meist die Hautwunde.

Unter Schmerzmedikation sollte der Patient – auch zur Thromboseprophylaxe – am Operationstag mobilisiert werden. Eine Gefahr für die operierten Bruchpforten ist dies nicht. Hautfäden oder -klammern sollten am 8.–12. postoperativen Tag entfernt werden. Bei reizloser Wunde ist ab dem 5. Tag das Duschen erlaubt. Es soll sogar Duschen ab dem ersten postoperativen Tag keine Probleme bringen.

Länger als 2 Wochen sollte die Arbeitsunfähigkeit nur in Ausnahmefällen (Schwerstarbeit, Wundkomplikationen) bestehen. Bei Schmerzfreiheit und geringerer mechanischer Belastung ist auch ein früherer Arbeitsbeginn möglich. Die weiteren körperlichen Aktivitäten bestimmt der Patient (Schmerzen, Wille) und der Lokalbefund. Bei glattem Verlauf ist Wandern nach einer Woche nicht außergewöhnlich, Sport ab der 2.–3. Woche möglich. Dann ist in der Regel auch wieder schwereres Heben erlaubt. Autofahren sollte man erst, wenn die Reaktion des Beines auf der betroffenen Seite nicht mehr schmerzbedingt verlangsamt ist (ca. ab 1 Woche).

Wichtig ist die regelmäßige Wundkontrolle und der Schmerzverlauf. In der Regel sollte eine Wunde innerhalb von 10 Tagen reizlos abgeheilt, die Schmerzen deutlich abgeklungen sein. Nach 3 Wochen sollten außer einem gelegentlichem Ziehen bei Belastung keine Schmerzen mehr bestehen. Bei Hodenschwellungen, größeren Hämatomen, Wundheilungsstörungen, starken, zu lang anhaltenden Schmerzen und verzögerter Arbeitsfähigkeit, empfiehlt sich eine Kontrolle durch den Operateur, bei Verdacht auf eine Infektion sofort. Vor allem bei den neuen Netzeinlagetechniken ist an ein Hämatom/Serom oder an einen Implantatinfekt zu denken (Sonographie). Hier kann die Punktion Entlastung bringen oder die Diagnose sichern. Die Infektion – vor allem nach Netzimplantation – kann zur operativen Revision zwingen. Im ungünstigsten Fall muß das Netz entfernt werden. Bei intra-/transperitonealen Operationen muß, wenn auch sehr selten, eine abdominelle Komplikation (Eingeweideverletzung, Verwachsung, Ileus) in Erwägung gezogen werden.

Anhaltende, brennende Schmerzen, ausstrahlend in die typischen Hautareale legen eine Affektion (Verletzung, Strangulation durch Naht, später durch Narbe) der Nerven nahe. Hier hilft nur die Revision. Kommt es in den entsprechenden Arealen zum Taubheitsgefühl, so ist der entsprechende Nerv durchtrennt. Hier kann man den Patienten nur darüber informieren, daß die Nerven der benachbarten Areale bis zu 3 Monaten postoperativ meist einwachsen und die verlorenen Funktion ersetzen.

Die Hodenschwellung, besonders sekundär auftretend, ist nicht kausal therapierbar. Hochlagerung und enge Slips sollen vorbeugend wirken. Eine aufgetretene ischämische Schädigung kann zur Hodenatrophie führen. Entzündet sich der atrophische Hoden, muß er eventuell entfernt werden.

Bei dem Verdacht auf ein Rezidiv muß die Indikation und die Art der Operation (Netzeinlage) erneut bedacht werden.

Narbenhernie

Zwar senken die geänderten Operationstechniken (Netzeinlage, Hautplastiken, Verschiebe-/Schwenkverfahren) die Rezidivraten der Narbenhernien deutlich (von 30–50% auf ca. 10%), aber es wird über eine hohe Rate an Wundheilungsstörungen (bis zu 26%) berichtet. Die Nachbehandlung erfordert dann, bei möglicherweise großen, sekundär heilenden Wundflächen viel Zeit und einen hohen verbandstechnischen Aufwand. Meist kann man dabei das implantierte Netz belassen. Nur 3% der implantierten Netze werden wegen eines Infektes entfernt.

Die Arbeitsunfähigkeit ist im Durchschnitt mit 6 Wochen zu veranschlagen, bei schweren Wundheilungsstörungen entsprechend länger. Von sich aus meiden die Patienten auch meist für diesen Zeitraum schwerere körperliche Belastungen.

Eine klinische, eventuell auch sonographische Überwachung bis zu 6 Wochen bei Hämatom oder Serombildung ist erforderlich, ggf. auch die entlastende Punktion.

Aber auch bei reizlosen Wundverhältnissen und auch fehlenden Hinweisen auf eine Netzdislokation werden dennoch häufig unspezifische Beschwerden aufgrund des Fremdkörpers geklagt: Parästhesien, ziehender Schmerz, vor allem bei Bewegung, Bewegungseinschränkungen.

Literatur

1. Bittner R, Kraft K, Schmedt CG, Schwarz J, Leibl B (1998) Risiko und Nutzen der laparoskopischen Hernioplastik (TAPP): 5 Jahre Erfahrungen bei 3400 Hernienreparationen. Chirurg 69:854–858
2. Cheek CM, Black NA, Devlin HB, Kingsnorth AN, Taylor RS, Watkin DFL (1997) Groin hernia surgery: a systematic review. Annals R Coll Surg Engl 80, Suppl.
3. Domenighetti G, Casabianca A, Gutzwiller F, Martinoli S (1993) Revisiting the most informed consumer of surgical services. Int J Technol Assessment Health Care 9:505–513
4. Paul A, Lefering R, Köhler L, Eypasch E (1997) Gegenwärtige Praxis der Narbenhernienrekonstruktion in der Bundesrepublik Deutschland. Zentralbl Chir 122:859–861
5. Paul A, Korenkov M, Peters S, Fischer S, Holthausen et al. (1997) Die Mayo-Dopplung zur Behandlung des Narbenbruchs der Bauchdecken nach konventioneller Laparotomie: Ergebnisse einer retrospektiven Analyse und Literaturvergleich. Zentralbl Chir 122:862–870

6. Post S (1997) Wider die prinzipielle Operationsindikation bei der Leistenhernie. Chirurg 68:1251–1257
7. Schumpelick V, Arlt G, Klinge U (1997) Leistenhernien bei Erwachsenen und Kindern. Dt Ärztebl 94:A3268–3276
8. Schumpelick V, Arlt G, Klinge U (1997) Versorgung von Nabelhernie und Narbenhernie. Dt Ärztebl 94:A3471–3476

Informationen für den Patienten

Normalzustand

Üblicherweise liegen alle Eingeweide in der Bauchhöhle und sind dort durch mehrere umgebende Schichten gut geschützt. Von außen nach innen besteht die Bauchwand aus Haut, Unterhautfettgewebe, Muskeln mit bindegewebiger Muskelhaut (Faszie) und dem Bauchfell (Peritoneum).

Die Bauchwand hat einige vorgegebene Schwachstellen. Sie liegen in der Regel dort, wo natürliche Ein- und Austrittspforten bestehen (z.B. am Nabel und Leistenkanal) oder an Stellen, wo mehrere der umhüllenden Schichten aneinander grenzen (Grenze der geraden Bauchmuskeln in der Mittellinie). Erworbene Schwachstellen sind die Orte früherer Wunden, die Narben.

Entstehung der Erkrankung/Bruchentstehung

Besteht an diesen Schwachstellen eine Lücke, so kann es zur Ausstülpung von Bauchfell mit oder ohne Eingeweide kommen, was durch erhöhtem Druck im Bauchraum (Husten, schweres Heben, Pressen bei Verstopfung oder Prostataschwellungen) begünstigt wird. Auch Bindegewebsschwäche, Fettleibigkeit oder Bauchwasserbildung (Lebererkrankung, Herzschwäche) führen vermehrt zu Brüchen. So entsteht eine über eine Bauchwandlücke (Bruchpforte) häufig mit Eingeweiden (Bruchinhalt) gefüllte Bauchfellvorwölbung (Bruchsack) (Abb. 2.1).

Die Brüche (Hernien) können sich nach innen richten (innere Hernie, z.B. über das Zwerchfell in den Brustraum) oder nach außen (äußere Hernie, z.B. über den Nabel) unter die Haut. Die inneren Brüche machen sich nur über ihre Krankheitszeichen (Symptome) bemerkbar (z.B. der Zwerchfellbruch, siehe Kap. Magen). Häufig erfordert ihre Abklärung weitergehende, teils aufwendige apparative Untersuchungen oder gar eine Opera-

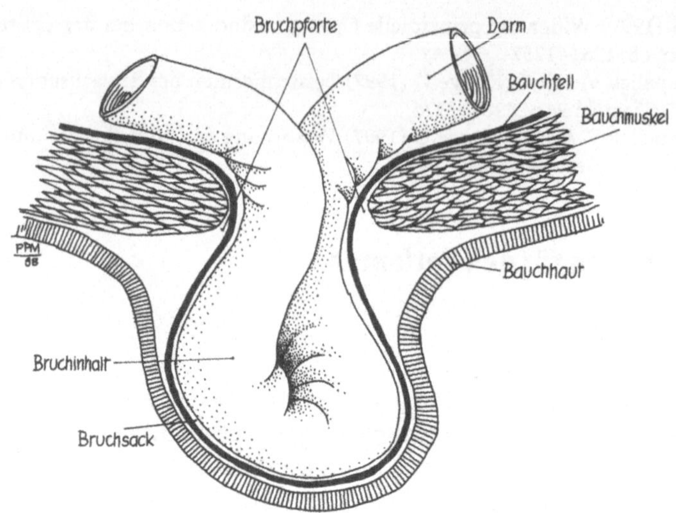

Abb. 2.1. Typische Bestandteile eines Weichteilbruchs

tion. Manche sind selten, andere haben eher selten einen Krankheitswert.

Die weitaus meisten Brüche sind äußere Hernien und führen durch die muskuläre Bauchdecke nach außen unter die Haut. In der Regel sind sie durch ihre Vorwölbung sicht- und tastbar und damit gut zu erkennen. Nicht immer muß durch eine Bruchpforte der Bruchsack nach außen verlagert sein, er kann auch zurückgleiten und wieder seine normale Lage im Bauchraum einnehmen. Da die Bruchpforte bleibt, wird sich der Bruchsack bei erhöhtem Bauchinnendruck (Pressen) wieder nach außen verlagern. Meist kann der Bruchsack durch vorsichtigen Druck von außen zurück in den Bauchraum geschoben werden. Bei großen Bruchpforten ist dies leicht möglich, man nennt dieses Manöver „Reposition".

Die häufigsten äußeren Brüche sind:

▶ Der *Leistenbruch*, der beim Mann 9mal häufiger vorkommt, als bei der Frau. Dies liegt daran, daß durch den offen bleibenden Leistenkanal der Samenstrang und die Blutgefäße des Hodens ziehen. Erweitert sich dieser vorgebahnte Weg, kann sich darüber ein Bruch nach außen stülpen (indirekter Leistenbruch). Der indirekte Leistenbruch ist der häufigste Weichteilbruch und tritt vorwiegend beim jüngeren Mann auf. Große Brüche können sich dabei entlang des Samenstrangs bis in den Hoden-

sack ausdehnen (Hodensackbrüche). Der seltenere direkte Leistenbruch tritt bevorzugt bei älteren Männern auf. Er wölbt sich in der Leiste durch eine Muskellücke direkt durch die Bauchwand nahe der Mittellinie (vgl. Abb. 2.2). Der Leistenkanal bei Frauen ist verschlossen und
enthält nur einen Faserstrang, das Mutterband.

▶ Der *Schenkelbruch* wölbt sich unterhalb der Leistenfurche in der
Durchtrittsstelle der großen Beingefäße vor (vgl. Abb. 2.3). Er tritt 3mal
häufiger bei Frauen, meist nach dem 50. Lebensjahr auf.

▶ Der *Narbenbruch* tritt bei etwa 10% aller Operationsnarben am Bauch
auf. Jede Narbe ist eine Schwachstelle, an der die Bauchwand auseinan-
derweichen kann und einem Bruch Raum gibt. Dies geschieht in der
Hälfte der Fälle schon im ersten Jahr nach der Bauchoperation, 80%
entstehen innerhalb der ersten 3 Jahre.

▶ Der *Nabelbruch* findet seinen Weg über die ehemalige Eintrittspforte
der Nabelschnur. Vor allem mechanische Belastungen der Bauchwand,
wie Schwangerschaft, Fettleibigkeit und Bauchwassersucht begünstigen seine Entstehung. Er tritt vorwiegend bei älteren Frauen auf.

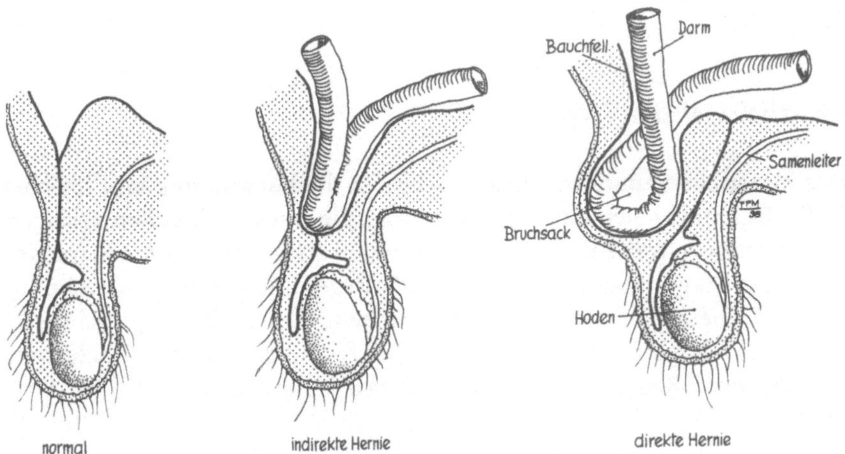

Abb. 2.2. Schematisierte seitliche Darstellung der Leiste: Normalzustand, indirekter
und direkter Leistenbruch

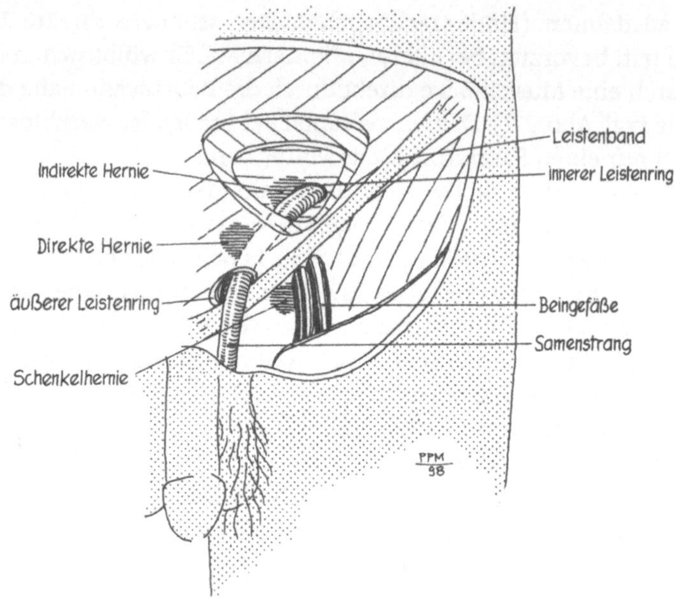

Abb. 2.3. Darstellung der Leistenregion: Schraffiert sind die Austrittspforten aus dem Bauchraum

Krankheitszeichen (Symptome)

Das klassische Symptom eines Bruches ist die Vorwölbung an typischer Stelle. Es handelt sich dann um den unter die Haut nach außen verlagerten Bruchsack mit Inhalt, meist Dünndarm. Ist der Bruchsack in den Bauch zurückgesunken, kann man in der Regel eine Lücke, die Bruchpforte tasten. Diese Pforte kann schmerzhaft sein, aber auch völlige Schmerzfreiheit ist möglich. Treten Schmerzen auf, sind sie meist bei Belastung (angespannte Bauchdecke) verstärkt. Dies kann die körperlichen Aktivitäten einschränken. Meist handelt es sich aber mehr um eine Belästigung, Behinderung bei körperlicher Betätigung. Kleine Brüche mit engen Bruchpforten können allerdings zur Reizung des Bauchfells mit unangenehmen, ziehenden Schmerzen führen.

Das schwerste Krankheitsbild zeigt die Einklemmung. Die engste Stelle, die Bruchpforte drückt auf den Bruchinhalt, es kommt zur Stauung und Schwellung im Bruchsack, wodurch sich Druck, Stauung und Schwellung (Teufelskreis) verstärken. Dies ist mit starken Schmerzen verbunden.

Führt die Einklemmung zu einer Schädigung der betroffenen Eingeweide (meist Darm), kann es zum Übertritt von Darmkeimen mit einer Bauchfellentzündung kommen. Fieber, Darmlähmung, Darmverschluß, Schock und schneller körperlicher Verfall sind die Zeichen dieses lebensbedrohlichen Zustandes.

Manchmal kann ein Bruch bei der Entstehung starke Schmerzen verursachen, ohne daß die anderen Zeichen, wie tastbare Bruchpforte, Bruchsack mit Inhalt feststellbar sind. Die Abgrenzung zu anderen Schmerzursachen ist dann recht schwierig.

Verschlimmerung (Komplikationen)

▶ Ein Bruch kann sich vergrößern und allein durch die Größenzunahme des Bruchsackes stärker behindern.
▶ Ein Bruch kann die Stuhlpassage des Darmes behindern und damit zur Verstopfung bis hin zum kompletten Darmverschluß führen.
▶ Kommt es zum Vorfall eines Teils der Harnblase in den Bruchsack, kann das Wasserlassen behindert sein.
▶ Der Bruchinhalt kann sich entzünden. Rötung, Überwärmung der Haut, Schwellung und Schmerzen geben den Hinweis.
▶ Die schwerwiegendste Komplikation ist die Einklemmung.

Verschiedene Mechanismen können dazu führen, daß der Bruchinhalt in der engen Pforte eingeklemmt wird: Druckerhöhung im Bauch (Pressen, Husten) erweitert die Bruchpforte und führt zum Austritt von Eingeweiden. Mit dem Nachlassen des Druckes verengt sich die Bruchpforte wieder und stranguliert die vorgefallenen Eingeweide. Kotmassen stauen sich im vorgefallenem Darmstück und drücken zusätzlich auf den Darm.
▶ Eine fortbestehende Einklemmung schädigt die betroffenen Eingeweide und kann bis zum Absterben des Darms und zum Bakterienübertritt mit einer Bauchfellentzündung führen. Dieser Zustand führt unbehandelt immer zum Tod. Selbst die Notoperation kann nicht immer retten.

Abklärung (Diagnostik)

Befragung (Anamnese)

Art, Dauer, Heftigkeit der Beschwerden (unangenehme Schwellung, leichtes Ziehen bis starke Schmerzen), Stuhlunregelmäßigkeiten, eventuell mit Blutabgang, Krankheitsverlauf, Begleiterkrankungen und Risikofaktoren werden erfragt.

Körperliche Untersuchung

Dies ist die wichtigste diagnostische Maßnahme bei äußeren Brüchen. Durch vorsichtiges Abtasten des Leibes werden Bruchsack nach Größe und Inhalt, Bruchpforten nach Lage und Ausdehnung untersucht. Wichtig ist festzustellen, ob der Bruch zurückverlagert werden kann(Reposition). Husten, Pressen und Untersuchung im Stehen lassen einen Bruch eventuell deutlicher hervortreten.

Ultraschalluntersuchung (Sonographie)

Hierdurch gelingt unter Umständen der Nachweis von Bruchpforten (Muskellücken) und von Bruchinhalt (z.B. gestaute Darmschlingen).

Röntgen

Eine Übersichtsaufnahme des Bauches kann den Nachweis eines Darmverschlusses erbringen. Ist ein Bruch nicht sicher tastbar, kann im Zweifel ein in die Bauchhöhle gegebenes Kontrastmittel den Nachweis eines Bruches erbringen.

Laboruntersuchungen

Die Blutuntersuchung ist nur beim Verdacht auf Komplikationen (Darmverschluß, Entzündung) hilfreich. Vermehrte weiße Blutzellen geben einen Hinweis auf eine Entzündung, erhöhte Werte eines Stoffwechselproduktes (Laktat) auf eine Darmschädigung.

Abgrenzung des Krankheitsbildes (Differentialdiagnose)

Besonders bei dicken Menschen ist die Abgrenzung zwischen einem Leistenbruch und einem Schenkelbruch manchmal schwierig. Auch Fettgeschwülste in der Leiste, Lymphknotenschwellungen, Wasserbrüche und Venenbrüche des Hodens können ein ähnliches Bild hervorrufen. Vor allem beim jungen Mann kann eine Leistenzerrung (Sport) ähnliche Schmerzen verursachen.

Entzündungen des Nabels, Nabelsteine oder Fettgeschwülste können einen Nabelbruch imitieren.

Wurden bei früheren Operationen über große Bauchschnitte Bauchmuskelnerven durchtrennt, verlieren diese Muskeln ihre Funktion. Die Bauchdecke erschlafft und kann sich unter dem Druck der Eingeweide wie ein Bruch vorwölben. Es besteht aber keine Gefahr der Einklemmung oder des Darmverschlusses. Die Behandlung erschöpft sich in Stützmieder oder Leibbinden. Eine Straffung durch Operation führt meist nur zu kurzfristigem Erfolg.

Behandlung (Therapie)

Heilung eines Bruches ohne Operation gibt es beim Erwachsenen nicht. Allenfalls kann durch Bruchbänder beim Leistenbruch oder durch Stützmieder und Bauchbinden bei Nabel- oder Narbenbruch eine Linderung erreicht werden.

Bei der Operation erfolgt stets ein Verschluß der Bruchpforte nach Zurückverlagerung des Bruchsacks.

Leistenbruch

Die klassische, frühere Operation beim Leistenbruch führt über einen Schnitt in der Leiste zum Freilegen des Bruchsackes mit Rückverlagern und dem Verschluß der Bruchpforte durch Naht. Dabei wird die Rückwand des Leistenkanals durch verschiedene Operationstechniken verstärkt.

Beim Mann muß besonders darauf geachtet werden, daß nicht der Samenstrang und die Blutgefäße des Hodens verletzt oder zu sehr eingeengt werden. Diese Gefahren bestehen bei der Frau nicht. Aber bei beiden Geschlechtern können die in der Leiste verlaufenden Nerven verletzt werden. Werden sie durchtrennt, kommt es zu einem Gefühlsausfall entweder im äußeren Hüftbereich oder im Genitalbereich der operierten Seite. Diese Taubheit kann sich innerhalb eines Vierteljahres zurückbilden, wenn Nachbarnerven einwachsen. Bildet es sich nicht zurück, so gewöhnt sich der Patient meist daran, ohne daß es ihn behindert. Wird unter der Operation aber einer dieser Nerven durch eine Naht oder Narbe eingeschnürt, so kann es zu einem brennenden bis stechenden Schmerz kommen, dem nur durch eine erneute Operation begegnet werden kann.

Ebenfalls in offener Operationsweise kann zur Verstärkung der Bauchwand ein Kunststoffnetz in der Leiste eingebracht werden. Diese neueren Operationstechniken sollen zu weniger Schmerzen und zur schnelleren Arbeitsfähigkeit führen.

Alle offenen Operationsverfahren (Naht- und Netztechnik) können auch gut in örtlicher Betäubung durchgeführt werden. Dadurch sinkt das Narkoserisiko, vor allem bei Patienten mit Herz- und Lungenerkrankungen.

Mittlerweile werden aber auch die modernen, endoskopischen Operationstechniken bei der Leistenbruchbehandlung eingesetzt. Entweder wird über eine Bauchspiegelung die Bruchpforte von innen durch ein Kunststoffnetz verschlossen oder das Netz wird in der Leiste unter endoskopischer Kontrolle ohne Eröffnung des Bauchraums eingesetzt. Dabei gilt als Vorteil der geringere Schmerz und die schnellere Erholung mit früherer körperlicher Aktivität. Alle endoskopischen Verfahren erfordern jedoch eine Allgemeinnarkose, die Operation dauert länger und kostet mehr.

Schenkelbruch

Die Operation erfolgt ähnlich wie beim Leistenbruch, entweder offen über einen größeren Hautschnitt oder in der endoskopischen Technik. Hier kann, wie beim direkten Leistenbruch, die Bruchpforte auch beim Mann weitgehend verschlossen werden. Hier treten nicht Samenstrang und Hodengefäße, sondern die großen Blutgefäße des Beines hindurch. Sie dürfen durch den Verschluß der Bruchpforte nicht eingeengt werden. Der Verschluß in der offenen Operationstechnik erfolgt mittels direkter Naht oder durch das Einlegen von Netzen. Auch bei der endoskopischen Operation wird ein Netz eingelegt und so die Bruchpforte verschlossen.

Nabelbruch

Über einen halbrunden Schnitt um den Nabel wird der Bruch freigelegt und muß dabei vom Hautnabel abgetrennt werden. Danach erfolgt die Rückverlagerung des Bruchinhaltes in den Bauchraum und der Verschluß über direkte Naht. Nur selten, bei sehr großen Brüchen, ist eine Verstärkung durch ein Netz nötig. Dann muß auch eventuell der Bauchnabel bei der Operation entfernt werden. Dann kann ein neuer Hautnabel aus kosmetischen Gründen gebildet werden.

Narbenbruch

Beim Narbenbruch wurden bislang überwiegend nur direkte Nahtverfahren bei der Operation angewandt. Entweder wurde die Bauchdecke doppelt übereinander genäht (sog. Mayo-Doppelung) oder es wurde die Bauchwand Stoß-auf-Stoß aneinander gefügt.

Leider hat diese Operationsweise sehr oft (in bis zur Hälfte aller Fälle) zum erneuten Auftreten eines Narbenbruches geführt. Deshalb wird heute zunehmend ein Kunststoffnetz zur Verstärkung der Bauchwand eingebracht. Leider kann es hierdurch zu einem Fremdkörpergefühl kommen.

Auch andere Verfahren, wie das Einbringen von körpereigenen Bindegewebe oder Körperhaut in die Bauchdecke kommen zur Anwendung. Seltener, besonders bei ausgedehnten Brüchen kommen auch Muskelschwenklappentechniken in Frage.

Spezifische Risiken

Die Operation von Weichteilbrüchen wird sehr häufig durchgeführt und ist sicher. Bei der geplanten Operation des Leistenbruch ist einschließlich aller schwerstkranken Operierten z.B. nur mit einem Todesfall in 0,1% der Fälle zu rechnen. Sprunghaft steigt jedoch das Risiko an, wenn es zur Einklemmung oder sogar zum brandigen Darm mit Bauchfellentzündung kommt. Dennoch hat die geplante Operation ihre Risiken. Neben den allgemeinen Operationsrisiken wie Narkose, Blutung, Entzündung, Wundheilungsstörungen, Thrombose und Embolie hat jeder Eingriff noch spezielle Risiken, die durch die Operationstechnik und den jeweiligen Ort der Operation bestimmt sind.

Die immer häufigere Nutzung von Kunststoffnetzen hat in der bisherigen Nachbeobachtung keine unvertretbaren Risiken erkennen lassen. Zu bedenken ist, daß diese Fremdkörper, beim jungen Menschen eingebracht, Jahrzehnte im Körper verbleiben. Die Langzeitfolgen sind letztlich unbekannt.

Leistenbruch

Der *Bluterguß* (Hämatom) ist die häufigste Komplikation. Dabei kommt es nach der Operation trotz der Blutstillung zu einer Nachblutung. Meist wird dieser Bluterguß vom Körper abgebaut. Nur selten muß durch eine Punktion über eine Nadel das Blut abgesaugt werden. Noch seltener muß die Wunde eröffnet werden, um den Erguß zu entfernen und ggf. eine Blutstillung erneut durchzuführen. Danach wird die Wunde wieder verschlossen.

Die *Entzündung* ist selten. Dann muß in der Regel die Wunde eröffnet werden, damit die Entzündung ausheilen kann. Die Wunde bleibt offen und die Wundheilung ist langwierig und hinterläßt deutlichere Narben. Wurden bei der Operation Kunststoffnetze eingelegt, so müssen diese eventuell entfernt werden.

Eine *Ansammlung* von Körperwasser (Serom) tritt vor allem dann auf, wenn bei der Operation Netze eingelegt wurden. Dieses muß manchmal abpunktiert werden, eventuell sogar mehrfach. Meist aber wird es vom umgebenden Gewebe wieder aufgenommen und die Schwellung bildet sich von selbst zurück.

Der *Samenstrang* wird nur in sehr seltenen Fällen bei der Operation verletzt. Dann kann er durch eine Naht wieder zusammengefügt werden. In den meisten Fällen wird er wieder durchgängig für die Samenzellen (Spermien). Aber selbst wenn er so vernarbt, daß eine Funktion nicht mehr erreicht wird, bleibt durch die Gegenseite die Zeugungsfähigkeit erhalten.

Eine direkte Verletzung der *Hodengefäße* ist sehr selten. Weitaus häufiger kommt es durch den Verschluß der Bruchpforte zu einer Einengung. Dabei wird der Blutabfluß in der Vene gestaut und es tritt eine manchmal schmerzhafte Hodenschwellung auf. Diese kann folgenlos abheilen, aber es ist auch möglich, daß der Hoden schrumpft oder ganz abstirbt. Eventuell muß der Hoden auch ganz entfernt werden.

Verletzungen von *Darm und Blase* können nur auftreten, wenn sie Inhalt des Bruchsackes waren. Wenn die Verletzung sofort bemerkt wird, muß sie schnellstmöglich genäht werden. Schlimmer ist es, wenn sie übersehen wurde, und es in der Folge zur Entzündung kommt. Dann ist eine erneute Operation erforderlich.

Bei der endoskopischen Operationsmethode müssen über Stichkanäle die Operationsinstrumente in den Bauch eingebracht werden. Auch dabei können Eingeweide und Blutgefäße verletzt werden. Ist der Bauchraum vernarbt durch frühere Operationen oder Entzündungen, ist die Gefahr solcher Verletzungen erhöht. Dann muß man gelegentlich auf das offene Vorgehen wechseln.

Trotz der Operation kann es zu einem *Rückfall* (Rezidiv) d.h. einem erneuten Auftreten des Bruches an derselben Stelle kommen. Dies ist bei der offenen Nahttechnik etwa in 5–10% der Fälle so. Beim offenen Einlegen von Netzen, aber auch bei den endoskopischen Netzverfahren sind die Rückfälle angeblich seltener. Eine endgültige Beurteilung ist erst nach längerer Beobachtungszeit möglich.

Auch eine erneute Operation gibt keine Sicherheit vor einem erneuten Rückfall. Beim zweiten Mal ist die Operation aber wegen der Vernarbung schwieriger und mit höherem Verletzungsrisiko von Samenstrang und Blutgefäßen verbunden.

Schenkelbruch

Da die Operation des Schenkelbruches sowohl offen, als auch endoskopisch dem Eingriff beim Leistenbruch sehr ähnlich ist, sind auch die Operationsrisiken vergleichbar. Zwar sind Samenstrang und Hodengefäße nicht gefährdet, sie liegen nicht im unmittelbaren Operationsgebiet. Aber dafür müssen die großen Blutgefäße des Beines besonders beachtet werden, da sie durch die Bruchpforte ziehen und so verletzt oder eingeengt werden können.

Nabelbruch

Das spezielle Operationsrisiko ist hierbei gering. Außer der direkten Verletzungsgefahr für die im Bruchsack liegenden Eingeweide besteht nur ein sehr geringes Rückfallrisiko.

Bei sehr großen Nabelbrüchen muß eventuell eine Verstärkung mit einem Kunststoffnetz erfolgen. Außer dem Fremdkörpergefühl kann es in sehr seltenen Fällen zum Verrutschen des Netzes kommen.

Narbenbruch

Auch hier besteht die Verletzungsgefahr des Bruchinhaltes, die bei starker Narbenbildung erhöht ist. Da die direkte Naht des Narbenbruches mit einer Rückfallrate von 30–50% belastet ist, verwendet man bei der Operation zunehmend ein Netz. Hierdurch steigt die Entzündungsgefahr. Bei großen Weichteilbrüchen, besonders bei den großen Narbenbrüchen, führt die Rückverlagerung des Bruchinhaltes in den Bauchraum mit Bauchdeckenverschluß zu einem deutlichen Anstieg des Druckes im Bauch. Dadurch kann die Atmung und die Darmtätigkeit behindert werden. Der Blutrückfluß zum Herzen in der unteren Hohlvene wird erschwert. Der dadurch verlangsamte Blutfluß kann zu einer Thrombose führen.

Verlauf

Unmittelbar nach Abklingen der Narkose sollte der Patient nach der Operation eines Leisten- oder Schenkelbruches aufstehen, um das Thromboserisiko möglichst gering zu halten. Die Schmerzen können durch Medikamente gut gedämpft werden, die mechanische Festigkeit der operierten Bruchpforte ist nicht gefährdet. Hochlagern der Hoden und Tragen von enger Unterwäsche sollen der Hodenschwellung vorbeugen.

Eingelegte Drainageschläuche werden innerhalb von 2 Tagen entfernt. Hautfäden oder Hautklammern zieht man bei normaler Wundheilung am 8.–12. Tag. Bei reizloser Wunde ist das Duschen schon nach wenigen Tagen erlaubt. Mit dem Autofahren sollte man mindestens eine Woche abwarten, da vorher das Bein der operierten Seite schmerzbedingt verzögert reagiert. Die Arbeitsunfähigkeit beträgt in der Regel nicht länger als 2 Wochen. Bei sitzender Tätigkeit oder geringer körperlicher Beanspruchung kann die Arbeit auch früher aufgenommen werden. Nach 3 Wochen ist Sport erlaubt. Der Krankenhausaufenthalt nach Leistenbruchoperation beträgt nur wenige Tage, auch der ambulante Eingriff ist bedenkenlos möglich.

Wichtig ist die regelmäßige Wundkontrolle und der Schmerzverlauf. In der Regel sollte eine Wunde innerhalb von 10 Tagen reizlos abgeheilt und der Schmerz deutlich abgeklungen sein. Nach 3 Wochen sollte außer einem gelegentlichem Ziehen bei Belastung keine Schmerzen mehr auftreten. Bei anhaltenden Schmerzen ist eine ärztliche Kontrolle notwendig, bei Entzündungszeichen (Schwellung, Rötung, Fieber) sollte umgehend ein Arzt aufgesucht werden.

Nach einer Operation eines Narben- oder Nabelbruches ist ebenfalls das frühe Aufstehen günstig. Trotz Medikamente kann die Spannung der Bauchdecke dabei sehr schmerzen. Hier wirkt eine Bauchbinde oft lindernd. Wichtig ist intensives Atemtraining wegen des erhöhten Druckes im Bauchraum und damit auf das Zwerchfell. Auch die Darmtätigkeit wird behindert. Da auch das Pressen beim Stuhlgang schmerzhaft ist, sollten ggf. Abführmittel den Stuhlgang erleichtern.

Vor allem bei größeren Narbenbrüchen ist mit längerem stationären Aufenthalt zu rechnen, die Erholungszeit dauert länger als z.B. beim Leistenbruch. Der Beginn der Arbeitsaufnahme erfolgt nach etwa 6 Wochen.

Kapitel 3

Entzündung des Wurmfortsatzes – „Blinddarmentzündung" (Appendizitis)

Informationen für den Arzt

Operationsindikation

Die Appendektomie ist eine häufige Operation, sie steht an 2. Stelle aller allgemeinchirurgischen Operationen in den Krankenhäusern (nach den Hernien) und wurde 1994 in Deutschland ca. 140.000mal durchgeführt.

Dennoch hat die Operationsfrequenz in den letzten Jahrzehnten deutlich abgenommen. Wurden im Stadtgebiet von Hannover 1966 noch 3362 Appendektomien vorgenommen, so waren es 1986 nur noch 1582 [4]. Dieser Trend setzt sich weiter fort und nähert sich den internationalen Werten der Industrienationen von 140–170/100.000 an. Die in Deutschland immer noch höhere Operationsfrequenz ist wohl darauf zurückzuführen, daß eine unterlassene Therapiemaßnahme juristisch immer noch eher sanktioniert wird, als eine erbrachte, wenn auch sinnlose Maßnahme. Immerhin beziehen sich 10% der Verfahren vor der Schlichtungsstelle der Norddeutschen Ärztekammer auf die Therapie der Appendizitis [4].

Die Indikation zur Operation besteht nur bei der akuten Appendizitis. Nur in wirklichen Ausnahmefällen sollte die sogen. „chronisch-rezidivierende Appendizitis" operiert werden. Die frühere Forderung zur großzügigen Indikation der Appendektomie schien mit dem geringen Operationsrisiko gegenüber den teils schwerwiegenden Verläufen bei Perforationen begründbar.

Mittlerweile denkt man anders. Wegen der selbst bei kleinen Eingriffen auftretenden Adhäsionen mit der Gefahr der späteren Ileuserkrankung (3–4%) wird die Indikation strenger gestellt. Über 90% der Operationen wegen Adhäsionen mit Obstruktion des Darmes sind aufgrund von Voroperationen indiziert, davon am häufigsten aufgrund Appendektomien [8].

Die Appendizitis ist im chirurgischen Krankengut die häufigste Diagnose bei Patienten mit Bauchschmerzen. Nur jeder dritte unter dieser Verdachtsdiagnose behandelte Patient wird operiert. Der Anteil der dabei folgenlos abgelaufenen Entzündungen (natürlicher Verlauf) ist mangels beweisender Diagnostik nicht bekannt, wie auch die wahre Inzidenz der Appendizitis im Dunkeln liegt [2,4].

Daß auch konservative Maßnahmen zur Abheilung der akuten Appendizitis führen können, weiß man auch aus Entwicklungsländern und aufgrund von Notfällen, bei denen ein operativer Eingriff mangels medizinischer Versorgung unterblieb. Die chinesische Medizin behandelt die akute Appendizitis angeblich in der Regel konservativ, ohne daß das chinesische Volk vom Aussterben bedroht ist [11]. In einer Studie wurde gezeigt, daß auch außerhalb von Notfallsituationen die konservative Therapie der operativen Behandlung in der Akutsituation ebenbürtig ist [1]. Allerdings ist diese Form der Behandlung mit einer hohen Rate an Rezidiven belastet (35%), aber auch Berichte aus China schildern bei 20% ein Versagen der konservativen Therapie.

Die zweite große Schwierigkeit der Indikationsstellung ist die Diagnose. Bis heute gibt es außer der Operation – konventionell oder laparoskopisch – keine beweisende Diagnostik. Und selbst intraoperativ bleibt eine Restunsicherheit. Der makroskopische Aspekt ist weder im positiven noch im negativen immer richtig. In einer prospektiven Beobachtungsstudie [6] wurden bei 8% histopathologisch ein Normalbefund beschrieben, trotz makroskopischer Diagnose „akute Appendizitis". Im umgekehrten Fall war die Diskrepanz noch größer, nämlich 19%. Bei insgesamt 27% Abweichung von intraoperativ-makroskopischem zu histopathologischem Befund kann man nicht von Sicherheit sprechen.

Alle anamnestischen, klinischen, laborchemischen und medizinischtechnischen Befunde ändern nichts an der Tatsache, daß auch heute noch in 10–20% der Fälle eine innozente Appendix entfernt wird, obwohl man – nicht mehr wie früher – bereit ist, dies als teils berechtigte Prophylaxemaßnahme gelassen hinzunehmen. Andererseits liegt die Zahl der Perforationen nach Literatur weiterhin bei 10%.

Trotz der Vielzahl der Unsicherheiten bleibt:
▷ Die Appendicitis acuta bleibt eine bedrohliche Erkrankung mit der Gefahr der Perforation und Peritonitis.
▷ Die beste und sicherste Therapie ist noch immer die rechtzeitig Operation.

▶ Trotz allem diagnostischem Aufwand bleibt eine hohe Unsicherheit in der Diagnose.

Daher ist die einmal diagnostizierte akute Appendizitis eine Operationsindikation. Auch der begründete Verdacht der Appendizitis rechtfertigt die stationäre Überwachung in Operationsbereitschaft.

Diagnostik

Anamnese

Anamnestisch typisch für die Appendizitis ist ein meist akuter, heftiger Bauchschmerz, oft vom Epigastrium auch periumbilikal in den rechten Unterbauch wandernd. Es kommt zur Appetitlosigkeit, Übelkeit und Erbrechen. Der Altersgipfel liegt bei den Adoleszenten und im frühen Senium. Die große Gefahr der Mimikry der Appendizitis mit der riesigen Zahl an Differentialdiagnosen (vgl. Tabelle 3.1) erfordert stets eine komplette Anamnese über die typischen Symptome hinaus. Es müssen unbedingt alle symptomverschleiernden Faktoren erfaßt werden:

Tabelle 3.1. Die wichtigsten Differentialdiagnosen der Appendizitis

I. Infektionskrankheiten Lymphadenitis mesenterica Yersinia pseudotuberculosis Gastroenteritis Pneumonie, nur bei Kindern Parasiten intestinale Tuberkulose	**III.** Urologische Erkrankungen Steinleiden Harnwegsinfekt Nephritiden
II. Darmerkrankungen Gastritis, Ulkusleiden Meckel-Divertikel Divertikulitis M. Crohn Colitis ulcerosa peritoneale Affektion bei Stoffwechsel- erkrankungen (Diabetes u.a.) intestinale Ischämie Ileus	**IV.** Gynäkologische Erkrankungen Adnexitis Ovarialzyste Torsionsovar Extrauteringravidität Menstruationsbeschwerden **V.** Orthopädische Leiden Spondylodiszitis Psoasabszeß

▸ das Alter; beim Kleinkind und beim alten Menschen (Altersappendizitis) sind die Symptome häufig weniger deutlich ausgeprägt; daraus resultiert eine höhere Diagnoseunsicherheit bei erhöhter Perforationsrate,
▸ Gravidität (Verlagerung der Appendix),
▸ eine Antibiotikatherapie verschleiert die Entzündungsreaktion,
▸ Immunsuppression (Kortison-, Antiphlogistika-, Zytostatikatherapie) supprimiert die Entzündungsreaktion,
▸ Begleiterkrankungen, wie z.B. vermindertes Schmerzempfinden bei neurologischen Erkrankungen, auch bei Diabetes- und Dialysepatienten,
▸ psychische Überlagerungen (vor allem bei jüngeren Frauen).

Klinische Untersuchung

Die klinische Untersuchung erfaßt:
▸ Beurteilung der Bauchdecke auf Abwehrspannung und Druckschmerz,
▸ typischer Druckschmerz klassisch an McBurney- oder Lanz-Punkt,
▸ Loslaßschmerz über der Appendix oder sog. Blumenberg-Zeichen (Schmerzen im rechten Unterbauch durch linksseitiges Loslassen provoziert),
▸ Rovsing-Zeichen (Schmerzprovokation durch retrogrades Ausstreichen des Kolonrahmens),
▸ Psoasschmerz (Anspannung oder Dehnung des M. psoas ist schmerzhaft),
▸ Klopfschmerz rechter Unterbauch,
▸ Schmerzen im rechten Unterbauch bei Gehen, Treppensteigen oder Hüpfen,
▸ digital-rektale Untersuchung (Druckschmerzen im Douglas-Raum evtl. rechts lokalisiert),
▸ Körpertemperatur (meist zwischen 38° und 39°C, rektal-axilläre Temperaturdifferenz von >1°C),
▸ körperlicher Verfall als Hinweis auf Perforation und Peritonitis.

Labor

Leukozytose/Linksverschiebung, CRP (C-reaktives Protein), BSG, Harnsediment (Differentialdiagnose), ggf. Schwangerschaftstest (Differentialdiagnose).

Sonographie

Die Ultraschalluntersuchung wird heute als wichtiges Hilfsmittel bei der Diagnostik der Appendizitis genannt. Etliche Studien beschreiben dabei eine Spezifität und Sensitivität von 90% und mehr. Diese Vorzeigewerte werden bisher aber nur unter Studienbedingungen von erfahrenen und spezialisierten Untersuchern an präselektionierten Patientkollektiven erreicht, teils unter Mitwertung anderer Befunde, wie Anamnese und Klinik. Solche Optimalbedingungen sind in der täglichen Routine nicht gegeben, entsprechende Abstriche sind bei der Wertigkeit des Ultraschallbefundes zu machen. Dennoch ist die Sonographie sinnvoll, selbst wenn der positive Nachweis der Appendizitis nicht gelingt, weil sie andere Differentialdiagnosen des unklaren Abdomens ausschließen kann (z.B. Harnstauung, Ovarialzyste). Eventuell ist auch die Darstellung eines perityphlitischen Abszesses oder einer Perforation möglich.

Konsiliaruntersuchung

Im Zweifel kann eine Konsiliaruntersuchung durch einen Urologen bei Steinleiden oder Harnwegsinfekt sinnvoll sein. Vor allem bei jungen Frauen ist wegen der Vielzahl der gynäkologischen Differentialdiagnosen häufig eine Untersuchung durch einen Frauenarzt erforderlich.

Weitere diagnostische Verfahren

Die Fachliteratur berichtet über eine Reihe weiterer, in der Erprobung befindlichen Verfahren, wie CT, NMR, Tc-markierte Leukozytenszintigraphie, Bestimmung einzelner Mediatoren (Serotonin, Interleukine u.a.). Diese Verfahren werden in der Literatur teils mit euphorischen Tenor beschrieben. Ihre wissenschaftliche Prüfung, sowie die Bewertung ihrer Durchführbarkeit und ihres diagnostischen Wertes in der täglichen Routine stehen noch aus.

Scores

Mehr und mehr wird versucht, dem diagnostischen Dilemma bei der akuten Appendizitis mit Scores und computergestützten Expertensystemen beizukommen. Für die Scores spricht, daß sie weder invasiv noch teuer sind. Sie erfordern meist keine zusätzlichen Untersuchungen, sondern werten die ohnehin notwendigerweise erhobenen Befunde. Etliche Scores wurden bisher entwickelt, weitere sind in der Evaluierung. Dies ist ein Hinweis, daß bislang keiner überzeugt. Zwar berichtet die Literatur zum Teil ausgezeichnete Ergebnisse, welche aber bislang in der Routine nicht reproduzierbar waren. Der Standard, wie z.B. im Qualitätssicherungsprogramm Baden-Württembergs angeführt, wurden von keinem dieser Scores erreicht. Gleiches gilt für die computergestützten Diagnosesysteme, ihre hervorragenden Ergebnisse in England haben der Überquerung des Kanals nicht standgehalten und waren weder in Deutschland noch in Frankreich zu bestätigen. Auch die standardisierte Anamnese- und Befunderhebung, erfolgreich unter gewissen Studienbedingungen, brachte keine Verbesserung [11].

Die mathematische Gewichtung einzelner Symptome und/oder ihrer Kombination konnte bislang gegenüber der ärztlichen Kunst und Intuition des Erfahrenen nicht überzeugen. Die Diagnose der akuten Appendizitis erfordert eine synoptische Wertung einzelner Symptome und Befunde in ihrem zeitlichen Ablauf. Die Vielzahl der Variablen waren bislang nicht auf wenige, kennzeichnende Parameter reduzierbar. So stellt letztlich die Diagnose – wie bisher – der Arzt aufgrund von Können und Intuition.

Therapie

Nach wie vor ist die Operation Therapie der Wahl. Sie ist risikoarm mit einer Letalität von deutlich <1% und einer Relaparotomierate von ca. 1%. Die Spätileusrate liegt etwa bei 3–4% [8]. Die zunehmende Lebenserwartung mag diesen Werte ansteigen lassen. Bei Perforation mit Peritonitis steigt die Letalität auf 6–10% an. Die Wundinfektionsrate wird mit bis zu 16% angegeben, sicherlich entscheidend beeinflußt durch das Entzündungsstadium. Die Wundinfektion begünstigt trotz der kleinen Operationswunden die Bildung von Bauchwandbrüchen.

Der Eingriff besteht in der kompletten Entfernung des Wurmfortsatzes, sicherer Ligatur der Arterie (A. appendicularis) und Verschluß des Appendixstumpfes, der in Deutschland zusätzlich durch einstülpende Tabaksbeutelnaht versenkt wird. Bei perityphlitischem Abszeß erfolgt die zusätzliche Drainage und Antibiose. Erscheint der Stumpfverschluß bei Abtragung gefährdet, kann nach der Drainage die Appendektomie nach Abklingen der Entzündung in einer 2. Sitzung durchgeführt werden [3].

Laparoskopische Technik

Der Eingriff kann auch laparoskopisch durchgeführt werden. In Deutschland werden z.Z. ca. 10% der Fälle so operiert. Der endoskopische Eingriff ist prinzipiell gleich, auf das Versenken des Stumpfes wird aber verzichtet. Als *Vorteil* dieser Methode gelten:
- verkürzte Erholungszeiten,
- geringere Wundinfektionsraten,
- Möglichkeit der diagnostischen Abklärung in zweifelhaften Fällen,
- kleine Operationswunden, auch bei sehr adipösen Patienten,
- evtl. bessere Kosmetik.

Als *Nachteile* werden angeführt:
- längere Operationszeiten,
- technischer Aufwand/höhere Kosten,
- tendenziell (nicht statistisch signifikant) erhöhte intraabdominelle Abszeßrate.

Bei ausgedehnten Verwachsungen, Blutgerinnungsstörungen, schwerer Lebererkrankung mit portaler Hypertension, fortgeschrittene Schwangerschaft kann die laparoskopische Technik überfordert sein.

Konservative Therapie

Die konservative Therapie besteht in der Gabe von Antibiotika und symptomatischen Maßnahmen. In Situationen weit ab von chirurgischen Einrichtungen oder ausgeprägter Operationsphobie mag sich hier ein Ausweg ergeben. Die hohe Rezidivrate, fehlende Langzeitverläufe und die geringe Zahl von beobachteten Patienten beschränkt das konservative Vorgehen auf Ausnahmen. Die Therapie der Wahl ist die Operation.

Nachsorge

Bei akuter Appendizitis ohne Perforation oder Abszedierung ist eine postoperative Antibiotikagabe nicht indiziert. Bei Verdacht auf Perforation ist allenfalls eine Einmalgabe vor der Operation sinnvoll.

Bei Abszeß oder Perforation ist eine vollständige Antibiotikagabe indiziert, bei perityphlitischem Abszeß und/oder Peritonitis ist zusätzlich die

Drainage erforderlich. Ist die Peritonitis diffus, muß der Patient meist intensivmedizinisch betreut werden.

Bei einer Nachblutung, z.B. aus der A. appendicularis, kann es zu einem kreislaufwirksamen Blutverlust mit Tachykardie, Blutdruckabfall und den übrigen Volumenmangelschockzeichen kommen. Sonographie und Blutbildkontrolle sichern die Diagnose. Volumenersatz ggf. Transfusion und operative Revision schließen sich an.

Bei postoperativ anhaltenden Schmerzen und Entzündungszeichen ist höchste Aufmerksamkeit geboten, da bei erfolgreicher Therapie die Symptome rasch abklingen. Hier ist dann erneut intraoperativer Befund und klinischer Verlauf zu prüfen, ob nicht eine Fehldiagnose zur falschen Behandlung geführt hat. Mit allem diagnostischen Aufwand muß die weitere Abklärung, eventuell eine Reoperation erfolgen.

Die Ursache eines Fieberanstiegs um den 4. postoperativen Tag ist meist ein Wundinfekt. Das breite Eröffnen mit Drainage der Wunde sollte zum Fieberrückgang führen. Bei anhaltenden oder rezidivierenden Entzündungszeichen muß an einen intraabdominellen Abszeß gedacht werden. Dann ist nach Ausschluß anderer Ursachen (Harnwegsinfekt, Pneumonie) eventuell auch bei unklarem Befund die operative Revision notwendig.

Bei ungestörtem Verlauf werden die Wundfäden oder Hautklammern am 7.–10. Tag entfernt.

Nach Abklingen des Wundschmerzes ist eine weitere Therapie oder Vorsichtsmaßnahmen nicht erforderlich.

Literatur

1. Eriksson S, Granström L (1995) Randomized controlled trial of appendicectomy versus antibiotic therapy for acute appendicitis. Br J Surg 82:166–169
2. Eypasch E, Felsenstein M, Köhler L, Troidl T (1996) Decision-making in acute appendicitis: meta-analysis versus clinical practice. Dig Surg 13:309–313
3. Hontschik B (1994) Theorie und Praxis der Appendektomie. 2. Auflg., Mabuse, Frankfurt a.M.
4. Käufer C, Franz I, Löblich HJ (1988) Akute Appendicitis. Langenbecks Arch Chir, Suppl. II (Kongreßbericht) 63–69
5. Käufer C, Franz I, Löblich HJ (1989) Appendicitis – Wandel des Krankheitsbildes? Chirurg 60:501–507
6. Lau W, Fan ST, Yiu TF, Chu KW et al. (1986) The clinical significance of routine histopathologic study of the resected appendix and safety of appendiceal inversion. Surg Gynecol Obstet 162:256

7. Memon MA (1997) Laparoscopic appendicectomie: current status. Ann R Coll Surg Engl 79:393–402

8. Menzies D, Ellis H (1990) Intestinal obstruction from adhesions – how big is the problem? Ann R Coll Surg Engl 72:60–63

9. Ohmann C, Franke C, Yang Q, Margulies M et al. (1995) Diagnosescores für akute Appendicitis. Chirurg 66:135–141

10. Sauerland S, Lefering R, Holthausen U, Neugebauer AM (1997) Laparoscopic vs. Conventional appendectomy – a metan-alysis of randomised controlled trials. Langenbecks Arch Chir (1998) Vol. 383:289–295

11. Troidl H, Holthausen U, Lefering R (1995) Laparoskopische Appendektomie – Indikation und Grenzen. Langenbecks Arch Chir, Suppl. II (Kongreßbericht) 430–438

Informationen für den Patienten

Normalzustand

Bei der fälschlicherweise als „Blinddarmentzündung" bezeichneten Erkrankung handelt es sich nicht um eine Entzündung des Blinddarms, sondern das betroffene Organ ist der Wurmfortsatz (Appendix vermiformis).

Der Blinddarm (Zökum) ist der Anteil des Dickdarms (Kolon), der unterhalb der Dünndarmeinmündung liegt und blind endet (Abb. 3.1). Die-

Abb. 3.1. Lage des Wurmfortsatzes in Bezug zum Dickdarm

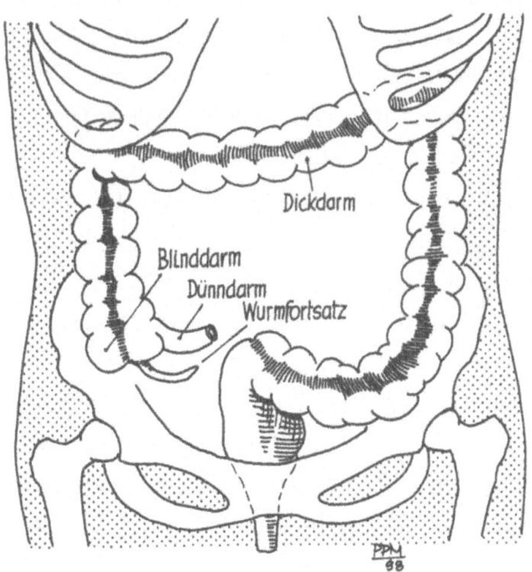

ser Blinddarm ist beim Menschen im Vergleich zu den meisten Tieren klein ausgebildet (6–10 cm bei einer Gesamtlänge des Dickdarms von 1,20–1,40 m beim Erwachsenen), und liegt im rechten Unterbauch. An seinem unteren Ende findet sich der Wurmfortsatz (Appendix vermiformis).

Der Wurmfortsatz ist ein ca. bleistiftdicker Anhang, meist 6–8 cm lang mit großer Variationsbreite (0,5–33 cm werden beschrieben). Mit großer Wahrscheinlichkeit handelt es sich um einen verkümmerten Anteil des Blinddarms, wie er nur beim Menschen und Menschenaffen vorkommt. Sein Hohlraum hält eine Verbindung mit erheblichem Kalibersprung zum wesentlich dickeren Blinddarm.

Die Bedeutung des Wurmfortsatzes ist umstritten. Die Einschätzung reicht von bedeutungslos (nur zurückgebildeter, funktionsloser Darmabschnitt) bis hin zum Organ der Körperabwehr. Sicher ist, daß der Wurmfortsatz viele Zellen des Lymphsystems ähnlich wie in den Rachenmandeln (Tonsillen) enthält, weshalb er auch als Darmtonsille bezeichnet wird.

Nicht nur der Blinddarm liegt sehr variabel, sondern auch der hoch bewegliche Wurmfortsatz kann viele Positionen einnehmen. Er kann sich z.B. hinter dem Blinddarm nach oben schlagen. Das kann das Erkennen einer Wurmfortsatzentzündung (Appendizitis) sehr erschweren.

Entstehung der Erkrankung

Ursachen für die Entstehung der Entzündung des Wurmfortsatzes sind nicht immer bekannt. Als mögliche Ursachen werden angeführt:
- Verschluß des Hohlraums durch Kotpartikel, Fremdkörper (Kirschkerne, Schrotkugeln bei Wildverzehr u.a.), Abknicken, Verwachsung
- Parasiten (z.B. Würmer)
- Erregerstreuung in das lymphatische Abwehrorgan

Die „Blinddarmentzündung" ist die häufigste Erkrankung des Bauchraumes, mit der ein Patient zum Chirurgen kommt. Sie betrifft etwa die Hälfte dieser Erkrankungen des Bauchraumes. Im Laufe ihres Lebens werden deshalb ca. 8% aller Menschen eines Jahrgangs wegen einer akuten Entzündung des Wurmfortsatzes operiert. So wurden z.B. in deutschen Kliniken im Jahr 1994 etwa 140.000 Wurmfortsätze entfernt.

In Entwicklungsländern ist die Blinddarmentzündung deutlich seltener. Dies wird mit der ballaststoffreichen Ernährung erklärt.

Krankheitszeichen (Symptome)

Obwohl die Wurmfortsatzentzündung häufig allein durch Befragen (Anamnese) und Untersuchung (klinisches Erscheinungsbild) zu erkennen ist – nur wenige Zusatzuntersuchungen wie Blutbild und Fiebermessen sind dann notwendig – kann es im Einzelfall extrem schwierig sein, sie zu erkennen. Dies hat im wesentlichen 2 Gründe:

▶ Das Erscheinungsbild der Krankheit hat eine enorme Variationsbreite. Erfahrene Ärzte nannten die Entzündung des Wurmfortsatzes deshalb den „Affen des Bauchs", sie kann viele andere Krankheiten nachäffen.

▶ Bis heute gibt es trotz allen Fortschritts keine Untersuchungsmethode, die zweifelsfrei eine Wurmfortsatzentzündung ausschließen könnte. Selbst während der Operation, wenn der Arzt den Wurmfortsatz in Augenschein nimmt und keine Entzündungszeichen (Rötung, Schwellung, Flüssigkeitsabsonderung, Eiterung, Durchbruch) sieht, kann er nicht sicher sein, daß keine Entzündung vorliegt. Unter dem Mikroskop kann bei dem entfernten Wurmfortsatz trotzdem eine Entzündung nachweisbar sein, die mit dem bloßen Auge nicht sichtbar war.

Dies hat zur Folge, daß selbst in den besten Kliniken erfahrene und sorgfältige Ärzte in einem gewissen Prozentsatz mit dieser Diagnose falsch liegen. Wissenschaftliche Untersuchungen in den Industrieländern haben gezeigt, daß bei etwa 10–20% der Patienten der Wurmfortsatz entfernt wurde, ohne daß er entzündet war. Andererseits ist zum Zeitpunkt der Operation auch in guten Krankenhäusern in etwa 10% der Fälle die Erkrankung so weit fortgeschritten, daß es bereits zu einem Durchbruch des Wurmfortsatzes gekommen ist.

Folgende *Krankheitszeichen (Symptome) sind typisch* für die „Blinddarmentzündung":
▶ plötzliches, akutes Einsetzen von Bauchschmerzen, häufig in der Magengrube/Bauchnabelgegend beginnend, dann in den rechten Unterbauch wandernd;
▶ Appetitlosigkeit, Übelkeit, Erbrechen;
▶ auslösbarer Druck- oder Klopfschmerz im rechten Unterbauch, sog. McBurney-Punkt;
▶ Fieber meist nicht über 39° C, dabei ist der gemessene Temperaturunterschied zwischen Achselhöhle (axillär) und After (rektal) größer als ein Grad;

▶ erhöhte örtliche Muskelspannung der Bauchdecken (Abwehrspannung) durch die Entzündung, eventuell sogar als Hinweis auf Durchbruch und Bauchfellentzündung;
▶ Schmerzen bei Anspannung des rechten Lendenmuskels (Druck auf den Wurmfortsatz von hinten) beim Gehen oder Treppensteigen (sog. Psoaszeichen);
▶ Veränderungen im Blutbild [wie bei vielen bakteriellen Entzündungen kann sich die Anzahl der weißen Blutzellen erhöhen (Leukozytose)];
▶ allgemeiner körperlicher Verfall.

Das Fehlen eines oder mehrerer dieser Zeichen ermöglicht jedoch nicht den Ausschluß einer Wurmfortsatzentzündung, wie auch das Auftreten o.g. Zeichen keine Sicherheit gibt, daß eine solche Entzündung tatsächlich vorliegt.

Vorübergehend kann sogar im Moment des Durchbruchs (Perforation) des Wurmfortsatz eine schlagartige Schmerzerleichterung (freies Intervall) eintreten. In der Regel kommt es danach aber zur Schmerzverstärkung und allgemeinen körperlichen Verfall bei einer entstehenden Bauchfellentzündung.

Schreitet die Entzündung weiter fort, kann es zum Durchbruch eines der entzündlichen Geschwüre am Wurmfortsatz kommen. Verklebt dabei die Durchbruchstelle mit z.B. dem benachbarten Bauchfell, spricht man von einer *gedeckten Perforation*. Die Entzündung ist damit örtlich begrenzt. Dies führt unter Umständen zu einem langanhaltenden (chronischen) Verlauf mit immer wiederkehrendem Fieber und Schmerzen.

Beim *freien Durchbruch* wird die Durchbruchstelle nicht abgedeckt, ungehindert können sich die Eitererreger aus dem Darm ausbreiten und zu einer Bauchfellentzündung (Peritonitis) führen. Diese kann zunächst auf die Umgebung begrenzt sein, breitet sich aber im weiteren Verlauf auf das gesamte Bauchfell aus. Eine solche ausgebreitete Bauchfellentzündung (diffuse Peritonitis) ist eine lebensbedrohliche Erkrankung. So führt auch heute noch, trotz aller Möglichkeiten der modernen Intensivbehandlung, ein durchgebrochener Wurmfortsatz mit diffuser Bauchfellentzündung in 6% der Fälle zum Tode, während die „Blinddarmentzündung" sonst, einschließlich der Operations- und Narkoserisiken, eine Todesrate (Letalität) von deutlich unter 1% hat.

Abklärung (Diagnostik)

Beim Auftreten der genannten Krankheitszeichen erfolgt die Abklärung durch folgende Maßnahmen:

Erhebung der Krankengeschichte (Anamnese)

Art, Dauer, Heftigkeit der Beschwerden sowie Vor- und Begleiterkrankungen werden vom Arzt erfragt. Um Krankheiten mit ähnlichem Beschwerdebild abgrenzen zu können, wird z.B. auch nach Appetit, Stuhlverhalten, Wasserlassen, ggf. Schwangerschaft und Schmerzen während der Regelblutung (Menstruationsbeschwerden) gefragt.

Körperliche Untersuchung

Mittels vorsichtigem und einfühlsamem Abtasten des Leibes werden Schmerzen, Spannungen und Druckwiderstände festgestellt. Durch Abhören (Auskultation) des Bauchraumes wird die Art der Darmtätigkeit überprüft. Die Körpertemperatur wird in der Achsel und im After gemessen.

Blut- und Urinuntersuchung

Die Untersuchung der weißen Blutkörperchen (Leukozyten) sowie anderer Bestandteile des Blutes kann einen Hinweis auf eine Entzündung mit Eitererregern (Bakterien) ergeben. Ein Schwangerschaftstest ist manchmal sinnreich. Eine Urinuntersuchung hilft bei der Abgrenzung eines Steins in Niere, Harnleiter oder Blase, oder einer Entzündung der Harnwege.

Ultraschalluntersuchung (Sonographie)

Manchmal kann man den entzündlich geschwollenen Wurmfortsatz im Ultraschall direkt sehen, oder es finden sich indirekte Zeichen der Entzündung. Auch gelingt meist der Nachweis eines Durchbruchs (freie Flüssigkeit) oder eines Abszesses. Erfolgt der Nachweis anderer Erkrankungen im Ultraschallbild (z.B. Harnleiterstein, Eierstockzyste), ist der Verdacht auf eine Wurmfortsatzentzündung entkräftet.

Konsiliaruntersuchung

Manchmal kann die Vorstellung zur Untersuchung bei einem Spezialisten notwendig werden (Konsiliaruntersuchung). So ist eine Untersuchung durch den Frauenarzt (Gynäkologe) v.a. bei jungen Frauen wegen der Vielzahl ähnlicher Krankheitsbilder bei Frauenleiden empfehlenswert.

Weitere Untersuchungen

Es gibt noch eine Vielzahl weiterer Untersuchungen z.B. Computertomographie (CT), Kernspintomographie (NMR) oder spezielle Untersuchungen des Blutes auf Botenstoffe (Mediatoren). Ihr Wert bei der Untersuchung der Wurmfortsatzentzündung ist bislang nicht bewiesen. Eine Reihe von weiteren Untersuchungen kann notwendig werden, wenn das Krankheitsbild unklar bleibt und die Abgrenzung gegen andere Erkrankungen notwendig ist.

Behandlung (Therapie)

Allgemeinmaßnahmen

Wie oben beschrieben ist die Diagnose des Krankheitsbildes oft nicht sicher. Deshalb kann eine stationäre Überwachung im Krankenhaus unter Operationsbereitschaft notwendig sein, weil oft nur der weitere Verlauf Klarheit bringt. Dann sollte der Patient nüchtern bleiben, d.h. er darf weder essen noch trinken, nur in milderen Fällen kann Tee in geringen Mengen erlaubt sein. Ansonsten wird Flüssigkeit und ggf. Ernährung über den Tropf (Infusion) zugeführt. Das Nüchterngebot hat den Sinn, einerseits den Darm zu entlasten, andererseits jederzeit operieren zu können (siehe Kapitel „Narkose"). Örtliche Kühlung kann die Entzündung hemmen. Deshalb kann eine Eisblase auf den rechten Unterbauch gelegt werden. Bei anhaltender Übelkeit und Erbrechen kann eine Magensonde Erleichte-

rung bringen. Dabei wird ein dünner Schlauch über die Nase bis in den
Magen gelegt. So kann zur Entlastung der Mageninhalt und die nachlaufende Magensäure ablaufen oder abgesaugt werden.

Antibiotika

Besteht keine Möglichkeit zur Operation, wie z.B. bei Fernreisen, so können gegen die Eitererreger wirksame Medikamente (Antibiotika) verabreicht werden. Dabei kann die Entzündung abklingen, die Gefahr, daß es
zu einer erneuten Entzündung des Wurmfortsatzes kommt ist groß.

Operation

Die ideale Behandlung der „Blinddarmentzündung" ist die Operation. Sie
ist immer angezeigt, wenn mit hoher Wahrscheinlichkeit eine Wurmfortsatzentzündung vorliegt. Denn das weitere Zuwarten erhöht die Gefahr
des Durchbruchs und der Bauchfellentzündung mit schwerem Krankheitsverlauf und erhöhtem Sterblichkeitsrisiko. Auch die Rate der Un-
fruchtbarkeit (Infertilität) bei jungen Frauen steigt dadurch an. Eine fortgeschrittene Entzündung führt auch zu vermehrten narbigen Verwachsungen, die nach Jahren noch zu einem Darmverschluß (Ileus) führen
können.
    Diese Operation ist seit über 100 Jahren bekannt. Sie ist standardisiert,
risikoarm und weltweit verbreitet. Sie besteht in der kompletten Entfernung des Wurmfortsatzes (Appendektomie) und eines Verschlusses des
verbleibenden Absetzungsstumpfes.
    Die Bauchdecke wird über einen kleinen Schnitt im rechten Unter-
bauch eröffnet. Blinddarm und Wurmfortsatz werden freigelegt. Der
Wurmfortsatz wird von einer Schlagader (Arterie) durchblutet, die abgebunden und durchtrennt werden muß, damit keine Nachblutung auftreten. Danach kann der gesamte Wurmfortsatz entfernt werden, der verblei-
bende Stumpf wird ebenfalls verschlossen (Abb. 3.2). Ist es zu einer Eiteransammlung in der Bauchhöhle gekommen, wird eine sogenannte Drainage eingelegt. Es handelt sich hierbei um einen weichen Schlauch, der
Eiter und Körperflüssigkeit nach draußen ableitet. Falls der Wurmfortsatz
nicht entzündet erscheint, so wird im Bauch nach einer anderen Ursache
für die Erkrankung gesucht, aber häufig nicht gefunden. Dann wird er

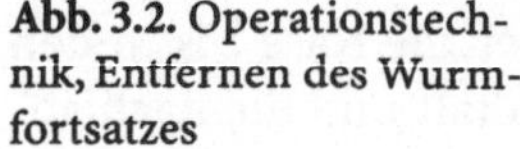

Abb. 3.2. Operationstechnik, Entfernen des Wurmfortsatzes

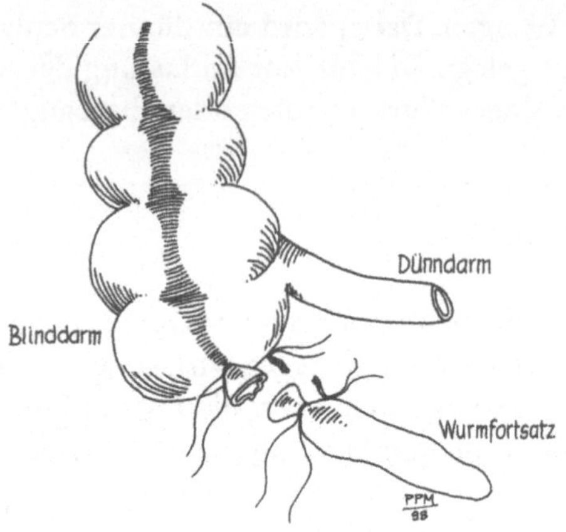

dennoch entfernt, da durch Augenschein die Entzündung nicht immer erkennbar und damit eine spätere Entzündung ausgeschlossen ist. Nun wird die Bauchwunde schichtweise vernäht.

Bei fortgeschrittener Entzündung kann das Gewebe so verändert sein, daß ein sicherer Verschluß des Wurmfortsatzstumpfes nicht möglich ist. Dann wird in der akuten Situation nur eine Drainage eingelegt und Antibiotika gegeben. Die Wurmfortsatzentfernung erfolgt dann zu einem späteren Zeitpunkt (zweizeitiges Vorgehen).

Der gleiche Eingriff kann auch ohne größeren Hautschnitt über dünne Sonden wie bei einer *Bauchspiegelung* (laparoskopische Technik) erfolgen. Erreicht man dabei keine ausreichende Übersicht, muß man auf die herkömmliche, offene Operationstechnik wechseln. Diese neuere, laparoskopische Methode soll zu einer schnelleren Erholung von der Operation, weniger Wundentzündungen und zu einem vermeintlich besseren kosmetischen Ergebnis führen. Leider gibt es aber Hinweise, daß es dabei öfter zu einer Eiteransammlung (Abszeß) im Bauch nach der Operation kommt. In Deutschland wird bisher nur jede 10. Operation so durchgeführt.

Zeigt sich während der Operation ein überraschender Befund, ist z.B. die Diagnose Appendizitis falsch und es findet sich statt dessen ein Dickdarmtumor, dann muß der Bauchschnitt vergrößert und der Eingriff erheblich erweitert werden.

Spezifische Risiken der „Blinddarmoperation"

Neben den allgemeinen Operations- und Narkoserisiken bestehen noch folgende Gefahren:

Nachblutung

Ist die Schlagader des Wurmfortsatzes nicht sicher verschlossen oder rutscht der verschließende Faden ab, kann es zur Blutung kommen. Die Blutung in die Bauchhöhle ist von außen nicht sichtbar und der Blutverlust kann ein gefährliches Ausmaß bis zum Blutungsschock annehmen.

Wundheilungsstörung

Je ausgedehnter die Entzündung desto häufiger kommt es zu einer eitrigen Entzündung der Bauchwunde. Dann muß man die Hautfäden oder -klammern entfernen und die Wunde muß langsam aus der Tiefe zuheilen.

Narbenbruch

Wegen der kleinen Wunden tritt er nur selten auf, wird aber von Wundentzündungen begünstigt.

Abszeß nach der Operation

Trotz Entfernung der entzündeten Appendix können Keime im Bauch verbleiben, die zu einer Eiteransammlung (Abszeß) führen. Das gleiche kann auch auftreten, wenn der Stumpf an der Abtragungsstelle nicht sicher verschlossen ist oder wenn ein Teil der Blinddarmwand abstirbt. Dann ist in der Regel eine erneute Operation zur Drainage notwendig.

Früher Darmverschluß (Frühileus)

Durch Operation und Narkose ist der Darm zunächst gelähmt. Regelhaft setzt die Darmtätigkeit früh wieder ein. Die Darmlähmung kann fortbestehen oder es kann zu einem Darmverschluß kommen. Dies ist ein lebensbedrohlicher Zustand, der eine erneute Operation erfordern kann.

Verwachsungen (Adhäsionen), später Darmverschluß (Spätileus)

Durch die Operation, aber auch die Entzündung, können sich narbige Verwachsungen bilden, die den Darm abschnüren und so zu einem Darmverschluß führen. Dies kann Jahre, ja Jahrzehnte nach dem Eingriff eintreten.

Verletzung der Nachbarorgane

Sie sind bei der offenen Methode nicht zu erwarten. Bei der laparoskopischen Technik können beim Vorschieben der Instrumente Verletzungen gesetzt werden. So wurden, außerordentlich selten, sogar lebensgefährliche Verletzungen z.B. der Hauptschlagader (Aorta) berichtet.

Verlauf

Nach der „Blinddarmoperation" überwacht der Narkosearzt den Patienten während der Aufwachphase, kontrolliert Atmung, Kreislauf und Bewußtsein. Ist der Kranke ausreichend wach, wird er in sein Zimmer gebracht.

Die Operation ist in der Regel ein kleinerer Eingriff mit kleiner Wunde. Deshalb ist überwiegend nur eine kurzzeitige Schmerzmittelgabe notwendig, die Erholung erfolgt rasch. Bei unkomplizierten Verlauf erfolgt die Entlassung nach 2–7 Tagen. Die Wundfäden können um den 10. Tag nach der Operation entfernt werden. Die Arbeitsfähigkeit tritt je nach Verlauf und beruflicher Belastung ab dem 10. Tag ein.

War die Entzündung weiter fortgeschritten, fand sich ein Durchbruch oder gar eine Bauchfellentzündung, ist ein Drainageschlauch aus dem Bauchraum die Regel, zusätzlich werden Antibiotika (meist Kombination mehrerer Mittel) für ca. 1 Woche gegeben. Nach Abklingen der Entzündung wird die Drainage entfernt. In solch schwereren Fällen dauert der Krankenhausaufenthalt länger. Bei einer ausgeprägten Bauchfellentzündung kann sogar die Behandlung auf der Intensivstation notwendig werden.

Auch bei zunächst unkomplizierten Eingriff und Heilverlauf kann es um den 4. Tag erneut zu Fieber und Schmerzen kommen. Meist ist hierfür die Wundentzündung die Ursache. In schlimmen Fällen kann sich die Entzündung auch im Bauchraum abspielen, und es kann sich ein Abszeß oder eine Bauchfellentzündung entwickeln. Dann muß meist erneut operiert werden und der Krankenhausaufenthalt dauert entsprechend länger.

In der Regel ist die Wurmfortsatzentfernung ein sicheres, komplikationsarmes Verfahren, bei dem der Patient nach einer Woche das Krankenhaus verlassen hat und sein normales Leben wieder aufnehmen kann. Eine besondere Nachbehandlung oder Vorsichtsmaßnahmen sind nicht erforderlich.

KAPITEL 4

Erkrankung der Gallenblase und Gallenwege

- Gallensteine (Cholelithiasis)
- Gallengangsteine (Choledocholithiasis)
- Gallenblasenentzündung (Cholezystitis)

Informationen für den Arzt

Operationsindikation

Eine Indikation zur Operation liegt bei der symptomatischen Cholezysto/ Choledocholithiasis und/oder Komplikationen eines Gallensteinleidens vor. Typische Symptome sind der Druck, Schmerz bis zur klassischen Kolik unter dem rechten Rippenbogen mit Ausstrahlung um den rechten Thorax bis zwischen die Schulterblätter. Häufig angeschuldigt wird fettreiche, gebratene Nahrung, Kaffee und Alkohol. Ob die Cholezystektomie ein Risikofaktor für das kolorektale Karzinom darstellt ist noch ungeklärt [4].

Diagnostik

Anamnese

Anamnestisch abzuklären sind neben Schmerzcharakter, -intensität und -auslösung auch Fieber, helle Stühle, dunkler Urin oder das Vorliegen eines Ikterus.

Körperliche Untersuchung

Die körperliche Untersuchung fandet nach Druckschmerz unter dem Rippenbogen, tastbarer Gallenblase, (Skleren-) Ikterus und Fieber.

Labor

Laborchemisch werden Entzündungsparameter, AP (alkalische Phosphatase) und Bilirubin (Verschlußzeichen), Lipase und Amylase (Begleitpankreatitis), ggf. weiteres Labor (Narkose, Operationsvorbereitung, Differentialdiagnosen) bestimmt.

Bildgebende Verfahren

Führende Untersuchungsmethode ist die *Sonographie*, die neben dem Steinnachweis — in der Gallenblase und dem Ductus choledochus, die Entzündung der Gallenblase (dreifache Strukturierung der Wand) und ein gestautes Gallengangsystem nachweist.

Eine *Röntgenuntersuchung* ist im Normalfall unnötig. Bei seltenen, komplizierten Fragestellungen, wie bei Tumoren oder Anomalien, können Kontrastmitteldarstellungen der Gallenwege (i.v.-Galle [7], ERCP), CT und Cholangio-NMR zur Klärung beitragen.

Keine Indikation beim Steinleiden besteht für die *perkutane transhepatische Cholangiographie* und die *Szintigraphie*. Der Stellenwert der endoskopischen Endosonographie zum Nachweis des Choledochussteins oder tumoröser Veränderungen ist derzeit noch nicht klar [8].

Differentialdiagnose

Differentialdiagnostisch kommen in Betracht: Ulkusleiden, Hepatitis, Pankreatitis, Refluxösophagitis bis hin zum Herzinfarkt.

Therapie

Symptomatische Therapie

Die symptomatische Therapie ist durch Diät möglich, wenn auch nicht in
jedem Fall erfolgreich. Der akute Anfall kann durch Spasmolytika und
Schmerzmittel vom Nicht-Opiattyp (Cave: Sphincter Oddi!) angegangen
werden.

Konservative Therapie

Als konservative Optionen einer kausalen Behandlung gelten die *Lysetherapie* und die Lithotrypsie.

Der Auflösungsversuch mit *Ursodeoxycholsäure* ist langwierig (über
1 Jahr), mit Nebenwirkungen behaftet (z.B. Übelkeit, Durchfall), teuer und
unsicher. Die Kontraindikationen dieser Methode sind Gravidität, Ver-
schlußikterus und Gallensäuremalabsorptionssyndrom. Die Methode findet Anwendung, wenn eine Operation nicht in Frage kommt (hohes Risiko, Ablehnung), bei kleinen, möglichst solitären Cholesterinsteinen und
funktionstüchtiger Gallenblase. Das Problem ist das belassene Erfolgs-
organ (Gallenblase) und die dadurch bedingte Rezidivrate.

Die *extrakorporale Lithotrypsie* wird wegen des Aufwandes, einer meist
notwendigen Narkose und den häufig eintretenden Koliken (21%) beim
Abgang der Steine, den Problemen bei Kalksteinen, Lungenverletzungen
und dem Belassen des Erfolgsorgans nicht häufig angewandt. Eine medikamentöse Nachbehandlung ist mit den bei der Lysetherapie beschriebenen Problemen erforderlich [1]. Lediglich bei intrahepatischen Gallensteinen sollte die Lithotrypsie in Erwägung gezogen werden [12]. Bei der
endoskopischen Revision des Gallengangs kann bei inkrustierten Steinen,
die mit den üblichen Verfahren nicht zu entfernen sind, die über eine Sonde in unmittelbaren Kontakt mit dem Stein durchgeführte Lithotrypsie
hilfreich sein.

Operative Therapie

Die Standardtherapie des Gallensteinleidens ist heute die *endoskopische
Cholezystektomie* (>90%). Sie hat sich gegenüber der offenen Methode

durchgesetzt wegen des geringeren Operationstraumas (kurze Rekonvaleszenz mit geringeren Schmerzen, nur kleine Narben) und der im unkomplizierten Fall intraoperativ guten Übersicht. Aber mit Ausnahme des Zugangs ist es die gleiche, wie seit über 100 Jahren durchgeführte Operation mit vergleichbaren Risiken und Komplikationen. Selbst aus Kliniken mit großen Kollektiven wird über eine Mortalität von 0,1–0,2%, eine Blutungsinzidenz von 0,4%, Gallengangverletzungen in 0,4–0,7% und eine Nabelinfektionsquote von 2,2% berichtet. Typische Risiken für die endoskopische Methode sind der intraoperative Steinverlust in die Bauchhöhle und die Stichverletzung der Gefäße beim Einführen der Trokare. Diese sind während der Lernphase häufiger [3]. Aber auch erfahrene Operateure müssen in 2,5% der Fälle, meist wegen Verwachsungen oder intraoperativen Komplikationen auf das offene Verfahren umsteigen [4].

Bei der *offenen Methode* wird der Zugang über einen rechtsseitigen Rippenbogenrandschnitt oder einen Transrektalschnitt rechts gewählt. Die für diese Methode spezifische Komplikation ist der Narbenbruch.

Nachsorge

Die endoskopische Cholezystektomie führt wegen des geringen Operationstraumas in der Regel zur frühen Entlassung des Patienten aus dem Krankenhaus (2.–3. postoperativer Tag, teilweise sogar ambulant durchgeführt). Damit begegnen den Hausärzten die Frühkomplikationen, wie Nachblutung, Wundinfekt, Cholaskos (Übertritt von Galle in die Bauchhöhle), subhepatischer Abszeß, Ligatur des Ductus choledochus. Bei Choledocholithiasis tritt auch die lithogene, biliäre Pankreatitis auf, sowie – besonders nach Papillotomie – eine aszendierende Cholangitis. Die durch Anaerobier verursachte Sepsis mit immer noch sehr hoher Letalität wird meist zuerst durch eine Hyperventilation mit ausgeprägter respiratorischer Alkalose und fallendem Blutdruck symptomatisch. Selten, aber bis zum Ileus oder Gangrän führend, kann eine Dünndarmschlinge in einen der Arbeitskanäle inkarzerieren.

Erfolgt die Nachsorge nicht durch den Operateur, obliegt die Überwachung der klinischen und laborchemischen Zeichen der Entzündung, Blutung und der Stoffwechselentgleisung von Leber, Galle und Pankreas dem Hausarzt.

Es ist darauf zu achten, daß dem Hausarzt am Entlassungstag diejenigen in der Klinik erhobenen Laborwerte vorliegen, die er zur Verlaufsbeobachtung braucht. So ist zum Beispiel ein vom Hausarzt festgestellter Hb-Wert von 9,5 g% alarmierend, wenn der postoperativ in der Klinik bestimmte Wert 12 g% war, harmlos aber, wenn der mitgeteilte postoperative Wert der Klinik 9,8 g% betrug. Ähnliches gilt für die typischerweise nach ERCP erhöhten Pankreasenzyme, wo nicht ein Einzelwert, sondern nur der Verlauf von Labor und Klinik eine Aussage erlaubt.

Neben diesen Kontrollen sollte bei entsprechender Klinik eine frühe Sonographie durchgeführt werden zum Ausschluß von freier Flüssigkeit (Cholaskos, Blut, Eiter) oder Stauung der Gallenwege (übersehener Stein, schwellungsbedingte Papillenstenose, (Teil-) Ligatur des Ductus choledochus).

Noch wichtiger ist aber der Verlauf der Rekonvaleszenz. So ist besondere Vorsicht geboten, wenn der Patient sich nach ursprünglichem Wohlbefinden klinisch verschlechtert. Hier birgt die Position des Hausarztes Vorteil und Gefahr zugleich. Die langjährige Kenntnis des Patienten versetzt ihn in die Lage, besser als andere, die Klagen des Patienten richtig einzuordnen, andererseits läßt der „tägliche Umgang" mit dem Patienten manchmal schleichende Veränderungen übersehen.

Bei einem oberflächlichen Wundinfekt genügt die Entfernung der Wundfäden, Spreizung der Wunde und Überwachen der Sekundärheilung. Andere gravierende Komplikationen sollten zur umgehenden Wiedervorstellung des Patienten beim Operateur führen.

Nach der operativen Entfernung der Gallenblase ist keine spezifische Therapie oder Diät erforderlich. Kommt es im Spätverlauf zu einem Ikterus, kann dies durch rezidivierende Gallengangsteine oder narbige Stenose verursacht sein. In die freie Bauchhöhle verlorene Gallensteine können zu unspezifischen Symptomen bis hin zum Ileus führen. Der Hausarzt sollte deshalb unbedingt hierüber vom Operateur informiert werden.

Unter dem Begriff „*Postcholezystektomiesyndrom*" wird ein heterogenes Krankheitsbild zusammengefaßt, das deshalb auch „Trotz-Cholezystektomiesyndrom" genannt wird. Die Ursachen liegen entweder in den eigentlichen und direkten Operationsfolgen, oder in weiterbestehenden und nicht durch den Eingriff behobenen *galleabhängigen* Symptomen, oder in *galleunabhängigen* Symptomen, die fälschlicherweise präoperativ auf die nachgewiesenen Gallensteine bezogen wurden (Fehlindikation). Je nach Art der Befragung werden in 20- bis über 50% der Fälle sogenannte Postcholezystektomiesyndrome gefunden. Ursächlich kommen in Betracht: Gallengangstrikturen, Papillenstenosen, -dyskinesen, paradoxe Reaktion auf Cholezystokinin, Hiatushernie, Refluxösophagitis, peptische

Ulzera, Lebererkrankungen, Darmerkrankungen, Pankreatitis, Endokrinopathien, kardiovaskuläre Erkrankungen. Einen nicht unbeträchtlichen Teil machen sicherlich auch die „funktionellen", „psychosomatischen" Beschwerden aus [2]. Allerdings kann einem Großteil der Patienten mit dyspeptischen Beschwerden (Übelkeit, Völlegefühl, Blähungen etc.) mit der Cholezystektomie doch geholfen werden [9].

Literatur

1. Dion YM, Morin J (1995) The role of extracorporeal shock-wave lithotripsy in the treatment of symptomatic cholelithiasis. Canadian J Surg 38:162–167
2. Farthmann EH, Rädecke J (1993) Das Postcholecystektomie-Syndrom. Chirurg 64:994–999
3. Lohde E, Raude H, Kleine U, Schairer W, Kraas E (1994) Erfahrungen nach 2.200 laparoskopischen Cholezystektomien als Behandlungskonzept des Gallensteinleidens. Zentralblatt für Chirurgie 119:371–377
4. Lorenz W, Sitter H (1993) Ist die Cholecystektomie ein Risikofaktor für colorectale Carcinome? Chirurg 64:987–993
5. Luman W, Adams WH, Nixon SN, McIntyre IM, Hamer-Hodges D, Wilson G, Palmer KR (1996) Incidence of persistent symptoms after laparoscopic cholecystectomy: a prospective study. Gut 39:863–866
6. Martin IG, Dexter SP, McMahon MJ (1996) Laparoscopic cholecystectomy in pregnancy. A safe option during the second trimester? Surgical Endoscopy 10:508–510
7. Metzger J, Müller C (1994) Ist das intravenöse Cholangiogramm (IVC) präoperativ sinnvoll? Acta Chirurgica Helvetica 60:773–778
8. Norton SA, Alderson D (1997) Prospective comparison of endoscopic ultrasonography and endoscopic retrograde cholangiopancreatography in the detection of bile duct stones. Br J Surg 84:1366–1369
9. Paul A, Troidl H, Gay K, Viell B, Bode C (1991) Dyspepsie und Nahrungsmittelunverträglichkeiten beim symptomatischen Gallensteinleiden. Hilft die Cholecystektomie? Chirurg 62:462–466
10. Sauerbruch T, Neubrand M (1993) Gallenblasenerhaltende Therapie bei der symptomatischen Cholecystolithiasis. Chirurg 64:1000–1007
11. Troidl H, Spangenberger W, Dietrich A, Neugebauer E. (1991) Laparoskopische Cholecystektomie: Erste Erfahrungen und Ergebnisse bei 300 Operationen: eine prospektive Beobachtungsstudie. Chirurg 62:257–265
12. Yeh YH, Huang MH, Yang JC, Mo LR, Lin J, Yueh SK (1995) Percutaneous transhepatic cholangioscopy and lithotripsy in the treatment of intrahepatic stones: a study with 5 year follow up. Gastrointest. Endoscopy 42:13–18

Informationen für den Patienten

Normalzustand

Die Leber ist die größte Körperdrüse, sie liegt im rechten Oberbauch. Die Leber hat wichtige Aufgaben bei der Verdauung, für den Körperstoffwechsel, die Blutreinigung und den Hormonkreislauf. So bildet die Leber innerhalb eines Tages ca. 0,7–1 l flüssige Absonderung, die Galle. Diese enthält neben Gallensäuren und dem Gallenfarbstoff (Bilirubin) auch Cholesterin (aus dem Griechischen: „feste Galle"), Hormone und verschiedene Abfallprodukte. Die Gallensäuren sind wichtig für die Zerlegung der mit der Nahrung aufgenommenen Fette, welche nur dann zusammen mit den fettlöslichen Vitaminen vom Darm aufgenommen werden können.

Die in der Leber gebildete Galle wird über das Gallengangsystem in den Zwölffingerdarm geleitet, wo sie nach jeder Mahlzeit für die Fettverdauung benötigt wird (s. Abb. 4.1). Findet keine Verdauung statt, so bleibt der Schließmuskel an der Einmündungsstelle zum Zwölffingerdarm geschlossen und die Galle wird in der Gallenblase gesammelt, eingedickt und für die nächste Mahlzeit gespeichert.

Die Gallenblase selbst ist ein birnenförmiger, dünnwandiger Sack, der mit Schleimhaut ausgekleidet ist. Eine dünne Muskelschicht in der Gallenblasenwand ermöglicht eine Größenveränderung. Die Gallenblase ist locker mit der Unterseite der Leber verbunden und hat ein Fassungsvermögen von 40–100 ml.

Gallensteinbildung und Entstehung der Erkrankung

Die Galle in der Gallenblase ist 10mal konzentrierter als sie von der Leber produziert und ausgeschieden wird. In dieser eingedickten Gallenflüssigkeit sind die Gallensäuren und das Cholesterin in einem gewissen Lösungsverhältnis zueinander, normalerweise etwa 20:1. Sinkt dieses Verhältnis auf unter 13:1 ab, so kann das Cholesterin nicht mehr in Lösung bleiben und fällt aus. Wenn sich an das ausgefällte Cholesterin Bilirubin (Pigmentstein), Kalk (Kalkstein) oder weiteres Cholesterin (Cholesterinstein) anlagert, entstehen Gallensteine.

Am häufigsten ist der Cholesterinstein, seltener sind Pigment- oder gemischte (kalkhaltige) Steine.

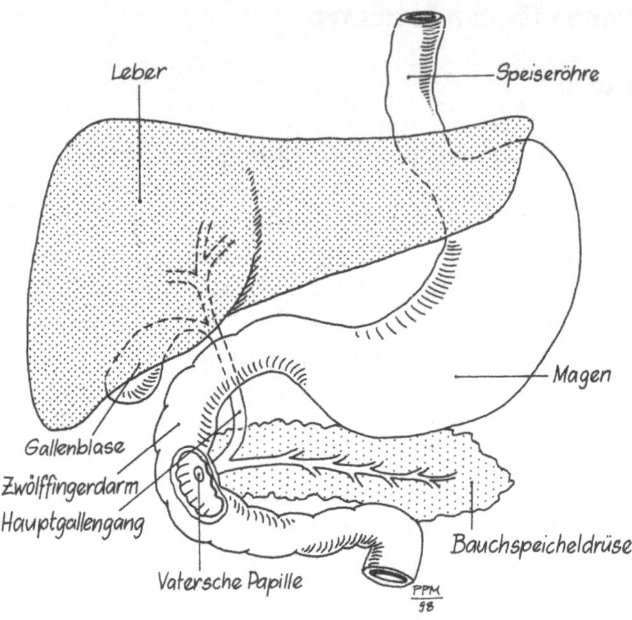

Abb. 4.1. Lage der Gallenblase und der Gallenwege in Bezug zu Leber und Zwölffinger-darm

Die Gallensteinbildung findet sich gehäuft bei Frauen (doppelt so häufig wie bei Männern), Blonden, mit zunehmenden Alter und bei fettreicher Überernährung.

Der Gallenstein ist keine seltene Erscheinung, 10% aller Männer und 20% aller Frauen entwickeln in ihrem Leben einen Gallenstein. Dies ist jedoch nicht gleichbedeutend mit einer Krankheit.

Die Hälfte bis 2/3 aller *Gallensteinträger* zeigen keine anderen Krankheitszeichen und sind damit nicht krank. Gallensteine, die keine Beschwerden verursachen, erfordern – auch wenn sie bekannt sind – keine Behandlung.

Knapp die Hälfte der Gallensteinträger erkrankt am *Gallensteinleiden*. Ein Gallensteinträger wird erst beim Auftreten von zusätzlichen Krankheitszeichen zum Gallensteinkranken.

Somit ist das Gallensteinleiden keine seltene Erkrankung: 1994 wurden in deutschen Krankenhäusern über 133.000 Patienten an der „Galle" operiert.

Krankheitszeichen (Symptome)

Schmerzen

Das weitaus häufigste Krankheitszeichen (Symptom) des Gallensteinleidens ist der Schmerz im rechten Oberbauch. Hierbei handelt es sich
meistens um ein schmerzhaftes Druckgefühl, das nicht selten durch fettreiche Mahlzeiten, Gebratenes oder Kaffee ausgelöst wird.

Die Stärke und Dauer der Schmerzen kann im Einzelfall sehr stark
schwanken, von einem leichten Druck im Oberbauch bis zu stärksten
Schmerzen, die in den Rücken und in die rechte Schulter ausstrahlen.

Gallenkolik

Hierbei handelt es sich um eine typische Schmerzform und Schmerzverlauf, der auftritt, wenn ein Gallenstein sich in Gallenblase oder im Gallengang verklemmt. Die Muskulatur spannt sich in den Gallengang-
wänden wellenartig an und versucht, den Gallenstein vorwärts zu pressen
und in den Dünndarm auszutreiben. Entsprechend diesen Muskel-
verkrampfungen treten auch z.T. unerträgliche wellenförmige Schmerzen
auf. Hinzu kommen Schweißausbrüche, Übelkeit bis zum Erbrechen und
Schwindelgefühl. Eine Gallenkolik ist also ein wehenartiger, d.h. an- und
abschwellender Schmerz im rechten Oberbauch.

Gelbsucht (Ikterus)

Verlegt ein Gallenstein den Gallengang, so daß der Abfluß der Gallenfarb-
stoffe (Bilirubin) blockiert ist, so kommt es zu einem Rückstau dieses Gal-
lenfarbstoffs im Körper. Zunächst färbt sich die Schleimhaut, erkennbar
am Weiß der Augen, später dann auch die Haut gelb. Da kein Gallenfarbstoff im Darm und somit im Stuhl erscheint, ist der Stuhl nicht braun
gefärbt sondern weißlich. Dafür wird aber nun Gallenfarbstoff über den
Urin ausgeschieden, dieser färbt sich bierbraun.

Akute Entzündung (akute „Galle", akute Cholezystitis)

Der Stein in der Gallenblase oder im Gallengangsystem kann Ursache für eine Entzündung durch Bakterien (Infektion) sein. Es kommt zu Fieber und Abgeschlagenheit zusammen mit Schmerzen im rechten Oberbauch.

Weitere Beschwerden

Relativ häufig führen Gallensteine auch zu Völlegefühl, Appetitlosigkeit und Blähungen, sowie zu Nahrungsunverträglichkeiten.

Komplikationen der Erkrankung

Die o.g. Krankheitszeichen treten bei einem Gallensteinleiden in der Regel nicht einzeln auf, meistens liegen mehrere Symptome vor. Starke Schmerzen im rechten Oberbauch, Koliken, Gelbsucht und Fieber sollten unbedingt ärztlich abgeklärt werden, denn sie können zu folgenden Verschlimmerungen (Komplikationen) führen:

Eiteransammlung in der Gallenblase (Empyem)

Durch einen Stein bedingt, kann es zu einer bakteriellen Entzündung der Gallenblase mit Eiterbildung kommen. Neben starken Bauchschmerzen treten Fieber und Schüttelfrost auf. Hierbei besteht die Gefahr, daß die Entzündung von der Gallenblase auf die Umgebung übergreift.

Durchbruch der Gallenblase (Perforation)

Wie bei jeder Eiteransammlung (Abszeß) versucht der Körper einen Abfluß zu schaffen. Dabei kann es zum Durchbruch der Gallenblase kommen und es besteht die Gefahr, daß sich Eiter in die Bauchhöhle entleert. Entsteht dabei eine Bauchfellentzündung, ist die Krankheit lebensbedrohlich.

Steinbefall des Hauptgallenganges (Choledocholithiasis)

Sehr kleine Steine können unter leichten Koliken ohne größere Beschwerden über das Gallengangsystem in den Dünndarm abgehen und keine weitere Probleme verursachen. Kommt es jedoch zur Einklemmung eines Steins im Gallengangsystem, entstehen schmerzhafte Koliken und bei Verschluß des Gallengangs kommt es zur Gelbsucht. Bei zusätzlicher bakterieller Entzündung spricht man von einer Gallengangentzündung (Cholangitis). Hohes Fieber, Schüttelfrost und Gelbsucht sind die Folgen. Bei fortschreitender Entzündung kann auch die Leber in Mitleidenschaft gezogen werden. Schlimmstenfalls kommt es zur Bildung von lebensbedrohlichen Leberabszessen.

Entzündung der Bauchspeicheldrüse (Pankreatitis)

Da der Gallengang und die Bauchspeicheldrüse eine gemeinsame Mündung (Abb. 4.2) in den Zwölffingerdarm haben, kann es durch einen Ver-

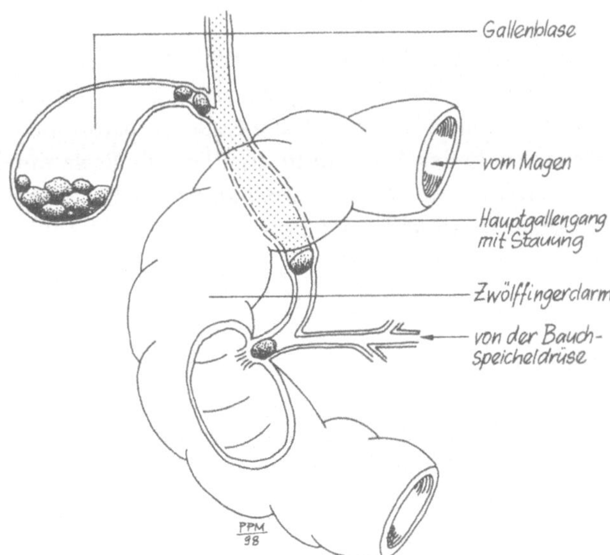

Abb. 4.2. Einmündung des Hauptgallengangs gemeinsam mit dem Bauchspeicheldrüsengang in den Zwölffingerdarm

schluß mit Rückstau an dieser Stelle nicht nur zu einer Entzündung der Gallengänge, sondern auch der Bauchspeicheldrüse kommen. Nach Verschwinden des abflußbehindernden Gallensteins bildet sich meist diese Entzündung folgenlos zurück. In ungünstigen Fällen verselbständigt sie sich bis hin zum fortschreitenden Zerfall und Absterben des Bauchspeicheldrüsengewebes mit schwerer Blutvergiftung. In ihrer schlimmsten Form führt die Bauchspeicheldrüsenentzündung trotz Intensivtherapie nicht selten zum Tode.

Schrumpfgallenblase

Bei lang anhaltender (chronischer) Entzündung der Gallenblase kommt es durch die immer wiederkehrenden Entzündungschübe zu einer Vernarbung und Schrumpfung der Gallenblase. Damit verliert sie ihre Speicherfunktion. Muß operiert werden, ist der Eingriff erschwert und mit einer erhöhten Komplikationsrate belastet.

Verschleimung der Gallenblase (Gallenblasenhydrops)

Wenn ein Stein den Gallenblasenhals verschließt, so daß keine Verbindung der Gallenblase mit dem Gallengangsystem mehr besteht, so kommt es zum Stau. Die Schleimhaut nimmt den Gallenfarbstoff auf (resorbiert) und gibt gleichzeitig hellen Schleim in die Blase ab. Es sammelt sich immer mehr von dem milchig-weißen Inhalt an. Der dabei ausgeübte Druck auf die Gallenblasenwand, kann zur Einlagerung von Kalk führen (Porzellangallenblase).

Gallenblasenkrebs

In sehr seltenen Fällen kann es bei lang anhaltendem Steinleiden (über 20 Jahre), sehr großen Gallensteinen und im höheren Alter zu Gallenblasenkrebs kommen. 90% der Patienten mit Gallenblasenkrebs sind Gallensteinträger.

Abklärung (Diagnostik)

Treten bei einem Menschen die oben beschriebenen Krankheitszeichen auf, kann eine Abklärung mit folgenden Untersuchungen durchgeführt werden:

Erhebung der Krankengeschichte (Anamnese)

Art, Dauer, Heftigkeit der Beschwerden sowie Vor- und Begleiterkrankungen werden vom Arzt genau erfragt.

Körperliche Untersuchung

Durch vorsichtiges und einfühlsames Betasten des Leibes werden schmerzhafte Stellen geortet, Abwehrspannungen und Druckwiderstände festgestellt. Durch das Abhören (Auskultation) des Bauchraumes wird die Art der Darmtätigkeit überprüft. Die Körpertemperatur wird gemessen.

Ultraschalluntersuchung (Sonographie) des Oberbauchs

Hierbei handelt es sich um eine „Echolot"-Untersuchung (s. S. 11), von der keine wesentlichen schädlichen Nebenwirkungen bekannt sind. Da diese Untersuchungsmethode zum Nachweis von Gallensteinen empfindlich und zuverlässig ist, kann man mit ihr effektiv und gefahrlos Oberbauchbeschwerden abklären. Außer Steinen selbst kann auch häufig eine Stauung des Gallengangsystems oder der Gallenblase nachgewiesen werden.

Labor-/Blutuntersuchung

Kann durch eine Abflußbehinderung die Galle nicht abfließen, kommt es zum Rückstau des Gallenfarbstoffes (Bilirubin) und dessen Anstieg im Blut. Die Untersuchung der weißen Blutzellen (Leukozyten) sowie anderer Blutbestandteile als wichtigen Hinweis auf eine Entzündung bzw. Blutvergiftung muß erfolgen.

Röntgenkontrastaufnahme der Gallenblase (i.v.-Galle, Cholangiographie)

Ein Stoff wird in die Blutbahn gespritzt, der über die Galle ausgeschieden wird. Dieser Vorgang wird im Röntgenbild sichtbar und zeigt so das Abflußverhalten der Galle. Diese Untersuchung kann in seltenen Fällen helfen, wenn der Nachweis der Gallenblase im Ultraschall nicht gelingt oder auch bei seltenen Veränderungen der Gallenwege. Eine weitergehende Untersuchung, die selten erforderlich ist, ist das computerisierte Schichtröntgen (Computertomographie, CT).

Kontrastdarstellung der Gallengänge durch Spiegelung (ERC, endoskopisch retrograde Cholangiographie)

Hierbei wird bei einer Spiegelung über den Magen und Zwölffingerdarm ein kleiner Schlauch (Sonde) in die Mündung des Gallenganges geschoben (Abb. 4.3). Durch Einspritzen eines Kontrastmittels kann das Gallengangsystem im Röntgenbild sichtbar gemacht werden. Anstelle der Sonde können auch andere Geräte vorgeschoben werden, so kann man z.B. die Mündung des Gallenganges durch einen kleinen Schnitt erweitern und danach Steine aus dem Gallengang entfernen.

Abgrenzung des Krankheitsbildes (Differentialdiagnose)

Die aufgeführten Untersuchungen sind deshalb wichtig, weil auch andere Erkrankungen ähnliche Krankheitszeichen (Symptome) verursachen können. So kann eine Leberentzündung durch einen Virus eine Gelbsucht verursachen, eine Magenentzündung oder ein Magengeschwür Oberbauchschmerzen (evtl. ist zum Ausschluß eine Magenspiegelung erforderlich). Ein hochsitzender Nierenstein auf der rechten Seite kann kolikartige Schmerzen im Rücken und rechten Bauchraum auslösen, eine Nierenentzündung Schüttelfrost und Fieber.

Dieses sind neben vielen anderen nur die häufigsten Krankheiten, die ein Gallensteinleiden nachahmen können.

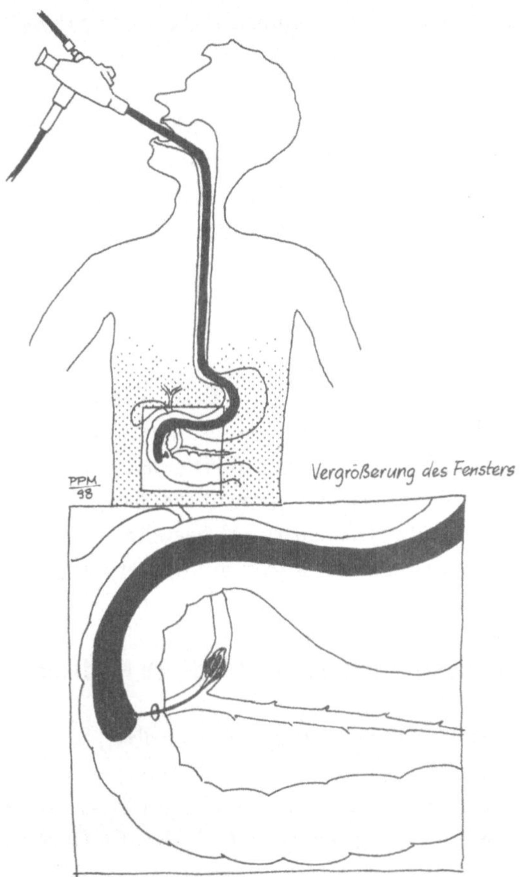

Abb. 4.3. Kontrastdarstellung und Spiegelung der Gallenwege, ggf. mit Steinentfernung

Behandlung (Therapie)

Ein zufällig gefundener Gallenstein, z.B. bei einer Sonographie aus anderen Gründen entdeckt, erfordert keine Behandlung. Kommt es aber zu Krankheitszeichen, ist eine Behandlung nötig. Eventuell können die Beschwerden durch Diät und Medikamente gemildert werden.

Für die ursächliche Behandlung stehen 3 Verfahren zur Wahl:

Gallensteinzertrümmerung mittels Stoßwellen (Stoßwellenlithotrypsie)

Hierbei werden Stoßwellen außerhalb des Körpers von mehreren Seiten auf den Stein gerichtet, wobei der Stein genau im Schnittpunkt der Stoßwellen liegen muß. Im günstigsten Fall zerfällt der Stein in kleine, sandkorngroße Bruchstücke, die von selbst mit der Gallenflüssigkeit durch das Gallengangsystem abgeführt werden können. Als Folge dieser Trümmerabgänge können Gallenkoliken auftreten. Auch kann es zu leichten Blutungen, im ungünstigsten Fall auch zur Verletzung der Lunge kommen. Wenn die Steine zu groß, zu zahlreich sind oder Kalk enthalten, ist das Verfahren nicht anwendbar. Auch bei Entzündungen kann die Zertrümmerung nicht eingesetzt werden. Kleine Bruchstücke können der Ausgangspunkt für neue Steine sein. Selbst im günstigen Fall, wenn alle Bruchstücke ausgeschwemmt werden, bleiben Ort (Gallenblase) und Ursache (Stoffwechselstörung) bestehen. Wegen zahlreicher weiterer Gegenanzeigen ist das Verfahren auf bisher wenige Einzelfälle beschränkt.

Steinauflösung (Litholyse) durch Medikamente

Dieses Verfahren ist nur anwendbar, wenn der Stein nicht größer als 1,5 cm ist und keinerlei Verkalkungen enthält. Durch die monatelange Einnahme von gallensäurehaltigen Medikamenten kann es zur Auflösung des Steines kommen. Dabei tritt häufig Übelkeit als Nebenwirkung auf. Jedoch kommt es nach Absetzen der Medikamente häufig zu Rückfällen (Rezidiven), die dann eine erneute Behandlung erforderlich machen.

Die Operation

Zwei Operationsverfahren stehen zur Auswahl, nämlich einmal die „offene", herkömmliche Methode durch einen großen Schnitt, oder durch die minimal-invasive „endoskopische" Technik.

Offene Operationsmethode

Durch einen großen Schnitt – meist unter dem rechten Rippenbogenrand wird der Bauchraum eröffnet, die Nachbarorgane zur Seite geschoben und so die Gallenblase und das Gallengangsystem freigelegt. Die Gallenblasenschlagader, welche die Gallenblase mit Blut versorgt, wird aufgesucht, abgebunden und durchtrennt. Ebenfalls abgebunden und durchtrennt wird der Gallenblasengang, dann wird die Gallenblase mitsamt den Steinen entfernt. Besteht der Verdacht auf Gallengangsteine, so kann über den Stumpf des Gallenblasengangs ein Katheter vorgeschoben werden. Darüber kann man das Gallengangsystem durch Kontrastmittel im Röntgen sichtbar machen (Cholangiographie). Finden sich keine Steine und ist der Abfluß über das Gallengangsystem in den Dünndarm frei, so wird der Stumpf des Gallenblasengangs abgebunden und die Operation wird nach Blutstillung und Verschluß der Wunde beendet. Finden sich jedoch bei der Untersuchung Steine im Gallengangsystem, so eröffnet man den Gallengang und entfernt die Steine mittels Katheter oder unter Sicht bei einer Gallengangspiegelung. Anschließend legt man einen Drainageschlauch (T-Drain) zur Teilableitung der Galle ein, verschließt den eröffneten Gallengang und beendet den Eingriff.

Verfahren mittels Bauchspiegelung (endoskopische Operation)

Hierbei werden durch kleine Stichkanäle mehrere Instrumente durch die Bauchdecke in den Bauchraum vorgeschoben. Der Bauchraum wird durch Gas aufgeblasen, so daß eine gute Übersicht entsteht. Die übrigen Schritte des Operationsverfahrens, nämlich das Freilegen der Gallenblase, der Gallengänge und der Gallenblasenschlagader, das Abbinden und Abtragen erfolgt wie bei der offenen Operation. Es werden hier jedoch Sondeninstrumente benutzt, die über die Arbeitskanäle in den Bauchraum vorgeschoben werden. Die abgetragene Gallenblase entfernt man durch eine geringe Erweiterung eines Stichkanals, so daß der Patient keine größere Wunde in der Bauchdecke hat.

Selten kommt es bei der endoskopischen Methode zu technischen Problemen, die ein Wechsel auf die offene Operationsmethode erforderlich machen.

Spezifische Risiken der Gallenblasenoperation

Neben den allgemeinen Operationsrisiken, wie Blutung, Entzündung, Wundheilungsstörung, Thrombose und Embolie gibt es bei der Gallenblasenoperation auch spezielle Operationsrisiken. Einen Einfluß auf das

Risiko hat das Lebensalter und die mitgebrachten Vorerkrankungen. Am meisten hängt das Risiko des Eingriffes davon ab, ob es sich um einen geplanten Eingriff oder eine Notfalloperation wegen eingetretener Komplikationen handelt.

Die einfache Gallenblasenentfernung ohne Komplikationen ist ein in der Regel risikoarmer Eingriff mit hoher Erfolgsrate. Besteht jedoch eine akute Gallenblasenentzündung, eine Begleitentzündung der Bauchspeicheldrüse oder ein Gallenblasendurchbruch, so ist das Operationsrisiko wesentlich höher.

Übersehene Gallengangsteine

Bei im Gallengang verbliebenen Steinen kann es nach der Operation zu Koliken und zum Verschluß des Gallengangsystems kommen. Eine erneute Behandlung ist erforderlich. Meist wird hier eine „ERC" mit Einkerbung der Gallengangmündung (endoskopisch retrograde Cholangiographie und Papillotomie) zur Erweiterung durchgeführt. Über Drahtschlingen können Steine so aus dem Gallengang entfernt werden. Gelingt dies nicht, so kann eine erneute Operation erforderlich werden.

Starke Nachblutungen

Sie treten vor allem dann auf, wenn die Unterbindung oder die Metallklammer, welche die Gallenblasenschlagader abbindet, abrutscht. Häufig muß in einem solchen Fall erneut operiert werden, um die Schlagader nochmals zu verschließen.

Galleleck

Rutscht der Verschluß des Gallenblasenganges ab oder kommt es zur unbemerkten Verletzung des Gallenganges, so fließt Gallenflüssigkeit in den Bauchraum. Wird die Verletzung während der Operation bemerkt, muß durch eine sofortige Naht der Gallengang wiederhergestellt werden. Wenn nicht, kann es zur Bauchfellentzündung kommen oder zu einer Gallefistel. Sie entsteht, wenn Galle über einen dauerhaften, falschen Weg durch die Bauchdecke aus dem Körper abläuft.

Begleitentzündung der Bauchspeicheldrüse

Sie ist in der Regel durch Gabe von Antibiotika und anderen Medikamenten gut beherrschbar. Besteht kein weiteres Abflußhindernis der Gallenwege, heilt sie normalerweise folgenlos ab. Bei ungünstigem Verlauf kann sich die Entzündung aber verselbständigen.

Engstelle des Gallenganges mit Abflußbehinderung (Stenose)

Bleibt oder kommt es durch Narbenbildung oder zu enger Naht nach der Operation zu einem dauerhaften Abflußhindernis der Galle mit Rückstau in die Leber, so ist eine dauerhafte, schwerwiegende Schädigung der Leber möglich. Beim Untergang von Leberzellen werden diese durch Narbengewebe ersetzt (Leberzirrhose).

In aller Regel ist die Gallenblasenoperation bei einem Gallensteinleiden die empfohlene Therapie. Sie ist risikoarm und hat eine gute Erfolgsrate. Bei ca. 15% der Patienten kann es jedoch trotz regelrechter Operation zum „Postcholezystektomiesyndrom" kommen. Dabei handelt es sich meist um fortbestehende Beschwerden, wie Völlegefühl, Blähungen, Übelkeit, Appetitlosigkeit und Nahrungsunverträglichkeiten. Oft spielen hierbei, sofern nicht seelisch bedingt, Erkrankungen anderer Organe (z.B. Magengeschwür, Darmentzündung) eine Rolle, die nicht mit der Operation in Zusammenhang stehen. Es besteht auch die Möglichkeit, daß die Beschwerden durch einen zu lang belassenen Stumpf des Gallenblasenganges auftreten.

Fortbestehende Beschwerden oder ein Rückfall können auch durch neugebildete Steine nun im Gallengangsystem, bei der Operation übersehene Gallensteine, Vernarbung und Schrumpfung der Gallenwege verursacht sein.

Verlauf

Nach einer Gallenblasenoperation ist in der Regel keine intensivmedizinische Nachbehandlung erforderlich. Nach der Operation überwacht der Narkosearzt den Patienten während der Aufwachphase. Sind Atmung und Kreislauf stabil und ist der Patient ausreichend wach, wird er in sein Krankenzimmer gebracht.

Nach endoskopischer Operation

Ist die Narkose vollständig abgeklungen, kann noch am Operationstag vorsichtig mit Essen und Trinken begonnen werden. Normalerweise bestehen weniger Schmerzen als nach der offenen Operation. Dennoch treten Schmerzen auf, typischerweise in den Schultern (durch fortgeleiteten Schmerz). Sie klingen meist innerhalb von 3 Tagen ab.

Wegen des schonenden Operationsverfahrens ist ein stationärer Aufenthalt zwischen 3 und 6 Tagen üblich. Ist die anschließende Überwachung durch Angehörige zu Hause gewährleistet, kann in unkomplizierten Fällen auf Wunsch des Patienten ambulant operiert werden.

Die Arbeitsfähigkeit tritt im Vergleich zum offenen Verfahren früher ein, je nach Verlauf und körperlicher Beanspruchung zwischen 4 und 14 Tagen nach der Operation.

Nach offener Operation

Wegen des größeren Bauchschnitts ist die offene Operation belastender. Deshalb ist eine intensivere Schmerztherapie erforderlich, auch der stationäre Aufenthalt dauert länger, zwischen 4 und 14 Tagen. Zur Entlastung des Magens ist häufiger ein Magensonde (dünner Magenschlauch) notwendig. Öfter wird durch Drainagen (Schläuche) Blut und Gewebeflüssigkeit aus dem Wundgebiet abgeleitet. Die Hautfäden werden um den 10. Tag nach Operation entfernt. Die Arbeitsfähigkeit tritt je nach Verlauf und beruflicher Belastung ab dem 10. Tag ein.

Kommt es zu einer Komplikation bei einem dieser Operationsverfahren, so ist unter Umständen eine weitere Behandlung (s.o.) erforderlich, die das Kranksein verlängert.

In der Regel ist die Gallenblasenoperation ein sehr sicheres, komplikationsarmes Verfahren, bei dem der Patient nach 14 Tagen sein normales, gewohntes Leben führen kann. Eine besondere Diät oder Einschränkung ist nicht sinnvoll.

Trotzdem ist der Entschluß zu einer Operation eine individuelle, personenabhängige Entscheidung, die die Narkoserisiken (Kapitel 1.3), die Operationsrisiken (Kapitel 1.6), die Vorerkrankungen und die Lebensumstände eines jeden Patienten berücksichtigen muß. Man sollte sich daher erst nach einem ausführlichen Gespräch mit dem Arzt seines Vertrauens zu einer Operation entschließen.

KAPITEL 5

Erkrankungen der Schilddrüse

- Jodmangelkropf (endemische Struma)
- Knoten der Schilddrüse (Adenome)
- Basedow-Krankheit (M. Basedow)
- Schilddrüsengeschwulste

Informationen für den Arzt

Operationsindikation

Den Hauptanteil von über 80% der Schilddrüsenoperationen stellt die endemische, meist knotig umgebaute Struma mit euthyreoter peripherer Stoffwechsellage.

Eine eindeutige Indikation zur Operation besteht bei lokalen Komplikationen, wie z.B. Tracheaverlagerung, Tracheomalazie, Atemwegstenose oder Einengung des Ösophagus. Ebenso eindeutig wird man bei einem konkreten Malignomverdacht, sei es wegen raschem Knotenwachstum, szintigraphisch „kalten", sonographisch echoarmen Knoten oder bei suspektem zytologischen Befund zur Operation raten.

Neben subjektiven Beschwerden, einschließlich kosmetisch störender Veränderungen, ist eine unwirksame medikamentöse Therapie oder dystopes Schilddrüsengewebe (Zungengrund, Mediastinum) mit Wachstumstendenz ebenfalls eine Operationsindikation. Die Indikation zur operativen Therapie, besonders bei jüngeren Patienten, ist beim M. Basedow spätestens 1 Jahr nach Behandlungsbeginn und auch bei anderen Formen der Hyperthyreose gegen die Radiojodtherapie großzügig zu stellen. Bei nachgewiesenem Karzinom besteht eine dringende Operationsindikation. Prophylaktisch wird die Thyreoidektomie beim familiären medullären

Schilddrüsenkarzinom oder bei Patienten mit multipler endokriner Neoplasie (MEN-Syndrom, Typ II) bei Nachweis der RET-Mutation durchgeführt [3,5].

Diagnostik

Anamnese

Die Anamnese umfaßt neben der Familienanamnese und Dokumentation von Begleiterkrankungen v.a. Fragen zur Schilddrüsenfunktion, wie Schwitzen, Herzjagen, Unruhe, Zittern, Stuhlgang, Wärmeempfindlichkeit, Augenbeschwerden, bzw. trockene Haut, Trägheit, Müdigkeit, Verstopfung, Ab- oder Zunahme des Körpergewichts, Heiserkeit, Engegefühl, ggf. nach Menstruation und Schwangerschaft, Medikamenteneinnahme (besonders jodhaltige Desinfizienzien, Röntgenkontrastmittel, aber auch Dermatika, Lipidsenker, Geriatrika u.a. können erhebliche Jodmengen enthalten).

Körperliche Untersuchung

Die körperliche Untersuchung erfaßt den Lokalbefund: Halsumfang, Strumagröße (0 = keine Struma, I = tastbare, aber nicht sichtbare Struma, II = sichtbare Struma, III = große sichtbare Struma evtl. mit Kompressionserscheinungen), Narbe nach Kragenschnitt, Lokalisation (retrosternal), Konsistenz (diffus, knotig, weich, derb, prall), Druckschmerz, Schluckverschieblichkeit, Schwirren, Stridor, Halsvenenstauung, Hautrötung, Ödem, Lymphknoten, Verdrängung oder Kompression der Trachea oder des Ösophagus.

Bei Bestehen einer endokrinen Ophthalmopathie sollte auch der Augenbefund (Lidretraktion, Konvergenzschwäche, seltener Lidschlag, Lidschwellung, Chemosis, Tränenträufeln, Conjunctivitis sicca, Protrusio bulbi, Augenmuskelparese, Doppeltsehen, Hornhautulzerationen, Visus-/ Gesichtsfeldausfälle) erhoben werden.

▌ Labor

Die durchzuführende Laborchemie ist wesentlich von Anamnese und Untersuchung, also der Fragestellung, abhängig. Soll die Euthyreose bestätigt werden, so hat die Bestimmung des basalen TSH (oder die Durchführung eines TRH-Tests) die höchste Aussagekraft (Tab. 5.1). Bei Normalwerten kann auf eine Bestimmung der Schilddrüsenhormone verzichtet werden.

Sonst können T_3, T_4 sowie freies T_3 und T_4 bestimmt werden. Verbreitet zur Basisdiagnostik, aber nicht so rational, ist die routinemäßige Bestimmung von Schilddrüsenhormonen auch in freier Form. Die Bestimmung des Tg (Thyreoglobulin im Serum) ist selten angezeigt, z.B. als Tumormarker nach totaler Thyreoidektomie oder zur Differentialdiagnostik bei kongenitaler Hypothyreose oder Hyperthyreosis factitia. Besonders beim medullären Schilddrüsenkarzinom ist Kalzitonin der wichtigste Tumormarker.

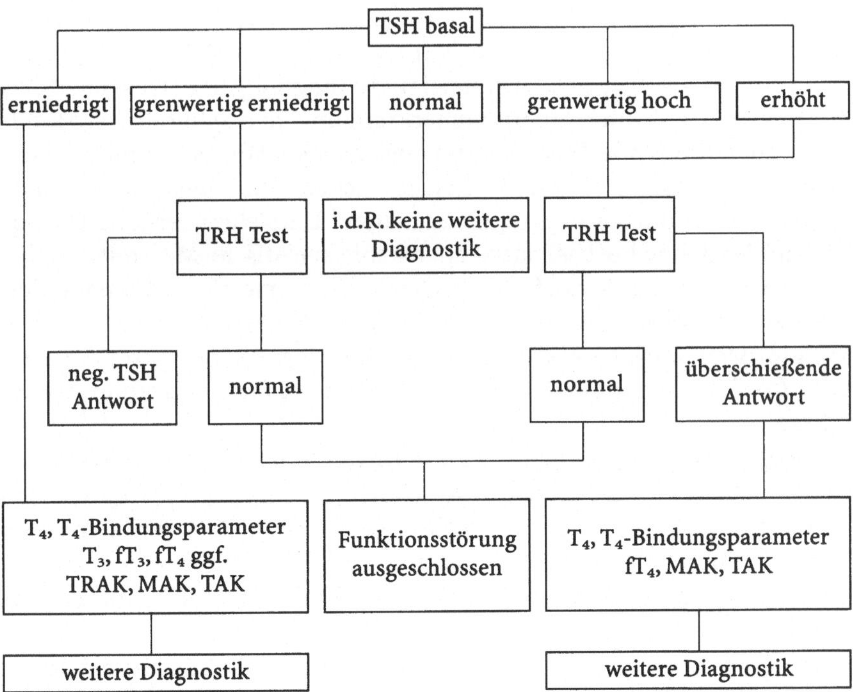

Tab. 5.1. Diagnostisches Vorgehen beim Verdacht einer Schilddrüsenfunktionsstörung

Bei *Autoimmunerkrankungen* der Schilddrüse werden folgende Autoantikörper bestimmt: TAK (Thyreoglobulin), MAK (mikrosomales Antigen = Schilddrüsenperoxidase), TRAK (TSH-Rezeptoren), sowie seltener Autoantikörper gegen Augenmuskelgewebe, gegen Schilddrüsenhormone oder wachstumsstimulierende Autoantikörper (Tab. 5.1).

Bildgebende Verfahren

In der Hand von geübten Untersuchern hat die *Schilddrüsensonographie* eine zunehmende Bedeutung erlangt. Für eine gute Bildauflösung sollte die Sondenfrequenz des Transducers mindestens 5–7,5 MHz betragen. Der Schallkopf sollte länger als 6 cm sein, damit die Volumenbestimmung korrekt durchgeführt werden kann (für Frauen gelten 18 ml, für Männer 25 ml als obere Normgrenze des Schilddrüsenvolumens). Die farbkodierte Dopplersonographie ermöglicht die zusätzliche Darstellung der Vaskularisation. Echoarm sind mikrofollikuläre, echoreich makrofollikuläre Strukturen. Echofreie Zonen mit dorsaler Schallverstärkung zeigen liquide Anteile. Der sonographische Befund allein erlaubt keine Diagnose. Doch gibt eine diffuse Echoarmut bei meist inhomogener Struktur z.B. einen Hinweis auf eine Autoimmunerkrankung der Schilddrüse. Hinter echoarmen Knoten verbirgt sich mit etwa 25%iger Wahrscheinlichkeit ein Malignom, wobei sich die Wahrscheinlichkeit bei unscharfer Randbegrenzung und bei szintigraphisch „kalter" Darstellung erhöht. Die Sonographie ist eine hochsensitive, aber wenig spezifische Methode.

Die Einordnung des Befundes gelingt meist erst in der Kombination mit der *Schilddrüsenszintigraphie*, die über den Funktionszustand des Schilddrüsenparenchyms Auskunft gibt. Zur Diagnose der disseminierten oder fokalen Autonomie läßt sich ein Suppressionsszintigramm durchführen.

Die *quantitative Schilddrüsenszintigraphie* ist bei einer Struma mit peripher euthyreoter Stoffwechsellage (Nachweis morphologischer Veränderungen, Nachweis einer Autonomie, Nachweis „kalter", funktionsloser Bezirke, Therapieplanung, Therapieüberprüfung) oder einer Hyperthyreose (Diagnosesicherung, M. Basedow, Prüfung des Therapieeffekts) indiziert.

Die *qualitative Schilddrüsenszintigraphie* wird zur Differentialdiagnose substernaler oder mediastinaler Raumforderungen, zum Nachweis dystopen Schilddrüsengewebes, nach Schilddrüsenresektion zur Abschätzung der Funktion der Restschilddrüse sowie nach Thyreoidektomie nach differenziertem Schilddrüsenkarzinom zum Nachweis von Restgewebe (Lokalrezidiv, Lymphknoten- und Fernmetastasen) eingesetzt.

Die häufigste Indikation für einen *Radiojodtest* ist die Ermittlung der für eine Radiojodtherapie erforderlichen Dosis.

Mit der konventionellen *Röntgendiagnostik* läßt sich der Weichteilschatten der Schilddrüse, ihre Ausdehnung im retrosternalen Bereich sowie die Verlagerung und Einengung der Trachea darstellen. Tracheaspezialaufnahme, Tomographie der Trachea und Aufnahmen unter Saugen und Pressen können ebenso wie die Ganzkörperplethysmographie das Vorliegen funktioneller Tracheabeeinträchtigungen nachweisen.

Der *Ösophagusbreischluck* zeigt eine Verdrängung der Speiseröhre. *CT oder NMR* stellen retrosternale oder retrotracheale Anteile der Schilddrüse besser als die Sonographie dar. Auch lassen sich Infiltrationen in die Nachbargewebe besser erkennen. Eine Differenzierung zwischen benignen follikulären Adenomen und einem Karzinom scheint mit der Kernspintomographie möglich zu sein [8].

Es sei daran erinnert, daß jodhaltige Kontrastmittel zu vermeiden sind, solange eine Diagnostik oder Therapie mit Radiojod in Erwägung steht.

Bei der *endokrinen Ophthalmopathie* ist die Sonographie in der Hand des Geübten geeignet, die Dicke der extraokulären Muskulatur zu bestimmen. Meist wird aber das CT eingesetzt, wenn auch bei zunehmender Verfügbarkeit die Kernspintomographie überlegen ist, nicht zuletzt wegen der fehlenden und besonders bei Verlaufskontrollen wichtigen Strahlenexposition.

Die *Aspirationszytologie* wird beim Verdacht eines Schilddrüsenkarzinoms und zur Diagnose und Differentialdiagnose der verschiedenen Formen von Schilddrüsenentzündungen eingesetzt.

Beim erblichen Schilddrüsenkarzinom findet eine *genetische Diagnostik und Beratung* statt.

Beim häufigsten Krankheitsbild der Schilddrüse, der Struma, wird neben der Schilddrüsenfunktion die Sonographie und die quantitative Funktionsszintigraphie (auf sie kann bei Patienten unter 40 Jahren, mäßig vergrößerter Schilddrüse bei homogenem Echomuster und Euthyreose, verzichtet werden) durchgeführt. Bei unauffälligen, nicht suspekten Befunden sind diese Untersuchungen ausreichend. Ist eine Operation vorgesehen, fordern die meisten Operateure noch eine Tracheazielaufnahme und die Prüfung der Stimmbandfunktion (Kehlkopfspiegelung).

Differentialdiagnose

Differentialdiagnostisch zu den Erkrankungen der Schilddrüse kommen der Hyperparathyreoidismus, Tumoren der Halsweichteile wie Lymphome, Speicheldrüsengeschwulste, mesenchymale Tumoren, aber auch Entzündungen, Abszesse, Zysten, Fisteln, bzw. von den Kiemenbögen ausgehende Fehlbildungen in Betracht. Die Verwechslung mit einem Thymom ist selten.

Therapie

Zur Behandlung der *endemischen Struma* (nicht entzündlich, nicht maligne, euthyreot) stehen neben der Operation die Behandlung mit Jodid, Schilddrüsenhormonen, die Kombination von Jodid und Schilddrüsenhormonen, sowie die Radiojodtherapie zur Verfügung.

Medikamentöse Therapie

Prophylaktische Jodidgabe

Nur angedeutet sei die Wichtigkeit der prophylaktischen Jodidgabe: Die WHO empfiehlt für Erwachsene 150–300 µg/Tag. Die derzeitige durchschnittliche Jodaufnahme in Deutschland beträgt etwa die Hälfte dieses Wertes.

Daher besteht bei erhöhtem Risiko zur Ausbildung einer Jodmangelstruma (besonders während der Pubertät, Schwangerschaft, Stillzeit, Familienanamnese) die Indikation zur Jodidgabe, da das Defizit durch jodiertes Speisesalz (1 g = 20 µg Jodid) nicht ausgeglichen wird. Die Dosierung beträgt beim Erwachsenen 200 µg/Tag, bei Kindern unter 10 Jahren die Hälfte oder beim Erwachsenen 1,5 mg in der Woche. Nebenwirkungen (Jodakne, jodinduzierte Hyperthyreose, allergische Reaktion) sind bei dieser physiologischen Dosierung nicht zu erwarten.

Die medikamentöse Therapie der *endemischen Struma* geht von 2 Grundüberlegungen aus:

- Eine alimentäre Jodmangelsituation führt zu einer kompensatorischen Hyperplasie und Hypertrophie der Zellen der Schilddrüse, aber auch
- über den zentralen Regelkreis zu einer vermehrten hypophysären Freisetzung von TSH.

Hier setzen auch die medikamentösen Behandlungen an.

Die Jodiddosis beträgt bei Schulkindern 100–200 µg/Tag und für Jugendliche und Erwachsene 200–300 µg/Tag. Man nimmt an, daß die früher üblichen höheren Dosierungen vermehrt zu Immunopathien der Schilddrüse führten. Die übliche Behandlungsdauer beträgt bis zu 1 Jahr. Die wesentliche Nebenwirkung dieser Therapie ist die Hyperthyreose, die bei Kindern und Jugendlichen mit diffuser Struma praktisch nicht auftritt und auch bei jüngeren Erwachsenen ($<$ 40 Jahre) unwahrscheinlich ist. Das Risiko der induzierten Hyperthyreose steigt mit dem Lebensalter, bei knotigen Veränderungen und dem Hinweis der funktionellen Autonomie. Sonographisch wird der Erfolg mit der Bestimmung des Schilddrüsenvolumens verifiziert. Das Auftreten einer Hyperthyreose läßt sich klinisch und laborchemisch feststellen.

Therapie mit Schilddrüsenhormonen

Die Behandlung mit Schilddrüsenhormonen erfolgt heute meist als Monotherapie mit L-(Levo)-Thyroxin mit 75–150 µg/Tag. Bei älteren Patienten ist der durchschnittliche Bedarf geringer als bei jüngeren. Angestrebt wird eine Dosierung bei der eine TSH-Konzentration von 0,4–1 mU/l im Serum erhalten bleibt. Als Nebenwirkungen können die Zeichen einer leichten Hyperthyreose (Tachykardie, Tremor, Hyperhidrosis, Wärmeintoleranz, Unruhe) auftreten. Deshalb ist besonders bei älteren Patienten mit koronarer Herzkrankheit oder Rhythmusstörungen Zurückhaltung angezeigt. Die Ergebnisse von Schilddrüsenhormongabe und von Jodidgabe sind praktisch identisch [4].

Die *kombinierte Gabe von Jodid und Schilddrüsenhormon* soll beide pathophysiologische Faktoren beeinflussen.

Für alle 3 Therapieformen ist bei jüngeren Patienten und diffuser Struma eine Volumenreduktion um ca. ein Drittel zu erwarten. Für ältere Patienten und bei knotiger Struma ist ein geringerer Effekt zu erwarten, auch wenn die Literaturlage hierzu spärlich ist.

Radiojodtherapie

Ist durch die medikamentöse Therapie keine Verkleinerung der Struma zu erreichen, so ist die Radiojodverkleinerungstherapie zu erwägen, besonders wenn ein operativer Eingriff zu risikoreich ist, oder der Patient sich nicht zur Operation entscheiden kann. Die Radiojodtherapie muß in Deutschland stationär in speziellen nuklearmedizinischen Abteilungen unter „Quarantäne" durchgeführt werden. Auch mit der Radiojodtherapie ist eine ca. 30%ige Volumenreduktion zu erreichen.

Eine eindeutige *Kontraindikation* besteht während der Schwangerschaft, Laktation und bei Verdacht auf das Vorliegen eines Schilddrüsenmalignoms.

Nach stattgehabter Jodexposition ist eine Radiojodtherapie für mindestens 6 Wochen nicht mehr durchführbar. Die wichtigste Nebenwirkung stellt die Hypothyreose mit bis zu 10% der Behandelten dar. Die Strahlenthyreoiditis ist selten und wird mit Antiphlogistika und Kortison therapiert. Besteht eine Trachealstenose, kann es durch die vorübergehende Schwellung zur akuten Verschlechterung kommen.

Operative Therapie

Die Operation hat den entscheidenden Vorteil, daß sie sich an der individuellen Befundkonstellation des Patienten, also unter Berücksichtigung des morphologischen und funktionellen Befundes, orientieren kann.

Technik

Bei der üblichen beidseits durchgeführten subtotalen Lappenresektion werden möglichst alle knotigen Anteile reseziert. Es bleiben bds. nur etwa 1,5x1x1 cm große Reste bestehen. Beim Maligomverdacht wird auf der betroffenen Seite die Thyreoidektomie durchgeführt und ggf. die subtotale Resektion der Gegenseite, da die intraoperative Schnellschnittdiagnose in bis zu 20% falsch negative Befunde ergibt. So kann man durch die radikale einseitige Resektion den mit einer deutlich höheren Komplikationsrate belasteten Zweiteingriff vermeiden. Insgesamt hat sich die Tendenz durchgesetzt, den Schilddrüsenrest kleiner als früher zu belassen um das Rezidiv zu vermeiden [12].

Komplikationen

Die häufigste Komplikation ist die Schädigung des N. laryngeus recurrens, die bei der Erstoperation wegen benigner Erkrankung in bis zu 2% der Fälle auftritt, wobei die Mehrzahl der *Rekurrensparesen* sich zurückbildet. Ob die Darstellung des Nervs während der Operation von Vorteil ist, ist seit Jahrzehnten umstritten [6,7].

Die zweite wesentliche Komplikation ist der *permanente Hypoparathyreoidismus*. Die obligate Darstellung mindestens einer Nebenschilddrüse pro Seite kann die Inzidenz dieser Komplikation deutlich unter 0,5% senken. Bemerkt man, daß während der Operation alle Epithelkörperchen entfernt wurden, wird ein entferntes Epithelkörperchen replantiert.

In der unmittelbar postoperativen Phase kann es zur gelegentlich dramatisch mit Erstickungserscheinungen verlaufenden *Nachblutung* kommen, wobei nur das sofortige Ablassen des entstandenen Hämatoms die unmittelbare Gefährdung beseitigt. Ein Wundinfekt tritt in der gut durchbluteten Halsregion nur selten auf.

Beim *Strumarezidiv* treten die Komplikationen deutlich erhöht auf, weshalb ein erfahrener Operateur mit dieser Aufgabe betraut, und die Indikation zurückhaltend gestellt werden sollte. Beim sog. Pseudorezidiv – wenn die Erstoperation einseitig erfolgte und nun eine Struma der Gegenseite vorliegt – ist die Komplikationsrate der Erstoperation vergleichbar.

Therapie der funktionellen Autonomie

Zur Therapie der funktionellen Autonomie stehen Thyreostatika, Radiojodtherapie und die Operation zur Verfügung. Thyreostatika werden bei einer manifesten Hyperthyreose zur Vorbereitung auf eine Operation eingesetzt. Nur in seltenen Fällen, bei extrem hohem Operationsrisiko, können Thyreostatika als Dauertherapie erwogen werden, da eine Spontanremission nicht eintritt.

Der wesentliche Vorteil der Radiojodtherapie gegenüber der Operation besteht darin, daß alle Zellen die funktionell autonom sind, also auch im makroskopisch unauffälligen Schilddrüsengewebe, erreicht werden.

Therapie der ersten Wahl während Schwangerschaft, bei Malignomverdacht und lokalen mechanischen Komplikationen ist zweifelsohne die Operation. Die bisherige Altersgrenze von 35–40 Jahren für die Radiojodtherapie wird von der deutschen Gesellschaft für Endokrinologie, Sektion Schilddrüse, jetzt nicht mehr empfohlen.

Dennoch besteht für die Radiojodtherapie ein theoretisch bestimmbares genetisches Risiko von $1:10^5$ oder ein Risiko von $1:10^4$, z.B. für die Induktion einer Leukämie oder eines Mammakarzinoms.

Die Operation richtet sich nach den prä- und intraoperativen Befunden. Die Komplikationsraten entsprechen denen der gewöhnlichen Struma. Das Rezidivrisiko liegt je nach Form zwischen 2 und 10%. Disseminierte Formen der Hyperthyreose treten naturgemäß häufiger wieder auf als unifokale.

Therapie bei M. Basedow

Nach 1jähriger thyreostatischer Behandlung eines *M. Basedow* ist bei einem guten Drittel mit einer dauerhaften Spontanremission zu rechnen. Welche Patienten profitieren, läßt sich nicht voraussagen. Wegen der bestehenden Hyperthyreose werden praktisch alle Patienten zunächst thyreostatisch behandelt. Hierzu wird

- Thiamazol (Initialdosis 10–40 mg/Tag, Erhaltungsdosis 2,5–10 mg/Tag),
- Carbimazol (Initialdosis 20–60 mg/Tag, Erhaltungsdosis 5–15 mg/Tag) und
- Propylthiouracil (Initialdosis 150–300 mg/Tag, Erhaltungsdosis 50–200 mg/Tag)

als Mono- oder Kombinationstherapie eingesetzt [10].

In bis zu 15% treten Nebenwirkungen auf, die – wenn auch meist leichterer Natur (z.B. Hautexanthem) – bis zur Agranulozytose und zu Leberschäden reichen können.

Wie bei der funktionellen Autonomie kann auch beim M. Basedow die *Radiojodtherapie* eingesetzt werden. Wenn große Strumen, Gravidität oder Laktation vorliegen, wird die Operation gewählt. Mancherorts wird die Operation nicht nur wegen der vermiedenen Strahlung, sondern auch wegen der langen Wartezeiten nuklearmedizinischer Abteilungen von den Patienten vorgezogen.

Die *Operation* erfolgt nach Erreichen der Euthyreose als subtotale Resektion beidseits mit extrem kleinem Schilddrüsenrest von ca. 4 g bei etwas erhöhter Komplikationsrate hinsichtlich der Stimmbandnervenlähmung, des Hypoparathyreoidismus und der Hypothyreose, um ein Hyperthyreoserezidiv sicher dauerhaft zu verhindern [2].

Therapie der Schilddrüsenmalignome

Bei der Therapie des *differenzierten Schilddrüsenkarzinoms* stellt die Operation unbestritten die Therapie der Wahl dar. Wegen der geringen Aggressivität und damit günstigen Prognose des Karzinoms gibt es bislang keine prospektiv randomisierten Therapiestudien, für die ein langer Nachbeobachtungszeitraum und ein großes Kollektiv erforderlich wäre.

In der Regel wird man beim zufällig diagnostizierten, allseits von Gewebe umgebenen *papillären Schilddrüsenkarzinom*, das unter 1 cm groß ist, nach subtotaler Schilddrüsenresektion infolge einer Struma keine weitere Therapie durchführen.

Alle anderen Schilddrüsenkarzinome (papilläre, follikuläre und medulläre) geht man mit einer totalen Thyreoidektomie plus zentraler Lymphknotendissektion an. Die systematische laterale Lymphknotendissektion („neck dissection") erfolgt beim *medullären Karzinom* obligat, bei der familiären Form beidseits. Bei den anderen differenzierten Schilddrüsenkarzinomen ist das Vorgehen nicht einheitlich und wird teils stadienabhängig gehandhabt [3,14].

Beim *undifferenzierten Schilddrüsenkarzinom* mit seiner schlechten Prognose wird die erweiterte Lymphknotenausräumung in der Regel unterbleiben.

Therapie der thyreotoxischen Krise

Die thyreotoxische Krise wird nach Ausschöpfen der konservativen Therapie (Thiamazol, β-Blocker, hochdosierte Jodidgabe, Lithium, evtl. Glukokortikoide, Plasmaseparation) ohne Erfolg nach wenigen Tagen durch ausgedehnte Schilddrüsenresektion behoben.

Therapie der endokrinen Ophthalmopathie

Bei milder Verlaufsform der Ophthalmopathie helfen bei Photophobie das Tragen von getönten Brillen, der Conjunctivitis sicca mit Jucken, Reiben und Tränen kann tagsüber mit methylzellulosehaltigen Augentropfen und nachts mit gelhaltigem Gleitmittel begegnet werden. Die Hochlagerung des Kopfes nachts wirkt dem Lidödem wie eine Diurese entgegen. Es werden auch Glukokortikoide, Immunsuppressiva, Strahlentherapie und Plasmapherese eingesetzt.

Häufig bildet sich der endokrine Exophthalmus nach erfolgreicher Therapie nicht zurück. Dann kann die operative Verringerung des retrobulbären Fettgewebes durchgeführt werden [9,13].

Nachsorge

Wundheilung

Da die Halsregion gut durchblutet ist, erfolgt die Wundheilung außerordentlich schnell, weshalb die Patienten in der Mehrzahl bereits nach Entfernung der Wundfäden oder Klammern aus dem Krankenhaus entlassen werden. Um unnötiger Narbenbildung zu begegnen, besonders da der Kragenschnitt exponiert liegt, werden die Fäden meist am 5. Tag entfernt.

Wurde bei der Naht der Haut das Platysma mitgefaßt, kommt es zu unschönen Verziehungen bei Mimik und Schlucken. Dies kann mit einem zweiten kleinen Eingriff beseitigt werden. Liegt die Narbe zu tief, also über dem Sternum, wird sie häufig breit bis hin zum Keloid. Hier kann vor einer Narbenkorrektur zunächst die Infiltration mit Kortisonlösung oder Bestrahlung versucht werden. Das postoperativ häufig auftretende Ödem der kranialen Hautlefze bildet sich innerhalb von 6 Wochen nach Ausbildung eines Lymphabflusses ohne Behandlung zurück.

Rezidivprophylaxe

Nach Operation einer endemischen Struma ist in der Regel der alimentäre Jodmangel und damit die Ursache der Erkrankung nicht beseitigt, weshalb regelmäßige Nachbehandlung und Kontrollen erforderlich sind, um ein Rezidiv zu verhindern. Wurden früher postoperativ generell Schilddrüsenhormone gegeben, geht man heute zunehmend differenzierter vor:

▶ Bei einseitiger Resektion oder großen Schilddrüsenresten wird postoperativ zunächst keine Therapie durchgeführt und die Kontrolle der Schilddrüsenfunktion erfolgt postoperativ nach 6–8 Wochen. Bei Euthyreose werden 200 µg/Tag Jodid gegeben, bei einer latenten oder manifesten Hypothyreose zusätzlich 50–150 µg/Tag L-Thyroxin.

▶ Nach der häufigeren beidseitigen Resektion mit kleinem Schilddrüsenrest von unter 10 g wird gleich mit einer Substitutionstherapie, ggf. mit

Jodsubstitution begonnen. Nach 6–8 Wochen und Kontrolle der Schilddrüsenfunktion erfolgt die Dosisanpassung.

Alle Patienten sollten nach 6–12 Monaten erneut kontrolliert werden und anschließend lebenslang alle 1–2 Jahre.

Nach einer Operation wegen funktioneller Autonomie der Schilddrüse geht man genauso vor.

Postoperative Nachsorge nach Schilddrüsenkarzinom

Nach Operation differenzierter Schilddrüsenkarzinome darf keine Jodsubstitution erfolgen, da die Möglichkeit einer Radiojoddiagnostik und -therapie genutzt werden soll [1, 11]. Bei jedem 5. Patienten ist mit dem Auftreten von Lokal- oder Fernmetastasen zu rechnen.

Wegen der bei den einzelnen Schilddrüsenkarzinomen unterschiedlichen Nachsorge und Therapie wird sie in der Regel von Erfahrenen durchgeführt, meist von Nuklearmedizinern, da die Diagnostik und ein Großteil der Therapie ohnehin in ihren Händen liegt.

Literatur

1. Börner AR, Müller-Gärtner HW (1997) Radiojodtherapie und Radiojodnachsorge bei differenzierten Schilddrüsenkarzinomen. Zentralbl Chir 122:274–285
2. Böttger T (1997) Morbus Basedow – Thyreoidektomie oder subtotale Resektion? Zentralbl Chir 122:231–235
3. Dralle H, Gimm O (1996) Lymphadenektomie beim Schilddrüsenkarzinom. Chirurg 67:788–806
4. Feldkamp J, Seppel T, Becker A, Klisch A, Schlaghecke R, Goretzki PE et al. (1997) Iodide or L-thyroxine to prevent recurrent goiter in an iodine-deficient area: prospective sonographic study. World J Surg 21:10–14
5. Frilling A, Dralle H, Eng C, Raue F, Broelsch CE (1995) Presymptomatic DNA screening in families with multiple endocrine neoplasia type 2 and familial medullary carcinoma. Surgery 118:1099–1104
6. Joosten U, Brune E, Kersting JU, Hohlbach G (1997) Risikofaktoren und Verlauf von Recurrensparesen nach Erstoperation benigner Schilddrüsenerkrankungen – Ergebnisse einer retrospektiven Analyse von 1556 Patienten. Zentralbl Chir 122:236–245
7. Koch B, Boettcher M, Huschitt N, Hülswede R (1996) Muß der Nervus recurrens bei der Schilddrüsenresektion immer freigelegt werden? Chirurg 67:927–932

8. Mackinnon WB, Delbridge L, Russell P, Lean CL, May GL, Doran S et al. (1996) Two-dimensional proton magnetic resonance spectroscopy for tissue characterization of thyroid neoplasms. World J Surg 20:841–847

9. Olivari N (1988) Transpalpebrale Dekompressionsoperation bei endokriner Orbitopathie (Exophthalmus) Wien Med Wschr 138:452–455

10. Schumm-Draeger, PM (1997) Hyperthyreose Typ Morbus Basedow – Gibt es einen therapeutischen Standard? Konservative Therapie. Zentralbl Chir 122:224–226

11. Schicha H, Dietlein M (1997) Radiojodtherapie beim differenzierten Schilddrüsenkarzinom. Zentralbl Chir 122:266–273

12. Seiler CA, Glaser C, Wagner HE (1996) Thyroid gland surgery in an endemic region. World J Surg 20:593–597

13. Stark B, Olivari N (1993) Treatment of exophthalmos by orbital fat removal. Clin Plast Surg 20:285–289

14. Walgenbach S, Sternheim E, Bittinger F, Junginger T (1997) Operative Therapie bei differenziertem Schilddrüsenkarzinom. Zentralbl. Chir 122:252–258

Informationen für den Patienten

Normalzustand

Die gesunde Schilddrüse (Glandula thyreoidea) wiegt beim Erwachsenen bis etwa 25 g und liegt am Hals vor und neben der Luftröhre. Sie besteht aus 2 Lappen, die durch eine Gewebsbrücke vor der Luftröhre verbunden sind (Abb. 5.1). Die Oberfläche wird von einer Kapsel gebildet, das Drüsengewebe ist sehr weich. Wie alle hormonproduzierenden Drüsen ist sie sehr gut durchblutet. Die Drüsenzellen sind um kleine Hohlräume angeordnet, den sog. Follikeln, in denen Hormone gespeichert und bei Bedarf wieder von den Zellen aufgenommen werden und in das Blut abgegeben werden können.

Die normale Schilddrüse liegt unterhalb des Kehlkopfes, ist dort kaum tastbar und verschiebt sich beim Schlucken mit Kehlkopf bzw. Luftröhre (Trachea). Seltener reichen nicht vergrößerte Schilddrüsen bis hinter das Brustbein, also in den Brustkorb.

Die Schilddrüse bildet *Kalzitonin, Thyroxin (T₄) und Trijodthyronin (T₃)*. Die beiden letzten Hormone, T_3 und T_4 beschleunigen eine Reihe von Lebensvorgängen: den Stoffwechsel, die Herzfrequenz, Erhöhung der Körpertemperatur, in der Kindheit wird das Wachstum gefördert u.a.

Das Kalzitonin senkt den Kalziumspiegel im Blut, indem es den Abbau von Kalzium im Knochen hemmt und zur erhöhten Kalziumausscheidung in den Nieren führt.

Abb. 5.1. Lage der Schilddrüse und Nebenschild-
drüsen

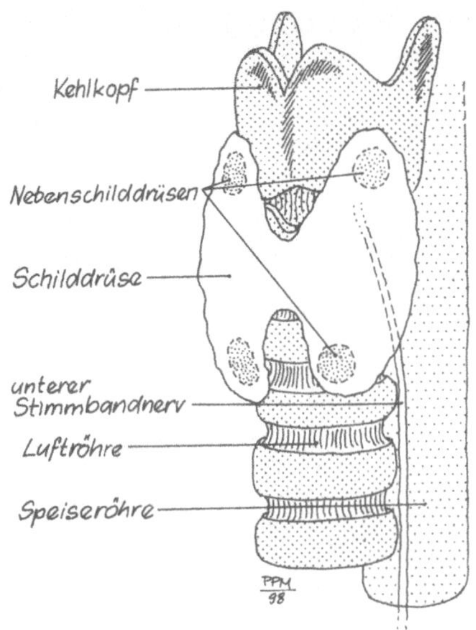

Die Schilddrüse ist Teil eines Regelkreises. So regelt sie durch die Abgabe von Hormonen die Tätigkeit anderer Organe, wird aber selbst durch
die Hirnanhangdrüse (Hypophyse) über den Blutweg mit einem schild-
drüsenstimulierenden Hormon (TSH = "Thyreoidea stimulierendes Hormon") gesteuert. Die Hirnanhangdrüse wiederum steht unter dem stimu-
lierenden Einfluß eines Mittelhirnanteils (Hypothalamus), der ein anderes Hormon (TRH = Thyrotropin Releasing Hormone) abgeben kann. Die
Blutkonzentration an Schilddrüsenhormon (T_3, T_4) führt zur Rückkopplung an der Hirnanhangdrüse.

Die Jodaufnahme in der Schilddrüse erfolgt aktiv je nach Bedarf. Das
Jod wird mit der Nahrung zugeführt und über den Dünndarm aufgenommen oder stammt aus dem Abbau von Schilddrüsenhormon. Ausgeschieden wird das Jod weit überwiegend über die Nieren.

Entstehung der Erkrankung

Der Kropf (Struma)

In Deutschland wird derzeit etwa ein Drittel der von der WHO (Welt-
gesundheitsorganisation) als ausreichend angesehenen Menge Jod aufge-

Abb. 5.2. Der Regelkreis,
der die Funktion der
Schilddrüse bestimmt

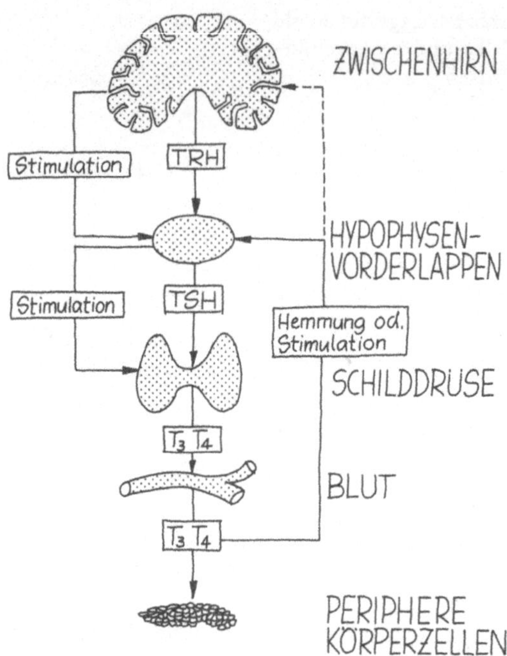

nommen. Da sich hierdurch eine für die Bildung von Schilddrüsenhormon ungenügende Menge von Jod ergeben kann, sinkt die Konzentration im Blut und es wird vermehrt schilddrüsenstimulierendes Hormon (TSH) von der Hirnanhangdrüse ins Blut abgegeben. Hierdurch wird die Schilddrüse stimuliert, kann aber wegen des Jodmangels nicht mehr Hormon produzieren, so daß weiterhin TSH ausgeschüttet wird und so fort. Hierdurch wächst die Schilddrüse immer weiter an und es entsteht ein Jodmangelkropf (endemische Struma). Die Schilddrüse kann so groß werden, daß sie Luftröhre und/oder Speiseröhre mechanisch einengt. Bei extremen Formen kann es auch zur Erweichung der Knorpelspangen der Luftröhre (Tracheomalazie) kommen. Die Schilddrüse kann sich entlang der Luftröhre bis hinter das Brustbein (retrosternal) in den Brustraum (Thorax) hinein entwickeln.

Besteht ein Kropf längere Zeit, so entstehen nicht selten Flüssigkeitsansammlungen (Zysten) und Verkalkungen infolge untergegangenen Drüsengewebes. Überwiegend besteht eine noch normale, seltener eine zu geringe Produktion von T_3 und T_4. Der Kropf entsteht vermehrt in den

Phasen hormoneller Umstellung, also während Pubertät, Schwangerschaft und Wechseljahren. Frauen sind deutlich häufiger als Männer betroffen.

Knoten der Schilddrüse (Adenome)

Im Zuge der Gewebeumwandlung bei längerem Bestehen eines Kropfes kann es auch durch Zunahme von Zellen mit einer *autonomen* (d.h. nicht mehr durch die Hirnanhangdrüse gesteuerten Hormonproduktion) zu einer funktionellen Entgleisung kommen, wenn sich das Jodangebot, z.B. durch jodhaltige Kontrastmittelgabe beim Röntgen, erhöht. Dann werden plötzlich vermehrt Schilddrüsenhormone ausgeschüttet. Solche gutartigen Gewebsknoten (Adenome) können einzeln, mehrfach oder über die gesamte Drüse verteilt auftreten.

Die Basedow-Krankheit (Morbus Basedow)

Die Basedow-Krankheit ist eine Autoimmunkrankheit. In diesem Falle bilden bestimmte weiße Blutkörperchen (Lymphozyten) Stoffe, die an den Schilddrüsenzellen ähnlich wie das TSH aus der Hirnanhangdrüse wirken, aber deren Produktion nicht der Rückkopplung durch die Schilddrüsenhormonkonzentration im Blut unterliegt. Es tritt regelhaft eine Erhöhung von T_3 und T_4 im Blut auf, also eine Überfunktion (Hyperthyreose). Sie kommt mit und ohne Schilddrüsenvergrößerung vor. Sie kann mit einer Augenbeteiligung (endokrine Ophthalmopathie) einhergehen, bei der es zu einer Vermehrung des hinter dem Auge liegenden Fettgewebes kommt, so daß die Augen hervortreten. Diese Erkrankung kann ohne erkennbare Ursache verschwinden, aber ebenso wieder auftreten.

Entzündliche Schilddrüsenerkrankungen (Thyreoiditiden)

Unter diesem insgesamt seltenen Krankheitsbild werden eine Reihe von Erkrankungen zusammengefaßt. All diesen Erkrankungen ist bei der feingeweblichen Untersuchung das entzündliche Erscheinungsbild gemeinsam. Ursächlich kommen Bakterien (akute bakterielle Schilddrüsenentzündung), ein Virusinfekt (akute bis subakute Thyreoiditis „de Quervain"), gegen die Schilddrüsenzellen gebildete Abwehrstoffe, wie beim

M. Basedow (chronisch-lymphozytäre Hashimoto-Thyreoiditis), eine Radiojodtherapie (Strahlenthyreoiditis) oder einen bindegewebigen Umbau (fibröse Thyreoiditis „Riedel") in Frage. Eine Entzündung aufgrund einer Tuberkulose oder anderer Allgemeinerkrankungen (Sarkoidose) ist eine Rarität.

Schilddrüsengeschwulste (Schilddrüsentumoren)

Die häufigsten Karzinome gehen von den schilddrüsenhormonproduzierenden Zellen (Thyreozyten) aus. Je nach Beibehaltung der ursprünglichen Zellform werden sie als differenziert, d.h. wenig entartete (follikulär, papillär), bei weitgehendem Verlust der ursprünglichen Form und Funktion als undifferenziert (spindelzellig, polymorphzellig, kleinzellig) bezeichnet. Sie können aber auch von den kalzitoninproduzierenden Zellen der Schilddrüse abstammen (medulläres Karzinom).

Am häufigsten sind die differenzierten Karzinome, die rund 80% aller bösartigen Geschwulste der Schilddrüse ausmachen. Sehr selten sind von anderem Gewebe ausgehende bösartige Geschwulste (Plattenepithelkarzinome, Sarkome, maligne Hämangioendotheliome, maligne Lymphome, maligne Teratome und Metastasen extrathyreoidaler Tumoren).

Im Jahr 1994 wurden in deutschen Krankenhäusern insgesamt 98.111 Patienten an der Schilddrüse operiert, davon über 80% wegen eines Kropfes. Weitere 7.434 wurden wegen einer Schilddrüsenüberfunktion und nur 3.609 wegen eines Schilddrüsenkarzinoms operiert.

Krankheitszeichen

Die Krankheitszeichen werden im wesentlichen durch die Größenzunahme der Schilddrüse, also mechanisch, oder durch die gestörte Hormonproduktion verursacht. Da der Kropf die häufigste Erkrankung ist, fällt dem Betroffenen meist auf, daß der Hemd- bzw. Blusenkragen eng wird, nicht mehr zu schließen ist. Neben dem kosmetischen Aspekt klagen die Patienten über ein unbestimmtes, nicht exakt lokalisierbares Druckgefühl, das häufig als „Knödel" bezeichnet wird und teils beim Schlucken verstärkt auftritt. Manche Patienten haben einen Widerwillen gegen hochgeschlossene Kleidung infolge einer vermehrten Empfindlichkeit gegen Berührungen im Halsbereich. Diese Empfindungen können in ein Engegefühl münden, das sich bis zur Luftnot steigert.

Bei einer Überfunktion der Schilddrüse wird häufig über Schwitzen, eine innere Unruhe, Herzjagen, Gewichtsverlust, Wärmeempfindlichkeit und vermehrtem, teils flüssigem Stuhlgang und – besonders beim M. Basedow – Augenbeschwerden berichtet. Bei einer deutlichen Erhöhung der Schilddrüsenhormone kommt es zum Zittern der Hände, zum Haarausfall und der Kranke wird durch seine Unruhe und Nervosität zur Belastung für seine Umgebung.

Die Schilddrüsenunterfunktion geht öfter mit Gewichtszunahme, trockner Haut, zunehmender Trägheit, Verstopfung, vermehrter Müdigkeit, Kälteempfindlichkeit, heiserer, rauher Stimme und gelegentlich mit einer Neigung zur Depression einher. Ist die Unterfunktion sehr ausgeprägt, kommt es zur Schwellung der Augenlider und zur Antriebsarmut.

Abklärung (Diagnostik)

Treten bei einem Menschen die o.g. Krankheitszeichen auf, kann eine Abklärung mit folgenden Untersuchungen durchgeführt werden:

Erhebung der Krankengeschichte (Anamnese)

Es wird vom Arzt nach Art, Dauer und Ausprägung der Beschwerden gefragt. Die Ernährung wird erfragt, um einen Hinweis auf die Jodaufnahme zu erhalten. Dauermedikamente und Kontrastmitteln werden dokumentiert, da sie einerseits Jod enthalten können, aber auch weil eine ganze Anzahl von Medikamenten die Symptome (Krankheitszeichen) verschleiern können, wie z.B. das Herzjagen oder die psychischen Erscheinungsbilder der Schilddrüsenerkrankungen durch Medikamente beeinflußt sein können. Nach einer familiären Häufung wird gefragt, nicht nur weil eine Krankheitsbereitschaft vorliegen kann, sondern auch um einen Ernährungseinfluß herauszuarbeiten.

Körperliche Untersuchung

Der Untersucher tastet Größe und Lage der Schilddrüse, was besonders während des Schluckens gut untersuchbar ist. Gleichzeitig kann man erkennen, ob sich die Schilddrüse mit der Luftröhre verschiebt oder in der Umgebung verwachsen ist. Ein Abhören (Auskultation) mit dem Hörrohr

(Stethoskop) dient dem Nachweis einer Einengung der Luftröhre, aber auch dem Nachweis einer vermehrten Durchblutung bei Überfunktion, die aber auch als Schwirren mit der aufgelegten Hand empfunden wird.

Labor

Da die Freisetzung von TSH aus der Hirnanhangdrüse im Zentrum des Regelkreises steht, ist die Bestimmung dieses Hormons für die Kenntnis des Funktionszustandes der Schilddrüse am wichtigsten. Dieses Hormon kann im Blut nachgewiesen werden. Da es auf kleinste Schwankungen von T_3 und T_4 (Schilddrüsenhormone) im Blut reagiert, kommt dem Nachweis dieses Hormons große Wichtigkeit zu. Ist es im Normalbereich, sind in der Regel keine weiteren laborchemischen Untersuchungen zum Funktionszustand der Schilddrüse erforderlich. Fällt der Test unnormal (pathologisch) aus, so kann man den Regelkreis weiter durch den sog. TRH-Stimulationstest untersuchen. Hierzu verabreicht man TRH (das ist das Hormon, das im Zwischenhirn gebildet wird und die Abgabe von TSH aus der Hirnanhangdrüse verursacht) entweder über die Nase, den Mund oder über die Vene. Vorher und nach einer 1/2 Stunde wird Blut abgenommen und die Konzentration von TSH im Serum bestimmt. Schließlich lassen sich auch die Schilddrüsenhormone im Serum (in freier, aktiver Form oder in gebundener, passiver Form) messen.

Besonders bei der Basedow-Krankheit und anderen entzündlichen Veränderungen der Schilddrüse lassen sich eine Reihe von Antikörpern (Abwehrstoffe) (z.B. TAK, MAK, TRAK, gegen Augenmuskelgewebe, wachstumsstimulierende Autoantikörper, Antikörper gegen Schilddrüsenhormon) nachweisen. Das Thyreoglobulin im Serum kann den Jodmangel nachweisen, wird aber meist zur Überwachung der Nachbehandlung nach einem differenzierten Schilddrüsenkarzinom eingesetzt.

Aus einem Blutbild kann man anhand der weißen Blutkörperchen einen Hinweis auf eine Entzündung erhalten, die sonstigen Laboruntersuchungen dienen der Narkosevorbereitung. Ist eine Operation geplant, so wird das Kalzium bestimmt, um nach der Operation einen Ausgangswert zur Beurteilung zu haben.

Ultraschalluntersuchung (Sonographie) des Halses

Wegen der oberflächlichen Lage ist die Schilddrüse besonders gut mit dem Ultraschall zu untersuchen. Bei den Energiemengen, die heute für eine Untersuchung benötigt werden, sind keine Nebenwirkungen dieser Methode bekannt. Sie ist deshalb praktisch immer Bestandteil jeder Schilddrüsenuntersuchung. Es wird das Volumen der Schilddrüse erfaßt (das sich aus der größten Tiefe mal der Länge mal 0,479 für jeden der beiden Lappen ergibt). Daneben läßt sich das Gewebe gut untersuchen, besonders lassen sich Verkalkungen, Zysten und Knoten nachweisen. Die Untersuchung wird in Rückenlage mit leichter Überstreckung der Halswirbelsäule durchgeführt. Damit die Ultraschallwellen besser in das Gewebe geleitet werden, wird ein Gel vor der Untersuchung aufgetragen. Besonders bei der Punktion eines verdächtigen Bezirkes läßt sich mit der Sonographie die Trefferquote deutlich erhöhen. Eine besondere Form des Ultraschalls (farbkodierte Dopplersonographie) erlaubt zusätzlich für bestimmte Fragestellungen die Darstellung der Blutgefäßversorgung der Schilddrüse.

Funktionsuntersuchung der Schilddrüse (Schilddrüsenszintigraphie)

Während die Sonographie Veränderungen im Aufbau der Schilddrüse nachweist, kann durch die Szintigraphie die Funktion des Gewebes dargestellt werden. Hierzu wird eine kleine Menge radioaktiver Substanz (^{99m}Tc-Pertechnetat wird heute meist verwendet, früher meist radioaktives Jod) in die Vene injiziert. Dieser Stoff wird wie das normale Jod in die Schilddrüse aufgenommen. Man kann nun zweierlei untersuchen: zum ersten, wie schnell dieser Stoff in die Schilddrüse aufgenommen wird, zum zweiten, wie sich der Stoff in der Schilddrüse verteilt. Es können also Gebiete unterschieden werden, in denen viel eingelagert wird und solche, wo wenig aufgenommen wird. Gemessen wird die Strahlung des aufgenommenen Stoffes.

Wo sich wenig Radioaktivität nachweisen läßt, spricht man von einem kalten Knoten (also einem Bezirk, wo die Aktivität der Schilddrüse vermindert bis erloschen ist) mit im wesentlichen 2 Ursachen: die Ausbildung einer Zyste oder eine bösartige Geschwulst. Dies wird durch weitere Untersuchungen, besonders den Ultraschall, weiter abgeklärt.

Beim Nachweis einer erhöhten Aktivität spricht man von einem heißen Knoten. Ist er umgrenzt, so hat sich ein Adenom ausgebildet. Dies ist ein Knoten aus Schilddrüsengewebe mit Überfunktion. Besteht der Verdacht auf Schilddrüsengewebe, das der Steuerung durch die Hirnanhangdrüse nicht mehr unterliegt, so wird T_3 oder T_4 einige Tage verabreicht und anschließend eine Szintigraphie durchgeführt, um zu sehen, ob diese Bezirke nun weniger Testsubstanz aufnehmen. Nehmen sie unverändert Testsubstanz auf, unterliegen also nicht der Kontrolle durch den Regelkreis, so nennt man sie autonom.

Radiojodtest

Ähnlich wie bei der Szintigraphie wird bei diesem Test radioaktiv markiertes Jod (^{131}Jod) in die Vene gespritzt und die Aufnahme des Jods in die Schilddrüse gemessen. Man wendet diesen Test zur reinen Diagnostik nur an, um eine seltene Jodverwertungsstörung zu entdecken. Meist wird er vor einer geplanten Strahlentherapie durchgeführt, um die erforderliche Menge radioaktiven Jods zu errechnen.

Probenentnahme (Aspirationszytologie, Feinnadelstanzbiopsie)

Wenn sich in der Schilddrüse ein Bezirk befindet, bei dem der Verdacht auf eine bösartige Geschwulst vorliegt, können mit einer dünnen Nadel unter Ultraschallkontrolle und kräftigem Ansaugen einige Zellen aus diesem Bereich gewonnen und anschließend feingeweblich untersucht werden. Seltener dient dieses Vorgehen der Unterscheidung von Schilddrüsenentzündungen. Es kann auch mit einer Stanze ein kleiner Gewebezylinder gewonnen werden. Dieses Verfahren wird aber wegen der erhöhten Gefahr einer Blutung oder Verletzung anderer Gewebe nur selten eingesetzt. Bei einer Reihe von verschiedenen Karzinomtypen kann aber das Erkennen dieser Karzinome in der feingeweblichen Untersuchung (Histologie) schwer bis unmöglich sein.

Röntgenuntersuchungen

Mit der normalen Röntgenaufnahme des Brustkorbes im frontalen und seitlichen Strahlengang kann man die Ausdehnung der Schilddrüse, u.U.

bis in den Brustraum, als Weichteilschatten darstellen. Meist läßt sich auf diesen Aufnahmen schon eine Einengung der Luftröhre (Trachea) erkennen, deutlicher wird sie bei Zielaufnahmen der Luftröhre. Wird während der Röntgenaufnahme ein Kontrastmittel geschluckt, so lassen sich Einengungen der Speiseröhre (Ösophagus) zeigen. Man muß aber daran denken, daß in den meisten Kontrastmitteln Jod enthalten ist.

Bei seltenen Fragestellungen kann die Computertomographie, ein durch den Computer zusammengesetztes Bild mehrerer Röntgenbilder, Aufschluß über Größe, Lage und Beziehung der Schilddrüse zu ihren Nachbarorganen geben. Bei einer bösartigen Geschwulst kann man das Übergreifen auf andere Gewebe und Absiedlungen erfassen.

Abgrenzung des Krankheitsbildes (Differentialdiagnose)

Die meisten der oben erläuterten Untersuchungen dienen der Unterscheidung der verschiedenen Schilddrüsenerkrankungen voneinander. Aber bei einer reinen Schwellung oder Vorwölbung am Hals kommen eine Reihe von anderen, nicht von der Schilddrüse ausgehenden Erkrankungen in Frage, wie z.B. Erkrankungen der Nebenschilddrüse, Erkrankungen des Lymphsystems und der Lymphknoten, von Speicheldrüsen ausgehende Geschwülste, Entzündungen am Hals, z.B. von Fehlbildungen oder auch Infekten verursacht.

Behandlung (Therapie)

Die vorbeugende (prophylaktische) Behandlung besteht in der vermehrten Jodaufnahme, zum Beispiel in der Nahrungsumstellung auf jodiertes Speisesalz, Meeresfisch und -früchte.

Die Behandlung der Schilddrüsenerkrankungen richtet sich einerseits nach der Stoffwechsellage, also wieviel oder wenig T_3 und T_4 ausgeschüttet wird, und nach der zugrundeliegenden Erkrankung. Es stehen grundsätzlich 3 unterschiedliche Behandlungsprinzipien zur Verfügung:

Medikamente

Besonders in den Phasen hormoneller Umstellung, also während Pubertät, Schwangerschaft, Stillzeit oder auch bei häufigerem Auftreten eines

Kropfes in der Familie, sollte wegen der in Deutschland zu geringen Jodaufnahme zusätzlich Jod in Tablettenform eingenommen werden. Aber
auch wenn bereits ein Kropf vorliegt, kann man mit vorsichtiger Jodzufuhr das weitere Wachstum verhindern und oftmals eine Verkleinerung
der Schilddrüse herbeiführen. Die Gefahr, daß durch die Jodzufuhr eine
Schilddrüsenüberfunktion auftritt, besteht besonders bei älteren Menschen, bei knotigen Veränderungen des Kropfes und bei einer Autonomie,
d.h. wenn Teile der Schilddrüse nicht mehr unter der Kontrolle der Hirnanhangdrüse stehen. Bei den verabreichten Dosen sind Nebenwirkungen
(Hautveränderungen, allergische Reaktionen) selten.

Man kann auch Schilddrüsenhormone – heute wird meist Thyroxin
(T_4) gegeben – in Tablettenform zuführen. Hierdurch vermindert sich die
Stimulation durch die Hirnanhangdrüse, wodurch der Wachstumsreiz auf
den Kropf unterbleibt. Aber bei dieser Therapie droht die Wirkung über-
höhter Schilddrüsenhormone, wie schneller Herzschlag, Unruhe u.a.

Es lassen sich auch die Jodgabe und die Gabe von Schilddrüsenhormonen kombinieren. Die Ergebnisse aller 3 Möglichkeiten der medikamentösen Therapie sind etwa gleich, das Schilddrüsenvolumen läßt sich um
durchschnittlich 1/3 verringern.

Radiojodtherapie

Gelingt durch die medikamentöse Therapie keine hinreichende Verkleinerung des Kropfes, so ist eine Radiojodtherapie zu erwägen. Auch damit
wird eine ungefähr 30%ige Verkleinerung des Kropfes erreicht. Man führt
radioaktives Jod zu, das in der Schilddrüse gespeichert wird. Damit tritt
lokal eine hohe Strahlenbelastung auf. Wenn vorher viel Jod aufgenommen wurde, nimmt die gesättigte Schilddrüse natürlich für eine längere
Zeit – ca. 6 Wochen – dieses radioaktive Jod nicht auf. Wegen der zwar für
den Restkörper geringen, aber dennoch bestehenden Strahlenbelastung,
wird während Schwangerschaft und Stillzeit keine Radiojodtherapie
durchgeführt. Wenn der Verdacht auf das Vorliegen einer bösartigen
Schilddrüsenerkrankung besteht, wird man sich zur Operation entscheiden, um daran anschließend das entfernte Schilddrüsengewebe feingeweblich zu untersuchen.

Bei Einengung der Luftröhre kommt es durch die anfangs auftretende
Schwellung oft zur Verstärkung der Luftnot. Selten kommt es unter dieser
Therapie zu einer Entzündung der Schilddrüse, so daß eine Behandlung

mit entzündungshemmenden Medikamenten durchgeführt werden muß. Ein weiterer Nachteil dieser Therapieform ist, daß die Patienten während der Behandlung in bestimmten Strahlenabteilungen (nuklearmedizinischen Abteilungen) „verwahrt" werden müssen, da dies in Deutschland Vorschrift ist. Da diese Abteilungen nicht überall zur Verfügung stehen, bestehen zum Teil erhebliche Wartezeiten, so daß man jüngeren Patienten, besonders auch wegen des zwar geringen, aber bestehenden Strahlenrisikos eher zur Operation raten wird. Diese Radiojodbehandlung ist aber hervorragend für ältere Patienten geeignet, um das Operationsrisiko zu umgehen.

Operation

Die Operation hat einige entscheidende Vorteile gegenüber den anderen Therapieformen des Kropfes. So kann man meist alle Knoten des Kropfes entfernen, immer ist eine feingewebliche Untersuchung möglich, und die erwünschte Verkleinerung der Schilddrüse kann bis zur völligen Entfernung des Organs durchgeführt werden, je nach individueller Ausgangslage. Sie kann also an das jeweilige Krankheitsbild der Schilddrüse am besten angepaßt werden.

Es wird ein sogenannter Kragenschnitt gemacht, der später bei geschlossenem Kragen nicht mehr sichtbar ist; Frauen können ihn auch oft gut mit einer kurzen Halskette verdecken. Danach wird die unmittelbar unter der Haut liegende Muskulatur (Platysma) durchtrennt und die Schilddrüsenkapsel freigelegt. Nur bei extrem großen Kröpfen ist manchmal die Durchtrennung der geraden Halsmuskulatur notwendig, die aber am Ende der Operation wieder vereinigt wird. Die Schilddrüse ist reichlich durchblutet. Sie erhält ihr Blut wesentlich von einer oberen und einer unteren Schilddrüsenarterie (A. thyreoidea superior et inferior) auf beiden Seiten. Die obere Schilddrüsenarterie muß immer, die untere Schilddrüsenarterie sollte immer aufgesucht und sicher verschlossen und durchtrennt werden, ebenso wie die zahlreichen Venen. Da die meisten Operateure den Patienten in einer sitzenden Position lagern, muß bei der Durchtrennung größerer Venen darauf geachtet werden, daß keine Luft eingesaugt wird, da der Druck in den Venen so niedrig ist, daß in sitzender Position ein Unterdruck in den Halsvenen auftreten kann. Hinter der Schilddrüse verläuft an beiden Seiten der Stimmbandnerv (N. laryngeus recurrens), der von unten zur Luftröhre und dann in den Kehlkopf zieht und – wie der Name es beschreibt – für die Beweglichkeit der Stimmbänder notwendig ist. Ebenfalls meist an der Rückfläche der Schilddrüse befinden sich die Nebenschilddrüsen. Diese 4 etwa reiskorngroßen Drüsen produzieren ein Hormon (Parathormon) das der Gegenspieler des in der Schilddrüse gebildeten Kalzitonins ist. Mindestens eine dieser kleinen Drüsen muß erhalten werden und ist ausreichend, um den Kalziumstoffwechsel im Lot zu halten. Nun wird der geplante Anteil der Schilddrüse entfernt und eine sorgfältige Blutstillung durchgeführt, da auch kleinste Schilddrüsenreste noch eine Durchblutung aufweisen.

Da eine 2. Operation erheblich schwieriger und mit mehr Komplikationen behaftet ist, wird heute meist nur ein höchstens saubohnengroßer Schilddrüsenrest auf beiden Seiten übriggelassen. Besteht ein Verdacht auf Bösartigkeit, wird die entsprechende Seite ganz entfernt, um einen zweiten Eingriff nach Vorliegen des feingeweblichen Ergebnisses zu vermeiden.

Bei Entfernung der Schilddrüse wegen bösartiger Erkrankung entfernt man auch die örtlichen Lymphknoten. Bei bestimmten Krebstypen kann auch die systematische Entfernung der seitlichen Halslymphknoten sinnvoll sein.

Die ausschließliche Entfernung eines Schilddrüsenknotens wird nur noch in Ausnahmefällen durchgeführt.

Am Ende der Operation legen viele Chirurgen auf jeder Seite einen dünnen Schlauch (Drain) ein, um nachlaufendes Blut nach außen absaugen zu können.

Neben den allgemeinen Operationsrisiken ist die Schilddrüsenoperation ein Eingriff mit insgesamt niedrigem Risiko und hoher Erfolgsrate. Wundheilungsstörungen sind wegen der guten Durchblutung des Halses extrem selten, eine Thrombose tritt wegen der frühen Mobilität nach der Operation praktisch nicht auf.

Spezifische Risiken der Schilddrüsenoperation

Schädigung des Stimmbandnervs

Trotz größter Vorsicht kann der Stimmbandnerv verletzt werden, da er nicht immer exakt an gleicher Stelle verläuft. Wird er einseitig (1–2%) verletzt, resultiert eine leise, rauhe Stimme. Bei extrem seltenen beidseitigen Verletzungen können die Stimmbänder in ungünstiger Stellung verharren, was im schlimmsten Fall eine Eröffnung der Luftröhre (Tracheostoma) erforderlich macht, um eine Atmung zu ermöglichen. Die überwiegende Zahl von Verletzungen des Stimmbandnervs haben nur vorübergehende Auswirkungen. Auch tritt eine Heiserkeit häufiger wegen des für die Beatmung während der Narkose notwendigen Schlauches (Tubus) auf und bildet sich innerhalb kürzester Zeit zurück.

Entfernung aller Nebenschilddrüsen

Die 4 Nebenschilddrüsen (Epithelkörperchen, Parathyreoidea) können versehentlich alle bei der Operation entfernt werden (1–2%). Denn sie sind klein und ihre Lage variabel. Bemerkt man die unabsichtliche Entfernung aller Epithelkörperchen, so kann man ein Epithelkörperchen in die Muskulatur legen, wo es seine Tätigkeit wieder aufnimmt und in der Regel ausreicht, um den Kalziumstoffwechsel zu regulieren. Die Folge der Entfernung aller 4 Nebenschilddrüsen ist, daß zu wenig Kalzium ins Blut abgegeben wird. Daher wird nach der Operation routinemäßig die Kalziumkonzentration im Blut bestimmt. Ist sie erniedrigt, tritt typischerweise ein Kribbeln auf, in schweren Fällen kann es zum Krampf kommen. Dem wird durch die Gabe von Kalzium begegnet. Krämpfe können aber auch bei der Schädigung einer verbliebenen Nebenschilddrüse auftreten und bilden sich dann nach Erholung der Drüse in wenigen Tagen zurück.

Starke Nachblutung

Tritt eine stärkere Nachblutung auf (unter 1%), so kann es selbst bei liegenden Drainagen zu größeren Blutansammlung kommen, die Druck auf die Luftröhre ausüben und die Atmung behindern. Hier hilft nur die sofortige Eröffnung der Wunde, ggf. noch am Krankenbett, und der Blutungsquelle im Operationssaal.

Unschöne Narbe

Wird der unmittelbar unter der Halshaut verlaufende flache Muskel (Platysma) in der Wundnaht mitgefaßt, so bildet sich häufig eine Narbe aus, die sich bei mimischen Bewegungen und beim Essen mitbewegt, was sehr häßlich aussehen kann. In diesen Fällen kann in einem kleinen Eingriff Haut und Muskulatur wieder getrennt werden. Die Narbe an exponierter Stelle kann sich, besonders häufig, wenn zu tief geschnitten wird oder durch die Größe des Kropfes die Narbe tiefer als gewöhnlich zu liegen kommt, breit mit vermehrter Narbengewebsbildung (Keloid, hypertrophe Narbe) ausbilden. Hier können Injektionen mit Kortison oder Bestrahlungen helfen. In schlimmen Fällen ist eine operative Narbenkorrektur zu erwägen. Bemerkt man die ungünstige Narbenbildung frühzeitig, so kann mit kontinuierlichem Druck einem weiteren Fortschreiten oft entgegengewirkt werden.

Verlauf

Nach einer Schilddrüsenoperation ist in der Regel keine intensivmedizinische Überwachung notwendig. Ist der Patient kreislaufstabil, atmet selber und ist ausreichend wach, wird er in sein Krankenzimmer gebracht. Einige Stunden nach der Operation wird Blut abgenommen zur Bestimmung des Kalziumwertes. Essen und Trinken kann er sobald die Narkosewirkung vollständig abgeklungen ist. Meist besteht das Kloßgefühl noch eine Zeit lang. Die Schmerzen sind meist gering und können mit Schmerzmitteln leicht unterdrückt werden. Die Drainagen werden, je nach Menge die sie fördern, nach 1–2 Tagen entfernt. Die Wundfäden oder -klammern sollten frühzeitig entfernt werden, um ein kosmetisch günstiges Ergebnis zu erhalten, d.h. meist am 5. postoperativen Tag. Besteht Sorge, daß die Wunde noch nicht ausreichend stabil ist, so kann ein sicherndes Heftpflaster (Steristrip) ihr noch etwas Halt geben. Oft ist der obere, kopfwärtige Anteil der Haut über der Wunde durch den behinderten Lymphabfluß geschwollen, was sich aber nach einiger Zeit, nach Entstehen neuer Lymphwege, völlig gibt.

Eine Arbeitsunfähigkeit besteht je nach Verlauf und beruflicher Tätigkeit zwischen 5 und 14 Tagen.

Nach allen Schilddrüsenoperationen ist eine Kontrolle der Stoffwechsellage nach einiger Zeit erforderlich. Nach den Kropfoperationen wird meist schon im Krankenhaus mit einer medikamentösen Therapie begonnen, um ein Wiederauftreten eines Kropfes zu verhindern. Nach einigen Wochen wird untersucht, ob die medikamentöse Therapie angepaßt werden muß. Nach einiger Zeit kann auch eine Kontrolle zeigen, daß eine weitere Einnahme von Schilddrüsenhormonen nicht mehr erforderlich ist. Nach vollständiger Entfernung der Schilddrüse müssen natürlich lebenslang Schilddrüsenhormone eingenommen werden.

KAPITEL 6

Erkrankungen des Dickdarms

- Dickdarmkrebs (kolorektales Karzinom)
- Gutartige Dickdarmwucherungen (kolorektale Adenome, Polypen)
- Entzündung von Dickdarmausstülpungen (Divertikulitis)
- Darmverschluß (Ileus)

Informationen für den Arzt

Operationsindikation

Die Inzidenz des kolorektalen Karzinoms ist in allen hochindustrialisierten Ländern mit Ausnahme Japans deutlich steigend. Zudem ist ein Ansteigen der Häufigkeit im rechten Kolon zu verzeichnen. Nach dem Lungenkrebs ist es das häufigste Karzinom in der europäischen Gemeinschaft.

Männer sind häufiger und früher betroffen als Frauen. Aus den Verteilungs- und Migrationsstudien schloß man, daß die „westliche Ernährung" die Entstehung des Dickdarmkarzinoms fördere. Diese Ernährung ist reich an tierischen Fetten, Cholesterin, Alkohol und Zucker. Es fand sich auch ein Zusammenhang mit kalorienreicher Nahrung und dem daraus resultierenden Übergewicht. Umgekehrt wurde ein verringertes Auftreten bei reichlich Gemüse-, Obst- (Vit. A, C, D, E, Kalzium, Selen, Folsäure, Methionin, Balaststoffe) und Fischverzehr angenommen. So wurde für nordamerikanische Männer eine Risikoreduktion für ein kolorektales Karzinom durch die Zufuhr von Ballaststoffen von 31%, bei der Reduzierung von Fetten um die Hälfte von 67% für das Kolon- und um 29% für das Rektumkarzinom angegeben [13]. Neuere Studien konnten keinen Nachweis zwischen Ernährung und Karzinominzidenz finden.

Bei einigen erworbenen Konditionen soll das Risiko für die Entstehung eines kolorektalen Karzinoms bis zum Faktor 2 erhöht sein: Karzinome der weiblichen Brustdrüse und Genitale, besonders wenn eine Strahlentherapie durchgeführt wurde, Cholezystektomie, Gastrektomie und Uretersigmoideostomie.

Das maligne Potential eines Dickdarmadenoms steigt ab einer Größe von 2 cm und bei hochgradigen Dysplasien. Auch villöse und breitbasige Adenome haben ein erhöhtes Entartungsrisiko. Besonders hoch ist das Risiko bei multiplen oder synchronen Adenomen. Die Adenom-Karzinom-Sequenz wird überwiegend als gesichert angesehen. Als Begründungen werden die Vergesellschaftung der Häufigkeit von Adenomen und Karzinomen in verschiedenen Populationen, die ansteigende Häufigkeit von Adenomen und Karzinomen mit dem Alter, der häufige Nachweis von invasiven Karzinomen in Polypen, der Nachweis von Adenomresten in etwa der 1/2 der Kolonkarzinome, sowie die häufige Lokalisation in einer Kolonregion von multiplen Adenomen und synchronen Karzinomen angeführt. Daher wird eine Entfernung der Adenome angestrebt, da das Krebsrisiko, z.B. nach Entfernung eines villösen Adenoms, sich wieder dem der Normalbevölkerung angleicht.

Die chronisch entzündlichen Darmerkrankungen Colitis ulcerosa, aber auch der M. Crohn haben ein Entartungsrisiko. Hier besteht eine Dysplasie-Karzinom-Sequenz. Je nach Dauer der Erkrankung und Ausdehnung steigt das Risiko bis auf über 50% für den Colitis-ulcerosa-Kranken an. Beim M. Crohn ist die Entartungswahrscheinlichkeit wesentlich geringer. Bei entzündlichen Darmerkrankungen ist die endoskopische Überwachung häufig schwierig, da die Beurteilung der entzündlich veränderten Schleimhaut große Erfahrung voraussetzt und die Patienten sich der notwendigen, regelmäßigen Kontrolle nicht immer unterziehen.

Findet sich beim Darmkrebs in der Anamnese ein erstgradiger Verwandter betroffen, steigt das Risiko auf das 3- bis 4fache an, sind 2 betroffen, erhöht sich die Wahrscheinlichkeit um den Faktor 9.

Die vererbten kolorektalen Karzinomsyndrome machen etwa 10% der Dickdarmkarzinome aus. Charakteristisch ist das frühzeitige Auftreten und der autosomal-dominante Erbgang. Vielleicht werden sich aber durch den Aufschwung der Humangenetik noch deutlich mehr kolorektale Karzinome als genetisch fixiert zu erkennen geben (Tabelle 6.1).

Bei den vererblichen Formen des kolorektalen Karzinoms ist es neben einer engenmaschigen Überwachung des Patienten notwendig, frühzeitig eine humangenetische Beratung durchzuführen und betroffenen Ver-

Tabelle 6.1. Auswahl wichtiger Risikofaktoren für ein kolorektales Karzinom

Erkrankung	Risiko	Kommentar
Erbliche Syndrome	100%	Abhängig von Dauer
– *familiäre adenomatöse Polypose*		
– Gardener-Syndrom		
– „attenuated" Form		
– „hereditary flat adenoma syndrome"		
– extraintestinale Manifestationen		
– *erbliches nichtpolypöses kolorektales Karzinomsyndrom (HNPCC)*		
– Kolonkarzinomsyndrom (Lynch I)		
– Krebssyndrom (Lynch II)		
– DNA-Defekt, Chr. 2p und 3p (75% aller HNPCC-Fälle)		
Weitere erbliche Syndrome	Prädisposition besteht, Risiko kann wegen	
– Peutz-Jeghers-Syndrom	kleiner Zahlen nicht angegeben werden	
– juvenile Polyposis coli		
– Turcot-Syndrom		
– Cronckite-Canada-Syndrom		
Colitis ulcerosa	20mal	Abhängig von Dauer und Ausdehnung
M. Crohn	7mal	Abhängig von Dauer und Ausdehnung
Adenome	>2mal	Abhängig von Größe und Histologie
Uretersigmoideostomie	>2mal	Abhängig von Dauer
Anamnestisch bereits kolorektales Karzinom	2mal	
Kolorekt. Karzinom bei Verwandten 1. Grades	2mal	
Z.n. Cholezystektomie	<2mal	
Anamnese mit gyn. Krebs	1,5mal gegenüber Normalbevölkerung erhöht	

wandte zu erfassen. Auch das Auftreten von einzelnen Polypen sollte nach Abtragung zu einer regelmäßigen Kontrollkoloskopie führen.

Die rektale digitale Untersuchung ist bei Männern spätestens ab dem 50. Lebensjahr unverzichtbarer Bestandteil der allgemeinen körperlichen Untersuchung, da ein Großteil der Karzinome bereits so zu tasten ist.

Die Indikation zur Polypektomie ist bei der Koloskopie praktisch immer gegeben, soweit es sich nicht um moribunde Patienten handelt. Sitzt der Polyp breitbasig auf oder ist eine Abtragung ohne erhebliche Gefahr der Perforation nicht möglich, ist – abhängig von der Größe des Adenoms – die Operation angezeigt. Neben der Entartung besteht noch die geringe Gefahr der Lumenobliteration bzw. des Ileus. Bei der endoskopischen Polypenabtragung liegt die Perforationrate nach Literaturangaben bei 0,5% und die Nachblutungsgefahr bei 1%, wobei berücksichtigt werden muß, daß vornehmlich günstige Ergebnisse aus Zentren mit großer Erfahrung veröffentlicht werden. Die alleinige Biopsie eines Polypen reicht nicht aus, da an anderer Stelle des Polypen bereits ein Karzinom entstanden sein kann. Damit ist eine Biopsie eines Polypen ohne Karzinom- oder Dysplasienachweis praktisch wertlos.

Ist der ganze Polyp histologisch aufgearbeitet und findet sich ein Karzinom, so muß nachreseziert werden, wenn der Abtragungsrand vom Karzinom erreicht wird, das Karzinom schlecht differenziert ist oder sich eine Blut- oder Lymphgefäßinvasion nachweisen läßt. In diesen Fällen steht eine Wahrscheinlichkeit von über 8% eines Resttumors oder eines Lymphknotenbefalls einer Operationsmortalität von 0,2–2% für Patienten unter 60 Jahren gegenüber.

Bei der Indikationsstellung ist zu berücksichtigen, daß eine Heilungschance nur nach der frühestmöglichen, vollständigen, radikalen Entfernung der tumortragenden Darmanteile mit ihren Lymphabstromgebieten besteht. Selbst beim fortgeschrittenen Tumorleiden wird sich meist die Indikation zum operativen Vorgehen ergeben, da die zu erwartenden Komplikationen wie Ileus, Blutung oder Perforation zu vermeiden sind. Daneben verbessert sich die Wirksamkeit der adjuvanten bzw. palliativen Therapien.

Bei *Lokalrezidiven* eines Kolonkarzinoms ist nach dem Auftreten klinischer Symptome in der Regel keine kurative Resektion mehr möglich. Bei einer unter 50% liegenden Resektionsrate insgesamt ist durch die Operation in einigen Fällen eine Verbesserung der Lebensqualität durch palliative Maßnahmen möglich. Die Fünfjahresüberlebensrate wird mit 5–50% angegeben. Das Rektumkarzinomrezidiv nach vorausgegangener Kontinenzresektion kann nur als abdominoperineale Exstirpation mit Anuspraeter-Anlage durchgeführt werden. Nach vorausgegangener Rektumexstirpation kann nur das Lokalrezidiv exstirpiert werden. Die Mehrzahl dieser Eingriffe ist palliativ.

Die Indikationsstellung zur Operation von *Metastasen* eines kolorektalen Karzinoms wird zum Teil kontrovers gesehen. Sind die Metastasen auf einen Leberlappen begrenzt und wird ein tumorfreier Resektionsrand erreicht, so läßt sich die Überlebenszeit bei vertretbarer Mortalität und Morbidität deutlich verlängern [1]. Bei solitären Lungenmetastasen, insbesondere bei langem zeitlichem Intervall zum Primärtumor, sollte ebenfalls die Operationsindikation gestellt werden, da die Resektion bislang die einzige wirksame und etablierte Behandlungsmethode darstellt, deren Mortalität deutlich unter 5% liegt. Jedoch sind die Fünfjahresüberlebensraten in der Literatur für die Resektion kolorektaler Lebermetastasen mit 20–40% und von Lungenmetastasen mit 15–20% insgesamt nicht günstig (vgl. Tab. 6.2).

Durch die verminderten Ballaststoffe im westlichen Essen hat die Häufigkeit der Dickdarm-(pseudo-) Divertikel massiv zugenommen. Während man früher beim Auftreten einer *Divertikulitis* die Indikation zur Operation, besonders beim jüngeren Patienten wegen der Gefahr eines erneuten Schubs, großzügig stellte, hat sich hier bei einigen Autoren die Einstellung gewandelt: da die Krankheit nicht aggressiver als beim alten Patienten verlaufe, durch den großzügigen Einsatz der Computertomographie sich die Zahl der Fehldiagnosen verringert habe, man unter CT- oder Sonographiekontrolle Abszesse drainieren könne und die Rezidivgefahr nicht so hoch sei, wie bislang angenommen [10].

Dem entgegen steht eine aggressivere Haltung, die für die frühe elektive Resektion bereits nach dem ersten Schub plädiert [4]. Nach Erstmanifestation erleiden innerhalb von 5 Jahren etwa 30% ein Rezidiv [3]. Daher wird beim Auftreten einer Divertikulitis ohne Komplikationen zunächst immer konservativ behandelt (Antibiotika, Nahrungskarenz). Ist man zum Eingriff wegen einer Peritonitis oder eines Ileus gezwungen, wird häufig nicht primär anastomosiert, sondern eine Operation nach Hartmann (s.u.) durchgeführt. Wird die Resektion des divertikeltragenden Kolonabschnitts – meist des Sigmas – elektiv durchgeführt, so sollte die Indikation abhängig gemacht werden von der Lebenserwartung, dem Operationsrisiko und der Häufigkeit der Schübe. Das geringe Operationsrisiko beim jüngeren, gesunden Patienten mit langer Lebenserwartung – und damit hohem Rezidivrisiko – läßt die früh elektive Resektion sinnvoll

Tabelle 6.2. Operationsindikation und Operation des kolorektalen Karzinoms

Operationsindikation:	Alleinige Heilungsaussicht durch vollständige, radikale Entfernung des tumortragenden Darmanteils mit seinem Lymphabstromgebietz so früh als möglich
elektiv:	chirurgisch radikale Resektion, Staging
akut:	meist Dickdarmileus, seltener Tumorblutung; wenn Radikalität nicht möglich, Entfernung des Tumors, Stomaanlage, ggf. spätere Rekonstruktion
palliativ:	Laservaporisation
Chirurgische Therapie:	Hemikolektomie rechts erweiterte Hemikolektomie rechts Transversumresektion erweiterte Hemikolektomie links Hemikolektomie links Sigmaresektion Kolektomie vordere Rektumresektion abdominaanale Resektion mit koloanaler Anastomose intersphinktäre Rektumresektion mit koloanaler Anastomose ambdominoperineale Rektumexstirpation lokale Rektumresektion
nur selten:	Proktokolektomie (Pouch) palliative Segmentresektion Bypass Hartmann-Verfahren, Laser u.a.
syn-/metachrone-Metastasen:	In ca. 30% (besonders Leber, Lunge) Resektion in ca. 10% bei solitärem Befall von Leber/Lunge möglich perioperative Letalität <5% 5-Jahresüberlebensrate Leber 20–40%, Lunge 15–20%
Lokalrezidiv:	Resektionsrate nach Kolonkarzinom 20–40% 5-Jahresüberleben 5–50%, evtl. Verbesserung der Lebensqualität Resektionsrate nach Rektumkarzinom 16–47% nur ein Drittel komplett resezierbar etwa 60% palliativ Strahlentherapie und/oder Chemotherapie alternativ 5-Jahresüberleben: 9% ohne Behandlung, 13% nach palliativer Resektion, 31–43% nach radikaler Resektion

erscheinen. Es gibt eine familär gehäufte asiatische Form der Divertikulitis. Sie tritt im rechten Kolon auf und manifestiert sich v.a. durch Blutungen und Anämie. Auch hier stellt die Operation die Therapie der Wahl dar.

Der *Ileus* stellt regelhaft, sofern er mechanischer Ursache ist, eine Indikation zur Operation dar. Ist die Ursache – mechanisch oder paralytisch – unklar (da auch ein paralytischer Ileus aus einem mechanischen sekundär entstanden sein kann), werden Defizite ausgeglichen, also symptomatisch therapiert, die forcierte Diagnostik durchgeführt und gegebenenfalls ein konservativer Versuch der Behandlung gestartet. Bleibt dies ohne Erfolg, ist die Operation angezeigt.

Diagnostik

Anamnese

Anamnestisch ist das kolorektale Karzinom häufig lange Zeit stumm. Das sich langsam ändernde Stuhlverhalten wird meist erst auf Befragen vom Patienten bemerkt. Das Wechseln von Obstipation und Diarrhö, der Abgang von Schleim wird angegeben. Dunkles, mit dem Stuhl vermischtes Blut stellt einen dringlichen Hinweis auf ein Kolonkarzinom dar. Das Rektumkarzinom, besonders das tiefsitzende ist jedoch oft mit seiner helleren Blutung nicht von einer Hämorrhoidalblutung zu unterscheiden. Besonders rechtsseitige Kolonkarzinome führen zu okkulten Blutungen, die, vom Patienten nicht wahrgenommen, lange bestehen können, so daß eine Anämie nicht selten als erstes Zeichen auftritt. Obstruktionen sind beim linksseitigem Kolonkarzinom häufiger als beim rechtsseitigen oder beim Rektumkarzinom. Bestehen Schmerzen, so sind sie häufig bereits durch das Übergreifen auf Nachbarorgane, wie die Einbeziehung von Nerven, Beckenvenenthrombose u.a. ausgelöst und damit der Hinweis auf ein fortgeschrittenes Tumorleiden. Die Gewichtsabnahme und der aufgetriebene Leib sind eher ein Hinweis auf eine Metastasierung oder eine peritoneale Aussaat als auf einen zunehmenden Verschluß.

Gefragt wird auch nach Verwandten mit einem kolorektalen Karzinom, als Hinweis auf eine genetische Prädisposition.

Ähnliche Symptome können auch nichtinfektiöse entzündliche Darmerkrankungen (M. Crohn, Colitis ulcerosa) und infektiöse Darmerkrankungen verursachen.

Die meisten Divertikelträger sind symptomlos. Jenseits des 6. Lebensjahrzehnts finden sich bei der Röntgenkontrastdarstellung des Dickdarms bei jedem Dritten Pseudodivertikel. Das führende Symptom bei der Divertikulitis ist der Schmerz. Daneben treten häufig Blähungen, Obstipation und Diarrhö auf. In seltenen Fällen besteht eine Blutung. Der Schmerz ist dumpf und meist im linken Unterbauch (Sigma), weshalb diese Erkrankung auch als „Linksappendizitis" imponiert.

Körperliche Untersuchung

Bei der körperlichen Untersuchung ist ein größeres Karzinom durch die Bauchdecken oft tastbar. Manchmal ist bei der Auskultation der Hinweis auf eine Stenose als vermehrte, plätschernde Peristaltik zu hören. Die digital-rektale Austastung vermag einen Großteil der Rektumkarzinome zu erreichen. Sie ist oft bei der Divertikulitis schmerzhaft. Besteht ein deutlicher Druckschmerz im linken Unterbauch und es läßt sich ein Tumor tasten, ist an die Divertikulitis zu denken, zumal wenn Fieber besteht.

Ist der Leib aufgetrieben, gehen keine Winde mehr ab, ist die Peristaltik lebhaft, plätschernd oder erloschen und es besteht Erbrechen, zunächst gallig, später kotig (Miserere), so liegt ein Ileus vor.

Labor

Im Labor findet sich bei der Divertikulitis regelhaft eine Leukozytose, wie auch meist im Ileus, wo besonders die Elektrolytverschiebungen und die Blutgase zu beachten sind. Beim Karzinom sollten die Tumormarker (CEA, CA 19–9) zur Verlaufskontrolle (Ausgangswert) bestimmt werden. Bei Rektum- oder Sigmakarzinomen gibt das Harnsediment durch Erythrozyturie einen Hinweis auf Beteiligung von Ureter oder Harnblase.

Bildgebende Verfahren

Die *endoskopischen* Verfahren kommen dem Bedürfnis, krankhafte Veränderungen möglichst frühzeitig zu erkennen, am nächsten, da eine direkte Betrachtung von Läsionen und Biopsien zur Klärung der Dignität möglich sind. Zudem ist mit der Abtragung von Polypen manchmal eine gleichzeitige Therapie möglich. Lediglich bei der Divertikulitis wegen der häufigen Stenosierung und dem nur indirekten Nachweis einer Perforation (Entweichen von Luft) ist die radiologische Darstellung überlegen.

Die *Endosonographie* hat sich zur Beurteilung von Veränderungen des Anus und des Rektums durchgesetzt. Eine Ultraschallfrequenz von 5–12 MHz, meist wird 7,5 MHz benutzt, erlaubt eine radiäre Darstellung mit einer Eindringtiefe von etwa 7 cm. So lassen sich nicht nur die Invasionstiefe eines Karzinoms beurteilen, sondern es kann gleichzeitig der Nachweis von befallenen regionären Lymphknoten erfolgen. Dieses Verfahren ist, an ein flexibles Koloskop gekoppelt, im gesamten Dickdarm möglich. Besser als mit anderen Methoden lassen sich T_1- von T_2-Stadien unterscheiden. Diese Untersuchung ist daher unumgänglich, wenn eine lokale Exzision erwogen wird.

Der *Kolonkontrasteinlauf* (als Irrigoskopie, Doppelkontrast) stellt wie die komplette Koloskopie das gesamte Kolon dar, dient also auch dem Nachweis synchroner Karzinome. Da das Rektum meist ungenügend dargestellt wird, ist daran zu denken, daß daneben immer eine Rektoskopie durchgeführt wird. Besonders die Divertikulitis ist mit diesem Verfahren gut darstellbar. Besteht der Verdacht auf eine Perforation, müssen wasserlösliche Kontrastmittel verwendet werden, die dann als Paravasat die Perforation beweisen. Auch wenn eine komplette Koloskopie wegen Stenosierung nicht durchführbar ist, ist dieses Verfahren zur Beurteilung des prästenotischen Kolons häufig geeignet.

Besteht der Verdacht auf Perforation des Dickdarms oder Ileus, so ist unverändert die *Röntgenaufnahme des Abdomens* im Stehen oder Linksseitenlage die erste technische Untersuchung.

Die *Röntgenaufnahme des Thorax* sollte in 2 Ebenen erfolgen, da sie nicht nur der Narkosevorbereitung dient, sondern gleichzeitig dem Ausschluß von Lungenmetastasen beim Kolonkarzinom. Mit einer tief eingestellten Thoraxaufnahme im Stehen läßt sich häufig eine Perforation als freie Luft unter dem Zwerchfell am besten darstellen.

Die *Sonographie* des Abdomens läßt fortgeschrittene Tumoren erkennen. Beim Karzinom wird sie aber zum Nachweis von meist zuerst auftretenden Leber- und anderen Metastasen eingesetzt. Beim Ileus zeigt sie die flüssigkeitsgefüllten, erweiterten Darmschlingen.

Die *Computertomographie des Abdomens* wird praktisch nur bei unklarem sonographischen Befund durchgeführt.

Die *Kernspintomographie (NMR)* stellt die Alternative zur Computertomographie dar.

Hat sich sonographisch oder im Harnsediment ein Hinweis auf eine Infiltration der Harnwege gezeigt, bringt eine Ausscheidungsurographie
und/oder Zystoskopie weitere Klärung. Bei dem Verdacht auf Infiltration
der Vagina, des Uterus oder der Adnexe ist eine gynäkologische Konsiliaruntersuchung angezeigt.

Funktionsdiagnostik

Die *Sphinktermanometrie* kann besonders vor intersphinktären oder ko-
loanalen Anastomosen die Abschlußkraft objektivieren. Sie ist besonders
vor einer Rückverlagerung eines künstlichen Darmausganges eine Ent-
scheidungshilfe.

Beim Rektumkarzinom sollte präoperativ eine Histologie vorliegen, da
die Operationsplanung ganz maßgeblich vom Tumortyp abhängig (High-
grade-Karzinome – d.h. schlecht differenzierte Adenokarzinome (G_3), Sie-
gelringkarzinome, kleinzellige und undifferenzierte Karzinome – erfordern einen größeren Sicherheitsabstand bei der Resektion).

Realität in einer Sammelstatistik ist allerdings, daß nur in insgesamt
56% der Fälle präoperativ eine histologische Diagnosesicherung erfolgt [9].

Therapie

Eine ganze Reihe von perioperativen Maßnahmen werden mit teils kulti-
scher Hingabe gepflegt. So werden bei 97% der Dickdarmresektionen pe-
rioperativ Antibiotika gegeben [12]. Zwar können septische Komplikationen bei erhöhtem Risiko (Kontamination) verringert werden, einen Einfluß auf die Anastomoseninsuffizienz ist bislang aber nicht belegt. Antibiotika können aus einem drittklassigen Chirurgen zwar einen zweitklassigen machen, aber aus einem zweitklassigen keinen erstklassigen. Die betriebene Keimselektion sei nur am Rande erwähnt. Die in 86% erfolgte
mechanische Darmreinigung wird in aller Breite in teils kontrollierten
Studien erörtert, aber nur hinsichtlich der erzielten Reinlichkeit [12].
Spärliche Hinweise in der Literatur über den nicht vorbereiteten Darm
dokumentieren keineswegs den Vorteil der Darmreinigung [11]. Die seltenen, aber relevanten Gefahren, wie Überwässerung des Herzinsuffizien-
ten, Elektrolytverschiebungen oder Perforationen haben an dieser Praxis
bislang nichts geändert.

Läßt man sich schon nicht von dem Glauben abbringen, daß ein entleerter Darm schneller, besser, freudiger oder sicherer heilt, so kann man einen vergleichbaren Effekt mit schnell wirkenden oralen Laxantien erreichen [8].

Als weitere präoperative Maßnahme wird bei 40% der Patienten vor kolorektalen Eingriffen in Deutschland eine parenterale Ernährung durchgeführt [12], deren Effekt nur bei deutlicher Unter- oder Mangelernährung gesichert ist.

Operationstechnik

Ziel der chirurgischen Therapie des Kolonkarzinoms ist die Resektion des tumortragenden Kolonanteils in der Regel mit dem regionalen Lymphabflußgebiet, ggf. unter Mitresektion adhärenter Organe. So sind die Regeloperationen von proximal nach zentral: *Hemikolektomie rechts* mit radikulärer Entfernung des Lymphabflußgebiets der A. colica dextra und der A. ileocolica beim Sitz des Karzinoms im Zökum oder dem Colon ascendens. Das große Netz wird teilweise entfernt. Ist die Tumorlokalisation im Bereich der rechten Flexur, wird eine *erweiterte Hemikolektomie rechts* durchgeführt, was bedeutet, daß die A. colica media abgangsnah durchtrennt und die Resektion bis an die linke Flexur ausgedehnt wird, bei schlechter Durchblutung muß diese teils mitreseziert werden. Je nach Lokalisation des Karzinoms im Colon transversum wird meist rechte oder linke Flexur mitreseziert. Bei Lokalisation des Karzinoms im absteigenden Kolon wird meist die *erweiterte Hemikolektomie links* durchgeführt. Hierbei wird das Abflußgebiet der A. colica media und der A. mesenterica inferior entfernt, auch wenn bislang nicht mit letzter Sicherheit geklärt ist, ob die hohe Ligatur zu besseren Ergebnissen führt. Alternativ kann auch durch Ligatur der A. colica sinistra nahe dem Abgang aus der A. mesenterica inferior ein Teil des Sigmas erhalten werden. Bei Sitz des Karzinoms im Colon descendens oder im oberen Sigma wird die *Hemikolektomie links* mit Anastomose im oberen Rektum durchgeführt. Die sonstigen Sigmakarzinome werden durch *Sigmaresektion* behandelt.

Beim Rektumkarzinom stehen je nach Lokalisation die *anteriore Rektumresektion*, die *intersphinktäre Rektumresektion* und *die abdominoperineale Rektumamputation* zur Verfügung. Für lokal begrenzte und differenzierte Karzinome kommt im Rektum auch die *lokale Exzision* transanal [5] oder auch (selten) durch Rectotomia posterior infrage. Letzterer Zugang kann auch palliativ eingesetzt werden.

Bei breitbasigen oder endoskopisch nicht zu entfernenden Polypen kann je nach Befund die *Kolotomie* mit Exzision des Polypen oder die *Kolonsegmentresektion* durchgeführt werden.

Wird ein divertikeltragender Kolonabschnitt elektiv entfernt, so stehen die gleichen Operationen zur Verfügung, wie beim Kolonkarzinom, jedoch wird auf die Entfernung des Lymphabflusses verzichtet. Nur selten ist die Segmentresektion wegen multipler Divertikel sinnvoll und auch oft durch die Durchblutungsverhältnisse limitiert.

Gedeckte Perforationen kann man unter sonographischer oder computertomographischer Kontrolle drainieren und die Operation kann später als Wahleingriff erfolgen.

Besteht eine freie Perforation in die Bauchhöhle mit kotiger Peritonitis, wird beim Notfalleingriff der erkrankte Darmabschnitt entfernt und, wenn die Peritonitis weit fortgeschritten ist, das proximale Darmende als Anus praeter durch die Bauchdecke ausgeleitet und der aborale Darm blind verschlossen. Am häufigsten geschieht dies, gemäß der Divertikellokalisation, am Sigma. Diese Operation ist nach Hartmann benannt. Eine Anastomose zwischen dem ausgeleiteten Dickdarm und dem blind verschlossenen Anteil wird nach dem sicheren Abklingen der Peritonitis, also etwa 4–12 Wochen nach dem ersten Eingriff angelegt. Manche Chirurgen anastomosieren auch stets bei Peritonitis primär.

Die Ursache eines mechanischen Ileus wird nach Möglichkeit beseitigt: Briden werden durchtrennt, ein Karzinom reseziert, ein Volvulus oder Invagination aufgehoben, Gallensteine oder andere das Lumen obstruierende Fremdkörper entfernt. Durch Strangulation nekrotisch gewordene Darmabschnitte reseziert man. Hierbei kann der durch die Aufstauung eingetretene erhebliche Kalibersprung bei grenzwertiger Durchblutung eine Kotableitung notwendig machen. Bei einem nicht zu behebenden Hindernis, wie z.B. die Ausmauerung des kleinen Beckens durch einen fortgeschrittenen Tumor, legt man eine seitliche Kotfistel an (vgl. Kap. Peritonitis).

Laparoskopische Dickdarmchirurgie

Der Stellenwert der laparoskopischen Dickdarmchirurgie ist noch nicht geklärt. Beim Dickdarmkarzinom ist die Sicherheit vom onkologischen Standpunkt noch nicht erwiesen. Während einerseits auf die verminderte Belastung der Immunabwehr, geringere Schmerzen, bessere Lebensqualität und kürzere Ileusdauer postoperativ durch den laparoskopischen Eingriff hingewiesen wird, werden auf der anderen Seite die deutlich höheren Kosten und die Portmetastasen (0–4%) angeführt. Dies sind Absiedlungen des Karzinoms in den Einstichstellen, ein Phänomen, das bei der offenen Operation praktisch unbekannt ist. Ob diese Portmetastasen als Fernmetastasen oder lokale Komplikationen zu werten sind, ist noch unbekannt, wie auch noch Langzeitstudien ausstehen. Die unterschiedlichsten Verfahren (Minilaparotomie und Anastomose vor dem Bauch, vollständige Operation im Bauch und Präparatbergung über Kleinstlaparotomie etc.) werden der herkömmlichen Operationsweise gegenübergestellt, die im Resektat nachgewiesenen Lymphknoten werden nach laparoskopischer Operation mit 6–19 durchschnittlich angegeben, bei der offenen Vorgehensweise mit 7–34. So ergeben eine Vielzahl von Variablen mit teils kleinen Fallzahlen noch kein ausreichendes Bild, um die laparoskopischen Verfahren abschließend zu bewerten, zudem sich die meisten Operateure noch im ansteigenden Ast der Lernkurve befinden [2,7].

Dagegen setzt sich zunehmend die laparoskopische Vorgehensweise bei der Operation der Divertikulitis im freien Intervall durch; zumindest die vorausgehende Laparoskopie vor der Sigmaresektion wird propagiert, wobei sich 60% als laparoskopisch resektabel erweisen [6]. Mit zunehmender Übung wird sich dieser Prozentsatz noch steigern lassen, zumal hierbei die Diskussion über die onkologische Sicherheit entfällt.

Nachsorge

Der Stellenwert der eigentlichen Tumornachsorge beim kolorektalen Karzinom wird kontrovers diskutiert. Gesichert ist er für die genetisch fixierten Formen, wie beim HNPCC („hereditary nonpolyposis colorectal cancer") und der Polyposis coli, um neben Tumorrezidiven metachrone kolorektale Karzinome, aber auch extrakolische Tumoren frühzeitig zu entdecken. Im übrigen wird die Form der Tumornachsorge vom Stadium des Karzinoms mitbestimmt (vgl. Tab. 6.3).

Tabelle 6.3. Übersicht über die gebräuchlichen Einteilungen des kolorektalen Karzinoms

Einteilungen des kolorektalen Karzinoms Infiltrationstiefe	TNM	Dukes	UICC
Carcinoma in situ	$T_{is}\,N_0M_0$	–	0
Submucosa	$T_1N_0M_0$	A	I A
Muscularis propria bis Subserosa	$T_2N_0M_0$	A	I B
Serosa, umgebendes Fettgewebe	$T_3N_0M_0$	B	II A
Carcinoma in situ ·	$T_4N_0M_0$	B	II B
jedes T, Befall von 1–3 perikolischen/-rektalen LK	$T_{1-4}N_1M_0$	C	III A
jedes T, Befall von 4 oder mehr perikolischen/-rektalen LK	$T_{1-4}N_2M_0$	C	III B
jedes T, Befall von LK entlang größerer Gefäßstämme	$T_{1-4}N_3M_0$	C	III C
jedes T, juxtaregionaler LK	$T^{1-4}N_4M_0$	D*	IV
jedes T, jedes N	$T_{1-4}N_{1-4}M_1$	D*	IV

* in der Originalversion (Dukes 1932) nicht angegeben

Definition hinsichtlich Tumorfreiheit

kein Residualtumor	R0
mikroskopischer Tumorrest	R1
makroskopischer Tumorrest	R2

▌ Zeitpunkt und Umfang der Nachsorge

Bei allen anderen Patienten sprechen die psychosoziale Betreuung bei der Verarbeitung des Tumorleidens, die Beratung bei Operationsfolgen (s.u.), die, wenn auch geringe Aussicht bei einem Tumorrezidiv oder einer Metastase kurativ tätig zu werden und die Qualitätskontrolle für eine Nachsorge. Dagegen sprechen der hohe finanzielle Aufwand und der meist geringe Nutzen. So muß die Entscheidung individuell getroffen werden. Meist wird eine für 18 Monate alle 3 Monate, danach 6monatlich durchgeführte Nachsorge propagiert, wozu jedesmal eine Anamnese, körperliche Untersuchung und Bestimmung der Tumormarker als Verlaufskontrolle empfohlen wird. Die Sonographie des Abdomens wird halbjährlich angeraten, die Röntgenaufnahme des Thorax jährlich. Die Rekto-/Koloskopie wird gefährdungsabhängig empfohlen. Sie kann aber bei T_1N_0-Tumoren oder nach transanaler Abtragung sicher entfallen.

Nach Verlust der Reservoirfunktion (Rektumresektion) tritt eine meist erheblich erhöhte Stuhlfrequenz auf. Diese halbiert sich meist innerhalb der nächsten 18 Monate. Bei auftretenden Diarrhöen hilft meist die Gabe von Quellmitteln. Besonders nach rechtsseitigen Dickdarmresektionen treten diese Diarrhöen aber auch infolge der verminderten Gallensäurerückresorption auf. Dann hilft die Gabe von Colestyramin. Meist weniger eingeschränkt ist die Vitamin-B_{12}-Resorption, die ggf. durch Substitution ausgeglichen werden kann.

Kontinenzeinschränkung

Häufig findet sich nach tiefen Kontinenzresektionen und nach transanalen Anastomosen eine Einschränkung der Kontinenz. In einer Vielzahl solcher Fälle läßt sich eine Besserung durch eine Beckenbodengymnastik oder Sphinktertraining eventuell mit einem Sphinktertrainer (Biofeedback) erzielen.

Potenzstörungen

Bei den meisten Eingriffen am Rektum des Mannes lassen sich Schäden an den Nn. erigentes vermeiden. Treten sie dennoch ein, gibt es keinen therapeutischen Ansatz. Man kann den Patienten nur versichern, daß weiterhin männliche Hormone ausgeschüttet werden und zumindest eine Feminsierung des Habitus nicht zu fürchten ist.

Anus praeter

Nach der Anlage eines Anus praeter hat der Patient meist schon die Prinzipien der Versorgung im Krankenhaus gelernt und ist mit entsprechenden Beuteln und ggf. Hautschutzplatten im Krankenhaus versorgt worden. Erinnert sei nur, daß Kohlefilter die lästigen Gase ableiten, so daß der Beutel sich weniger bläht und kaum eine Geruchsbelästigung eintritt. Auch können, sofern die Patienten mit der Irrigation zurecht kommen, tagsüber die Stomata durch Kappen verschlossen getragen werden. Bei hilflosen oder bei Patienten mit einem doppelläufigem Stoma kann ein Stomatherapeut helfen, ebenso wie viele Patienten den Kontakt zu einer

Selbsthilfegruppe (ILCO) hilfreich empfinden, besonders, wenn die Stoma-versorgung erschwert nur mit dem Zurechtschneiden der Stomaplatten, Pasten etc. möglich ist. Eine besonders schwierige Situation stellt das Ileostoma dar, da die Hautirritationen durch den Dünndarminhalt eine besonders präzise Versorgung erfordert. Hier hilft Austrocknen der entzündeten Haut (z.B. mit 1–1,5%iger Gentianaviolettlösung) oder Gerben.

Ist das Stoma schlecht angelegt oder in die Bauchdecken zurückgesunken oder es tritt eine parastomale Hernie auf, sollte frühzeitig eine Stomakorrektur angestrebt werden, da der Eingriff meist klein ist, aber erheblich zur Lebensqualität auch beim fortgeschrittenen Karzinom beiträgt.

Wenn der Patient nach einer Wundeiterung, die in bis zu 10% nach kolorektalen Eingriffen auftritt [9], aus dem Krankenhaus entlassen wurde, sollte er angehalten werden, die Wunde auszuduschen und selbst zu verbinden. Regelmäßige Kontrollen beurteilen die Festigkeit der Fasziennaht und erkennen frühzeitig Taschenbildung mit eitrigem Verhalt, der eröffnet wird. Tritt hier eine Lockerung auf, bestehen kleinere Öffnungen in die Tiefe, sollte frühzeitig eine Überweisung zum Chirurgen erfolgen. Eine sekundär granulierende Wunde braucht keine teuren Hilfsmittel sondern nur regelmäßige Verbände.

Literatur

1. Bakalakos EA, Kim JA, Young DC, Martin jr EW (1998) Determinants of survival following hepatic resection for metastatic colorectal cancer. World J Surg 22:399–405
2. Böhm B, Schwenk W, Jacobi C, Müller JM (1998) Laparoskopische Resektion kolorektaler Karzinome. Zentralbl Chir 123:469–474
3. Elliot TB, Yego S, Irvin TT (1997) Five-year audit of the acute complications of diverticular disease. Br J Surg 84:535–539
4. Hansen O, Zarras K, Graupe F, Dellana, Stock W (1996) Die chirurgische Behandlung der Dickdarmdivertikulitis – Ein Plädoyer für die frühe elektive Resektion. Zentralbl Chir 121:190–200
5. Heintz A, Mörschel M, Seifert J, Junginger T (1996) Lokale Exzision beim Rektumkarzinom. Zentralbl Chir 121:184–189
6. Junghans T, Böhm B, Schwenk W, Gründel K, Müller JM (1997) Stellenwert der laparoskopischen Sigmaresektion bei der elektiven chirurgischen Therapie der Sigmadivertikulitis. Zentralbl Chir 122:266–270
7. Köhler L, Troidl H (1998) Laparoskopische kolorektale Karzinomchirurgie: macht es Sinn? Min Inv Chir 7:6–12

8. Köhler L, Vestweber KH, Mennigen R, Sommer H, Troidl H (1990) Whole gut irrigation and Prepacol laxative preparation for colonoscopy: a comparison. Br J Surg 77:527–529
9. Lippert H, Gastinger I (1997) Ergebnisse einer multizentrischen Studie in der Kolonchirurgie zur Qualitätssicherung. Zentralbl Chir 122:18–19
10. Spivak H, Weinrauch S, Harvey JC, Surick B, Ferstenberg H, Friedman I (1997) Acute colonic diverticulitis in the young. Dis Colon Rectum 40:570–574
11. Stelzner F (1993) Darmvorbereitung für die Chirurgie an Anus, Rectum und Colon. Chirurg 64:48–52
12. Waldner H, Hallfeldt K, Siebeck M (1997) Perioperative Standards zur Vermeidung von Anastomoseninsuffizienzen. Zentralbl Chir 122:25–28
13. Wilmink ABM (1997) Overview of the epidemiology of colorectal cancer. Dis Colon Rectum 40:483–493

Informationen für den Patienten

Normalzustand

Der menschliche Darm besteht aus 2 Anteilen, dem Dünn- und Dickdarm. Der Dünndarm führt den Speisebrei vom Magen bis zu seiner Einmündung in den Dickdarm. Der durch Kauen, Speichel, Magensaft, Galle und Sekrete der Bauchspeicheldrüse vorbereitete Speisebrei wird hauptsächlich im Dünndarm verdaut. Das heißt, es werden ihm die Nährstoffe entzogen und in der Darmwand ins Blut abgegeben. Der dabei entstehende Dünndarmstuhl wird von der Wandmuskulatur des Dünndarms durch rhythmisches Zusammenziehen in Richtung Dickdarm transportiert. An der Mündung in den Dickdarm befindet sich eine Klappe, die den Übertritt reguliert und den Rückfluß verhindert.

Der Dickdarm (Kolon) liegt rahmenförmig im Bauchraum (Abb. 6.1) und ist ca. 1–1,5 m lang. Er besteht aus dem Blinddarm (Zökum), der den Wurmfortsatz (Appendix vermiformis) trägt. Von dort aus beginnt im rechten Unterbauch der aufsteigende Anteil. Er verläuft bis in den rechten Oberbauch, wo er nach einer Biegung quer nach links zieht (Querdarm). Hier geht er nach einer erneuten Biegung in den absteigenden Anteil über, der im linken Unterbauch einen S-förmigen Verlauf annimmt und deshalb S-Darm (Sigma) genannt wird. Es schließt sich der Mastdarm (Rektum) an. Dieser 15–20 cm lange, vor dem After liegende Abschnitt ist zum Reservoir erweitert, in dem sich der Stuhl vor der Entleerung ansammelt. Den Abschluß bildet der After, ein kompliziertes Verschlußorgan aus Muskeln, Blutgefäßen und Nerven (s. Kap. „Proktologie"), der den Darm verschließt und bei Bedarf die willentliche Entleerung ermöglicht.

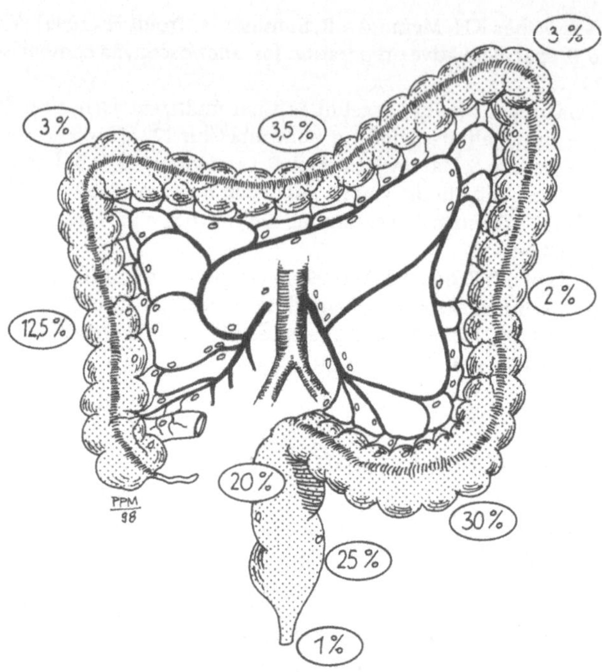

Abb. 6.1. Die Blutversorgung des Dickdarms ist von den Lymphgefäßen und -knoten begleitet. Dargestellt ist auch die Verteilung der bösartigen Geschwulste (in %)

Die Dickdarmwand besteht aus mehreren Schichten. Innen ist der Dickdarm mit einer speziellen Schleimhaut ausgekleidet, die aus schleimbildenden Drüsenzellen besteht. Es folgt eine blutgefäßführende Schicht mit reichlich Lymphknoten und Abwehrgewebe, die nächste besteht hauptsächlich aus Muskulatur. Der größte Anteil mit Ausnahme des Mastdarms ist außen noch zusätzlich von Bauchfell überzogen.

Der Dickdarm übernimmt den flüssigen Stuhl des Dünndarms und entzieht ihm Salze und Wasser, so daß der Stuhl eingedickt, breiig oder fest wird. Im dünndarmnahen Anteil, dem rechten aufsteigenden Dickdarm wird auch ein Teil des Vitamin B_{12}, v.a. aber Gallensäure dem Stuhl entzogen und wiederaufgenommen. Im Gegensatz zum Dünndarm ist der Dickdarm reichlich mit (Darm-) Bakterien besiedelt. Ein Übertreten dieser Bakterien in den Dünndarm wird durch oben beschriebene Klappe verhindert. Die Bakterien vergären die im Stuhl vorhandene Zellulose und bescheren so durch Gasbildung die üblen Gerüche.

In der Regel können diese Bakterien eine gesunde Dickdarmschleimhaut nicht durchwandern, in den Körper gelangen und eine Entzündung verursachen. Werden sie jedoch verschleppt, z.B. in die Harnröhre, Scheide, Wunde oder Blut können sie schwere Entzündungen verursachen.

Das Stuhlverhalten ist abhängig von der Art der Nahrung und der Keimbesiedelung. Mancher Auslandsurlaub macht dies leidvoll bewußt („Montezumas Rache"). Aufgrund der wesentlich ballaststoffreicheren Ernährung ist die Stuhlmenge des Afrikaners bis zu 6mal größer als bei Europäern. Diese ballaststoff- und vitaminreiche Ernährung gilt als gesünder. Ausstülpungen des Dickdarms (Divertikel) treten z.B. erst auf, seit es gereinigtes (ballaststoffarmes) Mehl gibt. Auch führt evtl. die kalorien-, tierfett- und zuckerreiche Ernährung zu einer Erhöhung der Dickdarmkrebsrate in Europa und Nordamerika.

Entstehung der Erkrankung

Polypen

Polypen sind eine begrenzte Vorwölbung der Schleimhaut in ein Hohlorgan, die meist aus einer Schleimhautwucherung (Adenom) bestehen. Diese können breit und flach, rasenförmig oder gestielt auftreten (Abb. 6.2). Bei einigen fest vererbten Formen treten Polypen dann regelhaft in größerer Anzahl auf. Es gibt Hinweise auf eine erbliche Veranlagung, in den meisten Fällen aber ist die Ursache unbekannt. Die Genforschung könnte hier neue Erkenntnisse bringen.

Polypen im Dickdarm kommen bei ca. 7% der Bevölkerung vor und sind meist gutartig. Aber es besteht trotzdem ein Entartungsrisiko, das von der Größe, der Art der Wucherung und der Anzahl der Polypen abhängt. Ob ein einzelner Polyp bereits bösartig geworden ist, läßt sich aber von außen nicht beurteilen.

Dickdarmkrebs

Die Entstehung des Dickdarmkrebses ist in Einzelheiten bis heute nicht aufgeklärt, aber man weiß, daß erbliche Veranlagung und äußere Einflüsse die wesentlichen Faktoren darstellen. Es gibt krankhafte Erbanlagen, die schicksalhaft immer in einem Dickdarmkrebs enden (z.B. Polyposis

Abb. 6.2. Die verschiedenen Formen der Dickdarmpolypen haben nicht nur eine Bedeutung für die Entartungswahrscheinlichkeit, sondern auch für die Abtragungsmöglichkeit bei der Darmspiegelung

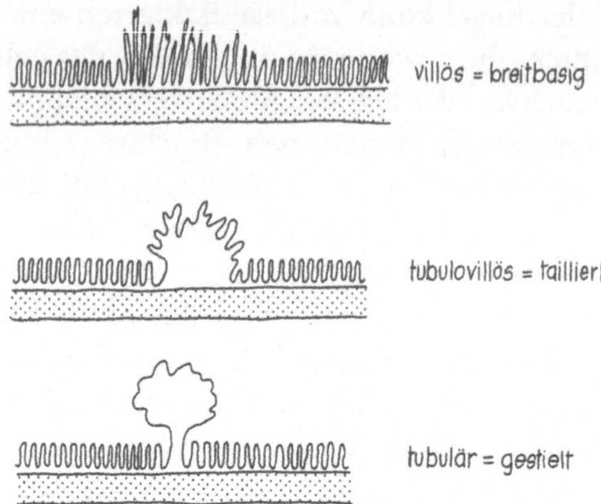

coli) oder eine Krebsentstehung begünstigen. Während die ererbten Karzinome schon früh im Leben auftreten, sind die restlichen Dickdarmkrebse typische Alterserkrankungen.

Eine Reihe von Untersuchungen schien zu belegen, daß die Nahrung das Karzinomrisiko erheblich mitbestimmt. Die westliche Ernährung mit hohem Fett-, Alkohol- und Zuckeranteil fördert die Krebsentstehung im Dickdarm. Ballaststoffe, Fisch und die meisten Vitamine haben einen schützenden Effekt und sollen das Krebsrisiko bis auf die Hälfte verringern. Neuere Untersuchungen stellen dies in Frage. Statistisch erhöht sich das Krebsrisiko um das 9fache, wenn in der Familie 2 erstgradige Verwandte am Dickdarmkrebs erkrankten. Dies wird durch die Vererbung und familiäre Eßgewohnheiten erklärt. Beide Faktoren machen den Dickdarmkrebs zur zweithäufigsten Krebserkrankung in den Industrieländern. Der Dickdarmkrebs hat ein typisches örtliches Verteilungsmuster und tritt afternah häufiger auf als in den höheren Darmabschnitten (Abb. 6.1).

Ausstülpungen des Dickdarms

Divertikel treten erst auf, seitdem es durch Verfeinerung der Nahrung zu einer deutlichen Verminderung der Ballaststoffe gekommen ist. Diese Divertikel sind keine Erkrankung, kommen in den westlichen Industrieländern mit zunehmendem Lebensalter häufiger vor. Sie finden sich bei jedem Dritten über 70 Jahren. Zur Divertikelkrankheit (Divertikulitis) kommt es, wenn Kot und Keime sich in der Aussackung ansammeln und eine Entzündung der Darmwand herbeiführen. Durch die Schwellung kann es zum Verschluß der Mündung und zur Ausbildung einer Eiterung kommen und wie beim „Blinddarm" kann auch ein Durchbruch in die Bauchhöhle erfolgen.

Dickdarmverschluß

Der Darmverschluß (Ileus) kann verschiedenste Ursachen haben. Die häufigste mechanische Ursache ist der narbige Verwachsungsstrang, der den Darm von außen abklemmt. Geschwülste können die Darmlichtung verschließen. Der Darm kann in einen Weichteilbruch einklemmen u.a.. Bei der Darmlähmung wird ebenfalls Speisebrei und Kot nicht mehr weitertransportiert. Sie kann auftreten bei Bauchfellentzündung, durch Medikamente oder Drogen, infolge von neurologischen und Stoffwechselerkrankungen. Sie tritt aber auch als Folge stärkster Schmerzen auf, wie z.B. bei Nierenkoliken oder seltener schmerzhaften Analerkrankungen (siehe auch Kap. 9, „Bauchfellentzündung").

Krankheitszeichen (Symptome)

Polypen

Wie sich Polypen (Adenome) bemerkbar machen hängt von ihrer Größe und Lage ab. Die meisten Dickdarmpolypen sind klein und in der Regel symptomlos. Blut- und Schleimabsonderungen werden meist nur von größeren Polypen verursacht. Die Blutmenge ist eher gering, die Farbe des Blutes eher dunkel, im Stuhl vermengt. Große und zottige Polypen können auch über die Flüssigkeits- und Salzabsonderung zum Entgleisen des Flüssigkeitshaushaltes und der Körpersalze (Elektrolytverlust) führen. Nur selten erreichen diese Polypen eine Größe, die die Darmpassage behindert. Je näher die Polypen am After sitzen, um so eher tritt Schleim und Blut mit dem Stuhl sichtbar aus. Reichen sie bis in den Analkanal können sie sogar ein Fremdkörpergefühl verursachen.

Dickdarmkrebs

Ähnliche Krankheitszeichen wie beim Polypen treten auch beim Dickdarmkrebs auf. Aber neben Schleim und Blutabgang kommt es auch zur allmählichen Veränderung des Stuhlverhaltens. Öfter kommt es zur Verstopfung (Obstipation), die typischerweise im Wechsel mit Durchfällen auftreten kann. Bei fortgeschrittenem, afternahen Karzinom mit Einengung der Darmlichtung werden die Stühle bleistiftdünn (Bleistiftstuhl). Auch Schmerzen treten erst im späten Stadium auf, wenn der Tumor Nachbarorgane befällt. Auszehrung und Gewichtsverlust treten beim Dickdarmkrebs erst spät auf. Bei Geschwulsten im rechten Dickdarm kann Blutarmut (Blutung aus Tumor in den Darm) das erste Krankheitszeichen sein, ohne daß es durch die große Entfernung zum After zum sichtbaren Blut- oder Schleimauflagerungen auf den Stuhl kommen muß. Hier kommt es auch seltener, ebenso wie im Mastdarm, zu einer Darmverengung mit Behinderung der Stuhlpassage.

Ausstülpungen des Dickdarms

Die Ausstülpungen der Dickdarmwand (Divertikel) sind keine Erkrankung und haben auch keine Krankheitszeichen. Erst bei Entzündung, Blutung oder Durchbruch (Perforation) besteht eine Divertikelkrankheit. Divertikel treten am häufigsten im S-Darm (Sigma) auch im linken, absteigenden Dickdarmanteil auf. Dort finden sich bei der Entzündung die Schmerzen, ähnlich den Schmerzen bei „Blinddarmentzündung" auf der Gegenseite. Typischerweise verstärken sich die Schmerzen nach dem Essen, Stuhlgang oder das Abgehen von Winden schafft Erleichterung. Wie bei jeder Entzündung fiebert der Patient, ist müde und abgeschlagen. Zusätzlich können Blähungen, Verstopfung und Durchfälle auftreten. Manchmal finden sich Schleimbeimengungen am Stuhl. Blutungen sind noch seltener. Führt eine Divertikelentzündung zum Durchbruch, kommt es im schlimmsten Fall zu einer Bauchfellentzündung mit Muskelhartspann der Bauchdecke, stärksten Schmerzen und raschem Verfall (siehe Kap. Bauchfellentzündung).

Darmverschluß

Der Darmverschluß (Ileus) kann viele Ursachen haben, mündet aber immer in die gleichen Symptome: aufgetriebener Leib, Übelkeit, Erbrechen, Wind- und Stuhlverhalt, diffuser Schmerz sind charakteristisch. Dabei ist der Bauchschmerz dumpf bei Darmlähmung, an- und abschwellend (kolikartig) bei mechanischem Hindernis, wie bei Tumor oder Verwachsung.

In Deutschland werden jährlich über 50.000 Patienten wegen eines Dickdarmkrebses, über 10.000 wegen Dickdarmausstülpungen und etwa 15.000 Kranke wegen eines Darmverschlusses operiert.

Abklärung (Diagnostik)

Treten bei einem Menschen die oben beschriebenen Krankheitszeichen (Symptome) oder Krankheitshinweise auf, können eine Reihe von Untersuchungen zur Abklärung beitragen:

Die *Erhebung der Krankheitsgeschichte* (Anamnese) steht, wie bei praktisch allen Krankheitsbildern, am Anfang. Es wird nach Art, Dauer, Häufigkeit und Heftigkeit der Beschwerden und Krankheitszeichen gefragt. Ebenso wird nach weiteren Krankheiten geforscht, um z.B. das Operations- und Narkoserisiko abschätzen zu können und ggf. weitere Untersuchungen durchzuführen.

Körperliche Untersuchung

Die körperliche Untersuchung besteht aus einem vorsichtigen und einfühlsamen Betasten des Körpers. Hierbei werden nicht nur schmerzhafte Stellen gesucht, sondern bei entspannten Bauchdecken lassen sich z.B. auch größere Geschwulste oder eine vergrößerte Leber tasten. Durch Abhören (Auskultation) erhält man Hinweise auf die Darmtätigkeit. Die Körpertemperatur wird gemessen, da eine Erhöhung ein Hinweis auf eine bestehende Entzündung ist.

Darmspiegelung

Bei der Erkennung von Erkrankungen des Dickdarms ist die aussagekräftigste Untersuchung die Spiegelung (Endoskopie). Wird der gesamte Dickdarm (Kolon) gespiegelt, spricht man von einer Koloskopie (Dickdarmspiegelung). Um etwas sehen zu können, muß der Dickdarm weitgehend entleert sein, weshalb am Tag vor der Untersuchung Abführmittel eingenommen werden müssen und/oder vor der Untersuchung mit einer speziellen Flüssigkeit, die reichlich getrunken wird, eine Spülung durchgeführt wird. Das Gerät zur Spiegelung (Endoskop) ist ein sehr biegsames Instrument aus Fiberglas, dessen Spitze beweglich ist und vom Untersucher gelenkt werden kann. Über die Glasfasern wird Licht an die Spitze des Gerätes geleitet und das Bild übertragen. Meist wird das Bild auf einen Bildschirm übertragen, so daß der Patient mitsehen kann. Über weitere Kanäle kann Luft in den Darm eingeblasen werden, damit er sich entfaltet und Wasser kann eingespritzt werden, um Kotreste wegzuspülen und den Kopf des Instrumentes mit der Optik zu reinigen. Schließlich gibt es noch einen Arbeitskanal, durch den weitere Geräte wie Schlingen, Probeentnahmezangen u.a. eingebracht werden können.

Da die Untersuchung unangenehm ist (die eingeblasene Luft bewirkt ein ähnliches Gefühl wie Blähungen) wird dem Patienten meist vorher ein beruhigendes Mittel und ein entspannendes Mittel in die Vene gespritzt. Nur selten ist ein Schmerzmittel erforderlich.

Man führt den ca. daumendicken Schlauch in den Darm ein. Nun wird gerade soviel Luft eingeblasen, daß sich der Darm entfaltet und beurteilt werden kann. Da man nun das Bild von der Spitze des Gerätes erhält, schiebt man das Gerät langsam unter Sicht weiter, bis zum Übergang des Dünndarms in den Dickdarm. Bei besonderen Fragestellungen kann man die Untersuchung sogar noch bis in einen Teil des Dünndarms ausdehnen.

So kann die gesamte Schleimhaut des Dickdarms kontrolliert und beurteilt werden. Man sieht Ausstülpungen (Divertikel), Entzündungen oder vermehrte Schleimhautbildungen (Polypen). Polypen werden mit einer Schlinge abgetragen und zur feingeweblichen Untersuchung (Histologie) weitergeschickt. Bei unklaren Schleimhautveränderungen können Gewebsproben ebenfalls zur feingeweblichen Untersuchung entnommen werden.

Bei einer Enge des Dickdarms nach Entzündung oder Geschwulst besteht die Gefahr, die Dickdarmwand mit dem Spiegelinstrument zu verletzen, insbesondere bei einer Spiegelung in Narkose, da die warnenden Schmerzäußerungen des Patienten unterbleiben. Nach der Abtragung von

Polypen kann es in seltenen Fällen auch einmal zu einer Nachblutung aus der Abtragungsstelle kommen.

Die Koloskopie (Dickdarmspiegelung) ist die aussagekräftigste Untersuchung des Dickdarms, nicht nur weil die Veränderungen am besten sichtbar sind, sondern weil auch gleich Gewebsproben entnommen werden können. Auch wenn sich ein Krebs im Mastdarm (Rektum) findet, sollte der gesamte Dickdarm gespiegelt werden, da nicht selten weitere Geschwulste im restlichen Dickdarm bestehen.

Werden nur die letzten 40–50 cm des Dickdarms gespiegelt, spricht man von Sigmoidoskopie.

Enddarmspiegelung

Wird nur der Mastdarm (Rektum) untersucht, wird ein starres Rohr (Rektoskop) verwendet. Als Vorbereitung zu dieser Untersuchung ist ein Einlauf (Klistier) ausreichend.

Untersucht man nur den Analkanal, wird keine Luft eingeblasen, eine Darmvorbereitung ist nicht notwendig; man spricht bei dieser Spiegelung von Proktoskopie (siehe Proktologie).

Ultraschalluntersuchung

Mit der Ultraschalluntersuchung (Sonographie) kann bei einem bösartigen Tumor recht gut eine Absiedlung (Metastasen) in der Leber nachgewiesen werden. Größere Geschwulste lassen sich am Darm ebenso erkennen, wie eine Stauung des Harns in den Nieren.

Genauere Kenntnisse über eine Geschwulst lassen sich auch mit dem *Ultraschall vom Darm aus* (Endosonographie) gewinnen. Hierzu wird durch den After ein kleiner Ultraschallkopf in den Darm eingebracht, der die Eindringtiefe einer Geschwulst in die Darmwand, aber auch dem Darm nahe Gewebe, wie Lymphknoten, aber auch Abszesse zeigt.

Röntgenuntersuchungen

Die Röntgenaufnahme des Brustkorbs (Thorax) kann Absiedlungen in der Lunge nachweisen. Sie wird auch vor der Operation durchgeführt, um Lungen- oder Herzerkrankungen zu erkennen. Die Röntgenaufnahme des

Bauches (Abdomen) macht die Verteilung der Gase im Darm sichtbar. Bei einem Darmverschluß ist diese Gasverteilung typisch. Findet sich auf dieser Röntgenaufnahme Gas außerhalb des Darms, ist dies, wenn nicht vorher eine Operation durchgeführt wurde, ein Hinweis auf einen Durchbruch des Darmes (Perforation). Der Dickdarm läßt sich auch durch den After mit einem Kontrastmittel füllen, welches sich im Röntgenbild darstellt. Hierdurch sieht man nicht nur die Lage des Darms, sondern es lassen sich Schleimhautveränderungen wie Polypen oder Geschwulste beurteilen. Bei Verdacht eines Durchbruchs, wie z.B. bei entzündeten Ausstülpungen, wird ein besonderes, wasserlösliches Kontrastmittel verwendet, das beim Austritt aus dem Darm das Bauchfell (Peritoneum) nicht schädigt. Nach Einspritzen eines über die Niere auszuscheidenden Stoffes läßt sich mit einer Röntgenaufnahme der Verlauf und eine möglicherweise bestehende Stauung der Harnleiter (Ureteren) nachweisen.

Da diese Kontrastmittel Jod enthalten, sollte dem untersuchenden Arzt eine bestehende Schilddrüsenerkrankung mitgeteilt werden, denn eine kranke Schilddrüse kann das Jod aufnehmen und gefährlich hohe Mengen an Schilddrüsenhormon an das Blut abgeben (Schilddrüsenüberfunktion).

Ein computerisiertes Schichtröntgen (CT = Computertomographie) oder eine Kernspindarstellung (NMR) sind bei den Erkrankungen des Dickdarms nur noch selten erforderlich.

Labor

Durch die Blutuntersuchung werden weißen Blutzellen (Leukozyten) sowie andere Blutbestandteile zum Nachweis einer Entzündung bestimmt. Bestimmte Stoffe im Blut (Tumormarker) können einen dringlichen Hinweis auf ein Dickdarmkarzinom geben. Sie werden auch nach der Operation bestimmt, da sie ein Wiederauftreten nachweisen können. Daneben werden auch eine Reihe von Salzen und andere Parameter im Blut analysiert (z.B. Blutgerinnungswerte), um die Operations- und Narkosevorbereitung sicherer zu machen.

Behandlung (Therapie)

Die meisten Polypen können bei einer Dickdarmspiegelung (Koloskopie) entfernt werden. Sind die Polypen zottig oder sitzen der Darmwand breitflächig auf, wird meist eine Operation erforderlich. Befinden sich die Geschwulste im Mastdarm, so kann in der Mehrzahl der Fälle die Operation durch den After durchgeführt werden. Hierzu kann entweder ein Spreizer eingesetzt werden, der die Abschlußmuskulatur weitet und so eine Öffnung schafft, durch die eine ausreichende Sicht und das Einbringen von Instrumenten möglich ist. Die zweite Möglichkeit ist die endoskopische. Das durch den After eingeführte Operationsendoskop (Spiegelinstrument) leuchtet den Mastdarm aus und durch Schleusen können Instrumente eingebracht werden. Da das Operationsendoskop dick ist, ist die Weitung der Abschlußmuskulatur etwa vergleichbar. Bei einem sehr ausgedehnten Befund oder wenn die Abschlußmuskulatur erheblich vorgeschädigt ist, wird der Mastdarm auch durch Eröffnung von hinten operiert. Bei dieser selten angewandten, schwierigen Operationsmethode wird ein Schnitt vom After in der Analfalte nach oben gelegt und die Abschlußmuskulatur durchtrennt. Der Vorteil dieser Methode ist, daß die durchtrennte Muskulatur exakt wieder zusammengefügt werden kann und der Eingriff nicht so belastend für den Patienten ist, wie eine Operation durch den Bauchraum. Bei weiter oben im Dickdarm gelegenen Polypen, die nicht bei einer Dickdarmspiegelung entfernt werden können, wird der Darm durch den Bauchraum eröffnet und der Polyp oder ein kleines Stück des Dickdarms entfernt. Dieser Eingriff kann entweder im üblichen Operationsverfahren mit einem Leibschnitt oder über eine Bauchspiegelung (Laparoskopie) durchgeführt werden.

Ein Dickdarmkrebs wird, wenn immer möglich, operativ entfernt. Aus Sicherheitsgründen werden die nahen Lymphknotenstationen mit entfernt, da eine Absiedlung von Krebszellen hier als erstes zu erwarten ist. Da die Lymphgefäße mit den Blutgefäßen verlaufen, werden die entsprechenden Schlagadern, weit vom Darm entfernt, durchtrennt. Durch die Blutversorgung (Abb. 6.1.) und einem erforderlichen Sicherheitsabstand zum Tumor müssen so immer größere Dickdarmabschnitte entfernt werden.

Operationstechnik

So sind die üblichen Operationsmethoden die Entfernung des rechten Dickdarms (Hemikolektomie rechts), die des Querdarms, die des linken Dickdarms (Hemikolektomie links), die des S-Darms (Sigmaresektion) und die des Mastdarms (Rektumresektion). Diese Operationen können offen über einen Bauchschnitt erfolgen oder über eine Bauchspiegelung, wobei der Darm meist über einen kleinen zusätzlichen Bauchschnitt aus der Bauchhöhle geborgen wird. Befindet sich der Krebs weit unten im Mastdarm und die gesamte Schleimhaut des Mastdarms muß entfernt werden, kann der Wiederanschluß des Darms durch eine Naht durch den After oder durch Auskrempeln der Afterhaut vor dem After erfolgen. Hat sich der Krebs bereits über die Darmwand hinaus ausgebreitet, werden unter Umständen umgebende Gewebe mitentfernt.

Kann während einer Operation die Vereinigung der beiden Darmenden nicht sicher durchgeführt werden, weil z.B. eine fortgeschrittene Bauchfellentzündung vorliegt, oder weil aufgrund eines Darmverschlusses die Darmwand erheblich geschädigt ist, wird der Kot oberhalb der Nahtstelle abgeleitet. Je nach Situation stehen unterschiedliche Möglichkeiten zur Verfügung (Abb. 6.3). Soll nur die Naht, die beide Darmenden nach Entnahme des dazwischen liegenden Darmanteils vereinigt (Anastomose), vorübergehend geschützt werden, wird ein Teil des davorliegenden Darmes durch die Bauchdecken herausgeleitet und teilweise eröffnet, so daß der Kot vorher abgeleitet und so die entscheidende Naht entlastet wird. Dies Verfahren heißt *seitliche Kotfistel*, Abb. 6.3. Wird nur der obere Darmteil endständig durch die Bauchdecken ausgeleitet, spricht man von einem *Kunstafter* (Anus praeter, Abb. 6.3a). Diese beiden Verfahren können auch am unteren Dünndarm angewandt werden (Ileostoma und doppelläufiges Ileostoma). Hier wird die Ausstülpung des Darms aber weiter durchgeführt (Abb. 6.3b), um den Ausgang besser versorgen zu können, da der aggressivere Dünndarmstuhl die äußere Haut mehr angreift, als der Stuhl des Dickdarms (s.u.).

Patient und Operateur sollten darauf vorbereitet sein, falls es erforderliche werden sollte, einen künstlichen Darmausgang anzulegen. Deshalb wird bei vielen Dickdarmeingriffen bereits vor der Operation die beste Mündungsstelle für einen Kunstafter bestimmt und auf der Haut angezeichnet. Man kann probeweise dort einen Kotbeutel aufkleben und testen, ob der Beutel möglichst wenig behindert (Scheuern an der Kleidung im Sitzen, Stehen, Druck im Liegen, Lockerung des Beutels bei ungünstiger Hautfaltenbildung) und die Mündung für den Patienten gut sichtbar liegt, was die Versorgung erleichtert.

Liegt der Mastdarmkrebs in großer Nähe zur Abschlußmuskulatur, so muß aus Sicherheitsgründen (restlose Krebsentfernung) das ganze Abschlußorgan mit entfernt werden (Rektumexstirpation oder -amputation). Bei dieser Operation wird ein ständig bleibender künstlicher Darmausgang erforderlich.

Abb. 6.3a–c. Die Abbildungen zeigen verschiedene Möglichkeiten von künstlichen Darmausgängen. Bei der seilichen Kotfistel wird der ausgeleitete Dickdarm nur teilweise durchtrennt, so daß später bei der Rückverlagerung nur ein Teil des Umfangs wieder zugenäht werden muß. Wird der Darm völlig durchtrennt und nur das Ende durch die Bauchwand ausgeleitet, spricht man vom Kunstafter (Anus praeter). Ähnlich ist das Vorgehen am unteren Dünndarm, der aber weiter „ausgekrempelt" wird

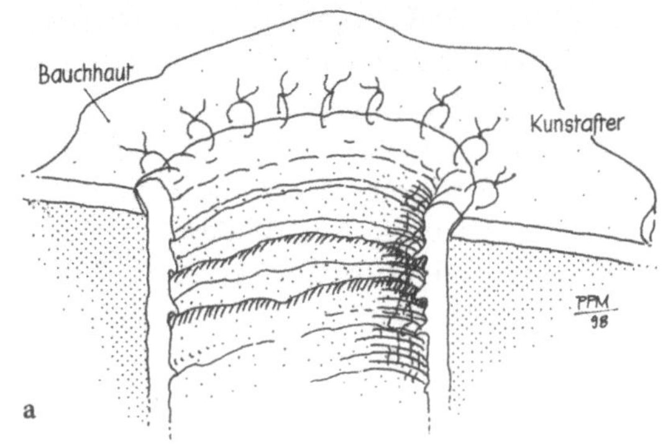

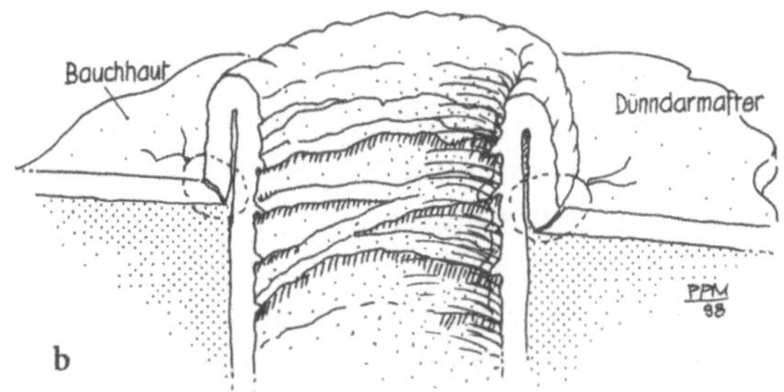

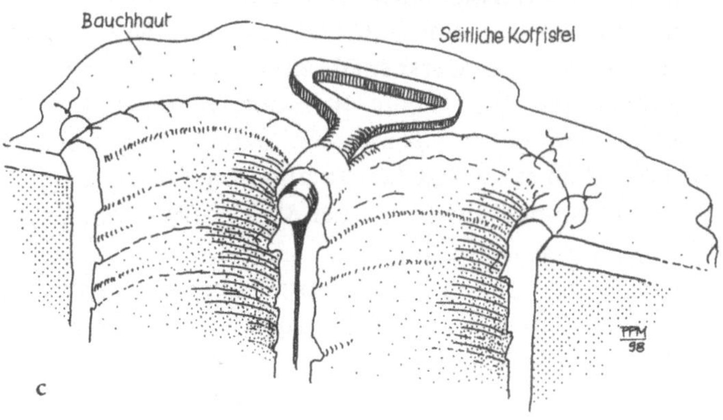

Bei gutartigen Erkrankungen des Dickarms – wie bei einer Divertikel-
erkrankung – ist nur die Entfernung kürzerer Darmanteile notwendig, da
die versorgenden Gefäße des Dickdarms nicht so weit entfernt durchtrennt werden. Bei der Divertikelkrankheit wird am häufigsten eine Entfernung des S-Darms (Sigmaresektion) durchgeführt.

Im Rahmen einer Notfalloperation nach Durchbruch einer Ausstülpung (Divertikelperforation) kann die Bauchfellentzündung so weit fortgeschritten sein, daß nach Entfernung des S-Darms (Sigma) ein Kunstafter angelegt wird und der Mastdarm verschlossen wird (Hartmann-
Operation), weil die Darmnaht bei eitriger Entzündung gefährdet ist.

Komplikationen und Risiken

Die spezifischen Risiken einer Dickdarmoperation sind für die meisten
Operationsverfahren vergleichbar. Besonders Notfalleingriffe am Dickdarm haben auch heute noch eine Sterblichkeit, da es sich um einen für
den Körper belastenden Eingriff handelt. Die zahlenmäßig häufigste
Komplikation stellt die Wundeiterung dar, die besonders durch die Aus-
streuung der im Darm lebenden Keime begünstigt wird, wenn der Darm
während der Operation eröffnet wurde.

Seltener treten stärkere Blutungen auf, wenn sich eine Unterbindung
von einem Blutgefäß löst. Dann muß meistens erneut operiert werden.
Speziel bei Operationen am S-Darm und am Mastdarm kann es zu einer
Verletzung des Harnleiters kommen. Bemerkt man sie gleich während der
Operation, legt man eine Röhre ein und vereinigt den Harnleiter wieder.
Wird diese Verletzung erst später erkannt, ist oft bereits eine Entzündung
entstanden und eine erneute Operation ist erforderlich.

Selten kommt es zum Nahtbruch. Dann kann Kot in die Bauchhöhle gelangen und zu einer Bauchfellentzündung führen. Bei kleineren Undich-
tigkeiten kommt es meist zu einer Abdeckung durch umgebendes Gewebe
mit folgenloser Ausheilung.

Beim Mann können bei der Entfernung des Mastdarms Verletzungen
der Nerven eintreten, die für das Aufrichten des männlichen Gliedes (Er-
ektion) notwendig sind.

Nach Eingriffen wegen eines Dickdarmkrebses, die mittels einer
Bauchspiegelung durchgeführt wurden, kann es zu einer Verschleppung
von Tumorzellen in die Bauchwand kommen. Nach der Anlage eines
Kunstafters kann ein Vorfall von Darm vor die Bauchdecke oder ein
Weichteilbruch neben dem Kunstafter (s.u.) auftreten.

Wie bei allen Bauchoperationen sind nach einer Operation Verwachsungen und Vernarbungen in der Bauchhöhle und Narbenbrüche möglich (s. Kapitel 1, „Allgemeine Komplikationen").

Verlauf

Nach den meisten Dickdarmeingriffen ist keine intensivmedizinische Überwachung erforderlich. Da diese Eingriffe aber häufig bei älteren Patienten durchgeführt werden, der Eingriff belastend ist, wird gelegentlich eine engere Überwachung auf einer Intensivstation durchgeführt. Ansonsten wird der Patient, sobald Atmung und Kreislauf stabil sind und er ausreichend wach ist, in sein Krankenzimmer gebracht.

Meist führt man eine Schmerztherapie von vorne herein durch.

Weil nach großen Bauchoperationen oftmals eine vorübergehende Magenlähmung auftritt, wird die unter Narkose über die Nase gelegte Magensonde belassen, damit der Magensaft abgeleitet wird und es nicht zu Übelkeit und Erbrechen kommt. Wenn nur noch geringe Mengen über die Sonde abfließen, kann sie entfernt werden. Dann darf der Patient auch bald Trinken. Der Zeitpunkt des Essens hängt von dem Wiedereinsetzen der Darmtätigkeit ab. Hierfür ist nicht nur der erste Stuhlgang nach der Operation ein Hinweis, sondern auch die Darmgeräusche, die sich durch Abhören des Bauches feststellen lassen.

Öfter wird auch aus dem Wundgebiet durch Drainagen (Schläuche) Blut und Gewebeflüssigkeit abgeleitet. Diese Schläuche werden nach wenigen Tagen gezogen. Gehäuft nach Mastdarmoperationen kann es zur Blasenlähmung mit Entleerungsstörung kommen. Eine Urinableitung kann für einige Tage notwendig sein. Die Hautfäden oder -klammern werden um den 10. Tag nach der Operation entfernt.

Der stationäre Aufenthalt ist nach den Operationen mit Bauchspiegelung wegen der geringeren Schmerzen meist kürzer als nach der offenen Operation. Je nach Schwere des Eingriffs, dem Alter, der körperlichen Verfassung, aber auch der Versorgung zu Hause dauert der stationäre Aufenthalt meist zwischen 1 und 3 Wochen. Die Arbeitsfähigkeit tritt individuell unterschiedlich wieder ein, nicht nur abhängig von der körperlichen Belastung im Beruf, sondern auch wegen der unterschiedlich lang bestehenden Erschöpfung nach der Operation, die bis zu 6 Wochen anhalten kann.

Besonders nach afternahen Operationen kann es zu einer überwiegend vorübergehenden Einschränkung der Abschlußkraft kommen. Dieser kann man durch Übungen in einer Vielzahl der Fälle begegnen. Anfangs ist die Häufigkeit des Stuhlgangs deutlich erhöht. Die Anzahl der Stuhlgänge vermindert sich aber innerhalb der nächsten 18 Monate.

Wurde eine Kotfistel oder ein Kunstafter angelegt, macht man den Patienten schon soweit wie möglich im Krankenhaus mit der Versorgung vertraut. Wenn bereits vor der Operation die Versorgung besprochen wurde, ist die innere Abwehr des Patienten meist geringer, auch wird die Zerstörung des Körperbildes nicht so stark empfunden. Durch die Vielzahl der Hilfsmittel bei der Versorgung muß in der Kleidung kaum Rücksicht genommen werden. Erlernt der Patient die Spültechnik, kann er nicht nur tagsüber die meiste Zeit ohne lästigen aufgeklebten Beutel zubringen, sondern sogar schwimmen gehen. Auch ist der frühzeitige Kontakt zu einer Selbsthilfegruppe günstig, nicht nur um Tricks in der Versorgung des Kunstafters zu erlernen, sondern auch um sich nicht alleine in seinem Schicksal zu wissen.

Tritt neben dem ausgeleiteten Darm eine Vorwölbung auf, ist meist ein Weichteilbruch (Parakolostomiehernie) entstanden, der die Versorgung des Ausganges erheblich erschweren kann. Dieser Weichteilbruch sollte durch eine kleine Operation beseitigt werden, in der das Loch in der Bauchwand soweit verkleinert wird, daß nur noch der ausgeleitete Dickdarm durchpaßt. Kommt es zum Vorfall des ausgeleiteten Darms, so daß er mehrere Zentimeter aus der Bauchwand herausragt, so kann auch diese Situation durch eine kleinere Operation behoben werden, in der der Darm in den Bauchraum zurückgeschoben und das ausgeleitete Darmende in der Bauchwand befestigt wird.

Ist eine vorübergehende Ableitung des Kots angelegt worden, so wird meist in 6–12 Wochen nach der ersten Operation die normale Darmpassage wiederhergestellt. Hierzu wird bei einer Kotfistel in Narkose der seitlich aufgeschnittene Darm wieder verschlossen und die Bauchdecken schichtweise verschlossen. Wurde ein endständiger After angelegt, so wird der Bauch eröffnet und der verschlossene Darmanteil aufgesucht und mit dem Kunstafter vereinigt. Wird nur eine Kotfistel verschlossen, ist dies ein kleiner Eingriff und der Patient kann nach wenigen Tagen das Krankenhaus verlassen. Der Wiederanschluß des Afters an ein verschlossenes Darmstück ist dem Verlauf einer normalen Dickdarmoperation, wie oben beschrieben meist sehr ähnlich.

Bei bestimmten Krebsstadien kann nach der Operation eine zusätzliche Therapie mit gegen den Krebs wirksamen Medikamenten (Chemotherapie) sinnvoll sein. Manchmal werden auch Bestrahlungen durchgeführt oder beide Verfahren kombiniert. Diese Therapie muß nach sorgfältiger Risiko-/Nutzenabwägung individuell angepaßt werden.

Auch ob, und wie häufig eine regelmäßige Nachsorge nach einem Dickdarmkrebs durchgeführt werden sollte, hängt von der Erkrankung und dem Patienten ab.

In der Regel sind die Dickdarmeingriffe sichere, komplikationsarme Verfahren, bei denen der Patient nach 6 Wochen sein normales, gewohntes Leben führen kann. Eine besondere Diät oder Einschränkung ist meist nicht sinnvoll. Nur bei sehr ausgedehnten Entfernungen von Dickdarmanteilen muß teilweise eine nicht blähende Diät eingehalten werden. Meist übernimmt der Dünndarm nach Entfernung des rechten Dickdarms die Aufnahme von Vitamin B_{12}.

Trotzdem ist der Entschluß zu einer Operation eine individuelle, personenabhängige Entscheidung, die die Narkoserisiken (Kap. 1.3), die Operationsrisiken (Kap. 1.6), die Vorerkrankungen und die Lebensumstände eines jeden Patienten berücksichtigen muß. Beim Dickdarmkrebs stellt sie nach wie vor unangefochten die wirksamste Maßnahme dar. Dennoch sollte man sich erst nach einem ausführlichen Gespräch mit dem Arzt seines Vertrauens zu einer Operation entschließen.

KAPITEL 7

Erkrankungen der Brustdrüse

- Brustdrüsengeschwulste (Mammatumoren)
- Brustdrüsenbildung beim Mann (Gynäkomastie)
- Vergrößerung der weiblichen Brust (Mammahypertrophie, Giganto-mastie)

Informationen für den Arzt

Zunächst hat die Mammachirurgie von der plastischen Chirurgie ausgehend seit Anfang der 80er Jahre eine deutliche Qualitätsverbesserung durchgemacht. Hierzu hat auch der Druck der Patientinnen beigetragen, die heute, von den Medien unterstützt, sehr klare Vorstellungen über die Behandlung ihrer Brüste entwickelt haben. Leider sind diese Vorstellungen und Hoffnungen oft unrealistisch. Mit eine große Rolle spielt die Tatsache, daß die weibliche Brust als „Symbol der Weiblichkeit" schlechthin angesehen wird, und daher eine besonders behutsame Führung der Patientin angezeigt ist.

Operationsindikation

Epidemiologie

In den Industrienationen wird ein Ansteigen der Brustkrebsmortalität festgestellt. Mit einem Anteil von 17,4% an der Gesamtkrebssterblichkeit ist das Mammakarzinom die häufigste Ursache beim weiblichen Geschlecht. Für Österreich ergaben sich z.B. 41,1 Todesfälle pro 100.000 Frauen im Jahr 1991. Besonders die Inzidenz bei den 40- bis 49jährigen

Frauen hat deutlich zugenommen. Insgesamt kommen aber immer mehr Frauen in einem günstigeren Stadium in ärztliche Behandlung. So stellen sich mittlerweile etwa knapp die Hälfte im Stadium I vor. Das Mammakarzinom ist, wie alle häufigen Karzinome, ein Alterskarzinom mit einem prä- und einem postmenopausalen Altersgipfel.

Die gebräuchlichen Einteilungen des Mammakarzinoms sind in Tab. 7.1 zusammengefaßt.

Tabelle 7.1 Histologische Klassifikation und Stadieneinteilung des Mammakarzinoms

Histologische Klassifikation

- Intraduktales Karzinom (duktales Carcinoma in situ)
- Invasives duktales Karzinom mit überwiegend intraduktalem Anteil
- Invasives duktales Karzinom
- Invasives lobuläres Karzinom
- Muzinöses Karzinom
- Medulläres Karzinom mit lymphoidem Stroma
- Invasives papilläres Karzinom
- Invasives kribriformes Karzinom
- Tubuläres Karzinom
- Adenoid – systisches Karzinom
- Sekretorisches (juveniles) Karzinom
- Apokrines Karzinom
- Metaplastisches Karzinom
- weitere, seltene
- M. Paget (Mamille) isoliert, mit intraduktalem oder invasivem duktalem Karzinom

TNM Klassifikation nach UICC

pT_{is} Carcinoma in situ
pT_1 Primärtumor bis 2 cm
pT_2 Primärtumor 2–5 cm
pT_3 Primärtumor über 5 cm
pT_4 Primärtumor mit Hautulzeration, Infiltration der Thoraxwand oder inflammatorisches Karzinom
pT_x Tumorgröße nicht bekannt

pN_0 keine regionären Lymphknotenmetastasen
pN_1 Metastasen in verschieblichen, ipsilateralen, axillären Lymphknoten
     pN_{1a} Mikrometastasen (bis 0,2 cm)
     pN_{1b} Metastasen (über 0,2 cm)
         pN_{1bi} 1–3 betroffene Lymphknoten
         pN_{1bii} 4 oder mehr betroffene Lymphknoten

Tabelle 7.1 Fortsetzung

	pN$_{1biii}$ Metastasen mit Ausbreitung über die Kapsel des Lymphknotens
	pN$_{liv}$ Metastasen über 2 cm Größe
pN$_2$	Metastasen im ipsilateralen axillären Lymphknoten mit Fixierung untereinander oder der Umgebung
pN$_3$	Metastasen der ipsilateralen parasternalen Lymphknoten
pN$_x$	Lymphknotenstatus unbekannt
pM$_0$	keine Fernmetastasen
pM$_1$	Fernmetastasen vorhanden
pM$_x$	Fernmetastasen unbekannt

Risikofaktoren

Wenn auch eine allen Mammakarzinomen gemeinsame Ursache nicht bekannt ist, so kommen eine Reihe von Risikofaktoren in Frage, die bei 1/3 der Mammakarzinome nachweisbar sind. So spielen Mutationen des p-53-Gens bzw. solche am langen Arm des Chromosoms 17 eine Rolle. Dies schlägt sich in einer 2- bis 10fachen Risikoerhöhung bei positiver Familienanamnese nieder. So treten insgesamt 5–10% der Mammakarzinome aufgrund der genetischen Prädisposition auf, bei jüngeren Frauen deutlich über 10% [3]. Belegt ist auch die Wirkung des Östrogens als Wachstumsstimulans für das Mammakarzinom. Deshalb erhöht sich das Risiko bei früher Menarche und später Menopause. Wird frühzeitig die beidseitige Ovarektomie durchgeführt, tritt eine Risikominderung ein. Weiterhin führen bereits erfolgreich therapierte Mammakarzinome zu einer massiven Risikovermehrung. Gleiches gilt auch für das Carcinoma lobulare in situ, das nicht als Karzinom gewertet wird, atypische duktale oder lobuläre Hyperplasien, als auch proliferative Mastopathien.

An *exogenen Faktoren* wird neben der dosisabhängigen, ionisierenden Strahlung, der Ernährung (postmenopausale Fettsucht), überdurchschnittlicher Körpergröße und erhöhtem Alkoholkonsum ein vermehrtes Risiko an einem Mammakarzinom zu erkranken, zugesprochen. Der Einfluß von *Kontrazeptiva* wird noch teils kontrovers diskutiert, aber es scheint zu einem vermehrtem Auftreten nach frühzeitiger hormoneller Kontrazeption und nach über lange Zeit durchgeführter Östrogensubstitution zu kommen.

Zur Chemoprävention bestehen 2 Ansätze, die beide in großen Serien getestet werden und zur Hoffnung Anlaß geben: *Tamoxifen* (Antiöstrogen mit antiproliferativer Eigenschaft als Hormonrezeptorblocker) und *Retinoide* (Derivate des Vitamin A).

Wenn auch *Mammakarzinome beim Mann* nur 100mal seltener vorkommen als bei der Frau und nur 0,1% der Todesfälle verursachen, so werden die meist duktalen Karzinome häufig erst weit fortgeschritten erkannt und haben insgesamt eine schlechtere Prognose. Den primären Symptomen, wie Gynäkomastie, Areolenveränderungen, blutige Sekretion, Brustwarzeneinziehung, Hautrötung oder Ulzeration wird wenig Bedeutung beigemessen und erst Knochenschmerzen oder hartnäckiger Husten, also bereits die Metastasen führen zum Arzt [8].

Indikation

Die Indikation zum operativen Vorgehen ist beim Mammakarzinom, außer bei moribunden Patientinnen praktisch immer gegeben. Die Art des operativen Vorgehens wird sich am Einzelfall orientieren. Tumorgröße, Lymphknotenbefall, Multizentrizität, histologisches Grading, Größe und Form der Brust werden neben anderen Variablen wie Körperbewußtsein etc. in die Entscheidung mit einfließen. So entscheidet sich, ob ein brusterhaltendes Vorgehen oder die Ablatio mammae mit oder ohne anschließender Rekonstruktion angestrebt wird. Hierbei wird auch die bei brusterhaltender Therapie aggressivere Nachbehandlung Berücksichtigung finden.

Bei einer deutlichen Erhöhung der Brustkrebsrisikofaktoren bis hin zur nicht anders beherrschbaren, schweren Mastodynie kann eine subkutane Mastektomie mit gleichzeitiger Prothesenimplantation in Erwägung gezogen werden [10].

Fibroadenom der Mamma

Der häufigste gutartige Tumor der Mamma ist das *Fibroadenom.* Es ist – nach Mammakarzinom und fibrös-zystischer Mastopathie – die dritthäufigste Erkrankung der weiblichen Brustdrüse. Das Fibroadenom wird auch Adenomyxofibrom, Zystadenomyxom, Mischtumor, periazinäre Fibroadenosis neben vielen anderen Bezeichnungen genannt und ist der typische Tumor der jungen Frau. Bis zum 25. Lebensjahr ist es die häufigste Erkrankung der Brustdrüse überhaupt, und das Durchschnittsalter bei

der Diagnosestellung beträgt im Durchschnitt 33 Jahre. Bei nicht absolu-
ter Sicherheit der Benignität besteht immer eine Indikation zur Tumorexstirpation. Auch wenn die Berichte über ein Carcinoma lobulare auf
dem Boden eines Fibroadenoms nur vereinzelt in der Literatur auftau-
chen, so wurde bei größeren Untersuchungen von Amputaten eine höhere
Koinzidenz sekundär karzinomatös durchwachsener Fibroadenome gefunden. Sarkome auf dem Boden eines Fibroadenoms sind extrem selten.

Zystsarkom der Mamma

Kommt es zu auffälligen Zellvermehrungen und Polymorphie des Stromas
von Fibroadenomen, besteht der Verdacht auf ein *Cystsarcoma phylloides*.
Diese Geschwulst am Übergang von gut- zu bösartig macht insgesamt zwar
nur 0,3% der Mammatumoren aus, aber doch 2–3% der Fibrome. Durchschnittlich tritt es 10 Jahre später als das Fibroadenom auf, ist also häufig
mit den Wechseljahren verbunden. Jedes 10. Zystsarkom ist maligne. In 5%
liegen bei der Diagnosestellung bereits Metastasen vor. Die Streuung erfolgt hämatogen. Mit nur 3 Kasuistiken über befallene Achsellymphknoten
stellt die lymphogene Streuung eine Rarität dar. Daher ist die Therapie der
Wahl die Ablatio mammae *ohne* axilläre Dissektion. Bei Infiltration der
Brustwand erfolgt die Resektion im Gesunden. Benigne und kleine Zyst-
arkome werden mit ausreichender Exzision behandelt.

Seltene Tumoren der Mamma

Bei der Indikationsstellung müssen auch seltene Tumoren ins Kalkül gezogen werden, wie z.B. der *Granularzelltumor* (Abrikosoff bezeichnete ihn 1926
als Myoblastenmyom), der von den Schwann-Zellen ausgeht, die *Mamma
fistulans*, die ein inflammatorisches Mammakarzinom imitieren kann.
   Die *Mammahypertrophie* führt, besonders bei der häufig gleichzeitig
bestehenden Ptose, zur Störung des venösen und lymphatischen Abflusses. Die Folgen sind Ödem und Schmerzen der Mammae, die sich während
der Menstruation verstärken. Diese voluminösen Brüste führen zu stati-
schen Beschwerden, wobei etwa die Hälfte der betroffenen Frauen über
Rückenschmerzen und etwa 1/3 über ein Schulter-Arm-Syndrom klagen.
Es kommt auch zum Einschneiden des BH's an den Schultern und zum
Auftreten von Ekzemen in der Submammarfalte. Daneben stehen bei jun-

gen Frauen häufig psychische Probleme im Vordergrund, die oft durch das soziale Umfeld verstärkt werden. Die Indikation zur Operation entspringt hier nicht der Mode unserer körperbewußten Zeit, sondern der Leidensdruck ist so groß, daß bereits Paulus von Aegina (625–690 n. Chr.) über die Mammareduktionsplastik berichtet.

Diagnostik

Anamnese

Am Anfang steht auch hier die sorgfältige Anamnese. Fragen richten sich auf Risikofaktoren, wie ein Mammakarzinom in der Verwandtschaft, frühere Brusterkrankungen, Operationen an der Brust, nach der Menarche, der Menopause, Zeitpunkt und Zahl der Schwangerschaften, dem Stillen, Einnahme von Östrogenpräparaten, letzte Menstruation, zyklusabhängige oder -unabhängige Schmerzen, letzte Mammographie, Veränderungen der Brust u.a.

Körperliche Untersuchung

Bei der Inspektion fallen Größenunterschiede, unterschiedliche Höhe der Mamille, Hautverfärbungen, Venenzeichnungen und andere Unregelmäßigkeiten auf.

Das *Mammakarzinom* wird von einem großem Teil der Frauen selbst entdeckt. Die Untersuchung der Brüste sollte im Stehen oder Sitzen durchgeführt werden. Zunächst werden die 4 Quadranten bimanuell abgetastet. Man sollte dann tief in die Axillargrube eingehen und auch den Hinterrand des M. pectoralis major abtasten. In nahezu der Hälfte aller Fälle finden sich Mammakarzinome im äußeren oberen Quadranten. Palpatorisch läßt sich ein meist derber Tumor tasten, der nicht von der Umgebung eindeutig abgrenzbar ist. Einziehungen der Haut, Nichtverschieblichkeit gegenüber der äußeren Haut oder gegenüber der Thoraxwand sind weitere Zeichen für das Vorliegen eines Mammakarzinoms, ebenso wie eine Einziehung oder Sekretion der Brustwarze. Die Austastung der Achselhöhle ist obligater Bestandteil jeder Untersuchung der weiblichen Brust. Deutlich tastbare *Lymphknoten* ab 1 cm Größe sind suspekt auf das Vorliegen eines Karzinoms.

Das inflammatorische Mammakarzinom ist gekennzeichnet durch eine Ausbreitung von Tumorzellen in der Haut als Lymphangiosis, die durch Tumorzellthromben zu einer Schwellung und Rötung der Haut in diesem Bereich führt und nicht selten als einfache Entzündung fehlgedeutet wird.

Meist wird das *Fibroadenom* von seiner Trägerin selbst entdeckt. Der elastische, feste Tumor läßt sich rund, gut begrenzt, schmerzlos tasten. Das Wachstum ist in der Regel langsam und sistiert bei einer Größe von 2–3 cm. Vermehrtes Wachstum tritt lediglich in den Zeiten der hormonellen Umstellung (Pubertät, Gravidität, Menopause) auf. Bei subkutaner Lage kann es aber auch zu Einziehungen der Brustwarze kommen. Dagegen sind Peau d'Orange, Exkretion oder begleitende Lymphknotenschwellungen eine Rarität.

Bildgebende Verfahren

Insbesondere beim Vorliegen einer *Mastopathie* ist der Untersuchungsbefund meist unsicher, so daß weitere Untersuchungsverfahren herangezogen werden müssen. Die *Mammographie* ist die einzige bildgebende Methode, die bei vertretbarem Aufwand und Kosten in der Lage ist, einen signifikanten Anteil von nicht tastbaren Karzinomen aufzudecken. Nur sie kann die häufig pathognomonischen Mikroverkalkungen nachweisen. Mit ihr gelingt es bereits Karzinome $< 0,5$ cm Größe nachzuweisen. Allerdings ist auch die Mammographie in 4–19% der Fälle falsch negativ. Da das Mammakarzinom meist schon frühzeitig nach seinem Entstehen zu einer systemischen Erkrankung führt, ist die Mammographie auch zur Früherkennung einzusetzen. Diese sollte bei Frauen über 40 Jahren, besonders bei einem Mammakarzinom der Mutter und/oder Schwester, Mammakarzinom der anderen Brust, histologisch gesicherter Mastopathie mit Atypien und histologisch verifiziertem lobulären Carcinoma in situ großzügig durchgeführt werden. Die Kompression der Brust während der Untersuchung wird von einigen Patientinnen als unangenehm empfunden. Aber durch eine gut komprimierte Brust erhält man eine gleichmäßige Belichtung, ein schärferes Bild bei geringerer Strahlenbelastung. Keine Untersuchung konnte dabei bislang eine Verschleppung von Tumorzellen durch die Kompression nachweisen.

Die *Sonographie* der weiblichen Brust ist eine Zusatzuntersuchung, die besonders zwischen soliden Tumoren und Zysten gut unterscheiden kann und damit manche Probeexzision erspart. Einen Hinweis auf ein Karzinom gibt bei soliden Tumoren ein Schlagschatten hinter dem Tumor. Ein Frühkarzinom wird mit dem Ultraschall kaum nachgewiesen. Zysten können unter Ultraschallkontrolle gut punktiert werden. Der Ultraschall gibt auch Auskunft über eine Abszedierung bei einer Mastitis.

Da die *Computertomographie* für kleine Karzinome ungeeignet ist, die Strahlenbelastung und der Aufwand hoch sind, hat sie keine Indikation bei der Diagnose des kleinen Mammakarzinoms. Sie hat ihren Einsatz beim Mammakarzinomrezidiv und gegebenenfalls bei der Therapieplanung des fortgeschrittenen Mammakarzinoms.

Auch bei der *Kernspintomographie* ist neben dem Aufwand die Schichtdicke limitierend und sie ist damit nur bei wenigen Fragestellungen primär sinnvoll einzusetzen. Sie vermag aber besser als die Mammographie oder auch die Zytologie ein lokales Rezidiv zu erkennen [9].

Die *Thermographie* ist heute wegen ihres hohen Anteil an falsch negativen Befunden weitgehend verlassen.

Vorteil der *digitalen Mammaradiographie* ist vor allem die weitgehende Eliminierung von Streustrahlen und die Herstellung von hochauflösenden Bildern. Ob diese relativ neue Methode die Mammographie verdrängen wird, läßt sich noch nicht sicher absehen.

Punktion

An manchen Kliniken wird die gezielte Punktion auch solider Läsionen durchgeführt, teils mit stereotaktischen Geräten. Findet sich Malignität, so kann über die Doppelkanüle dieses Areal für die operative Therapie mit Tusche markiert werden. Nach einer Nadelbiopsie kann neben der histologischen Aufarbeitung des Gewebszylinders eine Hormonrezeptorenbestimmung erfolgen. Besonders Stanzbiopsien haben eine hohe Treffsicherheit hinsichtlich der Histologie, einschließlich des Gradings und der Hormonrezeptoren. Sie sind also zur präoperativen Planung des Eingriffs durchaus hilfreich [2].

Therapie

Probeexzision

Alle nicht eindeutig abklärbaren Befunde, die suspekt auf Malignität sind, erfordern eine diagnostische Probeexzision. Die Tumorexstirpation wird durch eine präoperative eindeutige Lokalisation erleichtert. Dies kann durch den Operateur mittels Sonographie oder unter der Mammographie mit Markierung mittels eines Widerhakendrahtes oder Farbmarkierung erfolgen. So lassen sich unnötig lange Narkosezeiten vermeiden, wenn während der Operation nicht noch zur Sicherheit, daß auch der richtige Befund exzidiert wurde, eine Mammographie des Präparates angefertigt werden muß.

Operative Tumortherapie

Trotz des Trends der „konservativen" operativen Behandlung des Mammakarzinoms gibt es eine Vielzahl von Fällen, in denen unverändert die *modifiziert radikale Mastektomie* mit axillärer Ausräumung durchgeführt werden sollte. Dies gilt unter anderem für zentral sitzende Tumoren unabhängig von ihrer Größe, die sich meist auch durch eine Mamillenretraktion zeigen, ebenso für die Multizentrizität invasiver Herde, Karzinomzellnachweis im Exprimat der Mamille und M. Paget, bei diffusen Mikroverkalkungen, nach vorangegangener Chemotherapie beim inflammatorischen Mammakarzinom und natürlich dann, wenn sich nach einer eingeschränkten, konservativen Exstirpation des Karzinoms in der endgültigen histologischen Aufarbeitung ein Befall der Schnittränder nachweisen läßt. In all diesen Fällen wird die querovaläre Umschneidung der Brust durchgeführt bis an die Achselhöhle heran, so daß diese ausgeräumt werden kann. Die Schnittführung sollte relativ kaudal erfolgen, um günstige Voraussetzungen für einen plastischen Wiederaufbau zu schaffen. Die axilläre *Lymphadenektomie* hält sich an folgende anatomische Leitstrukturen: nach kranial bis an die V. axillaris, am Thorax entlang des Gefäß-Nervenbündels des N. thoracodorsalis, des N. thoracicus longus und nach dorsal bis auf den M. latissimus dorsi. Die Anzahl der resezierten Lymphknoten gilt als Maß der Sorgfalt [4]. In letzter Zeit wird dem „sentinel node", dem „Wächterlymphknoten" zunehmend Aufmerksamkeit, auch beim Mammakarzinom zuteil. Er ist die erste Abflußstation der

Brustdrüse in der Axilla. Es gibt Hinweise, daß es möglicherweise genügt, nur ihn zu entfernen. Sofern er tumorfrei ist, ist eine Streuung in die weiteren Lymphknoten sehr unwahrscheinlich und damit kann, zumindest bei älteren Patientinnen, kleinem Primärtumor oder günstiger histologischer Klassifizierung auf eine komplette axilläre Dissektion verzichtet werden [13].

Als *radikale Tumorektomie* wird die Entfernung des Karzinoms mit freien Schnitträndern bezeichnet. Eine *segmentale oder auch partielle Mastektomie* ist die Entfernung des Karzinoms unter Mitnahme allseits von 1 besser 2 cm gesunden Gewebes. Die *Quadrantenresektion* besteht in der Resektion des gesamten karzinomtragenden Quadranten der Brust unter Mitnahme der darüberliegenden Haut. Die eingeschränkt radikalen Therapien, d.h. meist als Tumorektomie (R0-Resektion) mit axillärer Dissektion und anschließender Radiotherapie mit 4.500 rad oder mehr, scheinen für das Überleben bei sorgfältigem Vorgehen ähnliche Ergebnisse zu zeigen wie die Ablatio mammae ohne Bestrahlung, aber Lokalrezidive treten etwas häufiger auf [7].

Rekonstruktionstechniken

Die einfachste *Rekonstruktionstechnik* nach Ablatio mammae besteht in der Implantation eines Gewebexpanders unter dem M. pectoralis am Ende der Ablatio. Ein zweiter Eingriff ist dann in der Regel erforderlich, um den Expander gegen eine Gelprothese auszutauschen mit evtl. gleichzeitiger Mamillenrekonstruktion. Weiterhin üblich ist die Rekonstruktion mit dem M.-latissimus-dorsi-Lappen oder dem TRAM-Flap (transverser-rectus-abdominis-Muskellappen). All diese Techniken lassen sich mit einer Reduktionsplastik der Gegenseite bei voluminösen Brüsten verbinden [5].

Mammakarzinom beim Mann

Das männliche Mammakarzinom wird mit der Mastektomie und axillärer Dissektion behandelt. Die anschließende Bestrahlung und Chemotherapie wird kontrovers diskutiert. Etwa 75% der männlichen Mammakarzinome sind positiv für Östrogenrezeptoren und etwa 2/3 auch für Progesteronrezeptoren. Hier schließt sich sinnvollerweise eine entsprechende Hormontherapie an [8].

Fibroadenom

Die Therapie des Fibroadenoms besteht in der Exstirpation mit einem schmalen Saum umgebenden Gewebes. Eine konservative Behandlung wurde nach Aspirationszytologie verschiedentlich versucht, aber nur 16% der Fibroadenome bilden sich während eines Jahres zurück. Auch wenn die Treffsicherheit der Zytologie hoch ist und sich gemeinsam mit Klinik und Mammographie bis nahe an Sicherheit steigern läßt, wird die konservative Behandlung von den betroffenen Frauen häufig nicht akzeptiert.

Schnittführung, Nahttechnik

Über Perimamillärschnitte oder einen submammären Schnitt lassen sich alle Stellen einer normalen weiblichen Brust erreichen. Hierbei sind in dem gut durchbluteten Gewebe auch längere Tunnels erlaubt. Besteht jedoch der Verdacht auf Malignität, sollte der kürzeste Weg gewählt werden. Nicht sicher palpable Tumoren lassen sich präoperativ durch den Radiologen markieren. Radiäre Schnitte sind wegen ihrer Neigung zu hypertrophen Narben obsolet. Die Intrakutannaht hinterläßt schönere Narben, außer am Rand des Warzenhofs, wo sich die Unregelmäßigkeit der Natur durch die Einzelknopfnaht am besten imitieren läßt.

Subkutane Mastektomie

Bei konservativ nicht beherrschbarer Mastopathie oder erheblicher Prädisposition für ein Mammakarzinom kann auch die subkutane Mastektomie durchgeführt werden, bei der in gleicher Sitzung die Auffüllung der entstandenen Tasche mit einer Prothese oder Eigengewebe erfolgt.

Reduktionsplastiken

Eine Vielzahl von Reduktionsplastiken stehen zur Verfügung. Besonders bei jüngeren Frauen sollte eine Technik gewählt werden, die die nervale Versorgung der Brustwarze nicht gefährdet, da neben der verminderten Sensibilität auch eine Erektionsunfähigkeit der Brustwarze nach Nervdurchtrennung auftritt, die gleichzeitig Stillunfähigkeit bedeutet.

Nachsorge

Bei frühzeitiger Krankenhausentlassung braucht der Hausarzt eine umgehende genaue Beschreibung des Vorgehens, auch wenn die histologische Begutachtung noch nicht komplett vorliegt. Dies trifft besonders nach Ablatio mammae zu. Denn hier ist nicht nur die Art des Hautverschlusses zu berücksichtigen, sondern insbesondere die Mitteilung ob und wo ein Expander und sein Port zur Rekonstruktion eingebracht wurde. Einzelknopfnähte der Haut werden nach 10–14 Tagen entfernt, ein nicht resorbierbarer Intrakutanfaden wird nach 5 Tagen gelockert und in der Haut bewegt, damit er nicht festwächst und nach 2 Wochen entfernt, ggf. ist er öfter unterbrochen, so daß er in mehreren Teilstücken entfernt werden kann. Ein resorbierbarer Faden wird, sofern er aus der Haut ausgestochen ist nach 7–10 Tagen gekürzt, so daß kein Teil mehr über das Hautniveau reicht. Ist der Faden nicht sichtbar, so sind die Fadenenden primär unter der Haut verknotet.

In der postoperativen Phase tritt häufig aufgrund der großen Wundfläche ein Hämatom auf, besonders wenn die Drainagen frühzeitig entfernt wurden. Es kann unter sterilen Kautelen abpunktiert werden, ggf. mehrfach. Entsteht nach immer erneuten Abpunktionen ein dauerhaft nachlaufendes Serom, kann dieses oft durch die Instillation von Fibrinkleber in die Wundhöhle beherrscht werden. Dies sollte allerdings nur der Operateur vornehmen.

Die bereits während des stationären Aufenthaltes begonnene krankengymnastische Übungsbehandlung sollte fortgesetzt werden. Bis spätestens zum Zeitpunkt der Fädenentfernung sollte die freie aktive Beweglichkeit beider Schultergelenke und der Halswirbelsäule wieder erreicht sein. Gegen Sport, auch Tennisspielen gibt es keine Einwände. Es sollten aber zumindest in der ersten Zeit das Tragen von enger Kleider vermieden werden, um keinen Lymphstau zu provozieren. Ähnliches gilt auch für sehr heiße Bäder, die durch die Weitung der Gefäße zu einer Stauung im Bereich der Lymphgefäße führen können. Für das Verbot von Sonnenbaden gibt es keine rationale Grundlage.

Kommt es dennoch zur Ausbildung eines *Lymphödems* des Arms, so muß so früh wie möglich mit der manuellen Lymphdrainage begonnen werden. Daneben wird ein Kompressionsstrumpf nach Maß angefertigt, der möglichst auch die Hand einschließt. Ringe, anderer einengende Schmuck oder schnürende Kleidung dürfen nicht getragen werden. Am betroffenen Arm sollte man Blutdruckmessen und Blutabnahmen vermeiden, um keine weiteren Schädigungen des gestörten Lymphsystems zu verursachen.

Nervenschäden nach axillärer Dissektion betreffen meist nur kleine Gebiete und können sich bis zu einem Vierteljahr postoperativ zurückbilden. Bei intakten Hautverhältnissen kann man eine Reizstromtherapie versuchen.

Ist ein *Expander zur primären Rekonstruktion* am Ende der Ablatio eingebracht worden, sollte mit dem Operateur das angestrebte Expansionsvolumen besprochen werden. Eine Richtgröße ist die vorgesehene Größe der Gelprothese. Angestrebt ist eine mindestens 50%ige Überexpansion, da nur so, auch wenn eine Reduktionsplastik der Gegenseite vorgesehen ist, die natürliche Ptose einer weiblichen Brust hergestellt werden kann. Das Auffüllen des Expanders geschieht über einen Port, der von den meisten Operateuren in der Axillarlinie eingebracht wird und über dem Widerlager der Rippen auch bei adipösen Patientinnen gut tastbar ist. Dieser Port wird mit einer scharf geschliffenen Nadel steril punktiert. Ein Durchstoßen der Thoraxwand ist durch eine Metallplatte am Boden des Ports nicht möglich. Dann wird Kochsalzlösung über den Port in den Expander eingebracht. Da bereits unter der Operation Flüssigkeit in den Expander gegeben wurde, werden die ersten Flüssigkeitsmengen klein gewählt und können in 3- bis 7tägigem Abstand vergrößert werden. Sollte die Patientin nach dem Auffüllen Schmerzen angeben oder es tritt eine Abblassung der Haut im expandiertem Areal auf, muß wieder etwas Flüssigkeit abpunktiert werden. Nach Erreichen des angestrebten Volumens sollte die Patientin dem Operateur erneut vorgestellt werden. Er wird dann einen Austausch der Prothese vornehmen, eventuell eine gleichzeitige Reduktionsplastik der Gegenseite durchführen und/ oder aus Haut der Schamlippe, dem Ohr oder der Oberschenkelinnenseite eine Rekonstruktion der Brustwarze vornehmen. Es kann auch mit ortsständiger Haut eine Brustwarze rekonstruiert werden, die aber anschließend tätowiert werden muß.

Entschließt sich die Patientin nicht zur Rekonstruktion, so kann man eine externe Prothese verschreiben, um auch unauffällig leichtere Kleidung zu tragen.

Bei positiven Hormonrezeptoren sollte eine entsprechende *hormonelle Behandlung* angestrebt werden. Die Auswahl einer möglichen *Chemotherapie* und deren Dosierung ist abhängig zu machen vom Krankheitsverlauf, -stadium, der Psyche, dem Allgemeinzustand den entsprechenden Kontraindikationen und dem Gespräch mit der Patientin. Gleiches gilt für eine *Radiatio*. Beide haben einen Platz in der kurativen wie palliativen Therapie.

Auftretende Schmerzen können tumorbedingt, behandlungsbedingt, aber auch unabhängig vom Mammakarzinom herrühren. Auch hier steht die sorgfältige Diagnose am Anfang einer rationalen Therapie. Die Grundlagen der *Schmerztherapie* sind im Kapitel Schmerz beschrieben. Bei Schmerzen infolge einer ossären Metastasierung hilft meist eine Behandlung mit Bisphosphonaten. Auch soll nach ersten Berichten durch medikamentöse Behandlung (Clodronate) das Risiko einer Metastasierung etwas gesenkt werden können [1]. Da die mediane Überlebenszeit nach der Diagnose einer Knochenmetastase noch 1,7 Jahre beträgt, diese Metastasen sich meist im Achsensklett ansiedeln [6], sollte die Indikation zur Verbundosteosynthese relativ großzügig gestellt werden. Kommt es zu einer pathologischen Fraktur ist außer bei moribunden Patientinnen praktisch immer eine Operationsindikation gegeben.

Wegen der immer wieder auftretenden Krisensituationen während der Behandlung, wie z.B. bei der Diagnosemitteilung, Operation, histologischem Befund, adjuvanten Therapien sind bei der eingeschränkten Aufnahmefähigkeit in der akuten Situation wiederholte Gespräche erforderlich. Angst wird hierdurch geringer und die Compliance nimmt zu. Auch sollten möglichst Angehörige mit einbezogen werden. Vielen Patientinnen hilft auch die Beteiligung an einer der zahlreichen Selbsthilfegruppen. Auch sollte der Arzt nicht verärgert reagieren, wenn nach alternativen Therapien gefragt wird. Dahinter steht nur selten die Enttäuschung über die Schulmedizin, sondern es ist der Versuch möglichst alles zu tun, nichts unversucht zu lassen. Es wird meist als „Unterstützung" der Schulmedizin gesehen.

Einer teils häßlichen, breiten Narbenbildung besonders oft nach Mammareduktionsplastiken auftretend, kann man auch mit den teuersten Präparaten nicht zuverlässig entgegenwirken. Einen Effekt hat aber das regelmäßige Einmassieren von einfachen Fettsalben. Ist es zur wulstigen Hypertrophie gekommen, können Injektionen von Kortison mit dem Dermojet bzw. einer Impfpistole durchgeführt werden. Nur in seltenen Fällen sind Narbenkorrekturen erforderlich. Die manche Patientin anfangs störende „viereckige" Brust nach Reduktionsplastik ist meist gewollt, da es in den ersten postoperativen Wochen noch zum „Durchsacken" der Brust kommt und die endgültige Form erst nach Monaten erreicht wird.

Literatur

1. Diel IL, Solomayer E-F, Costa SD, Gollan C, Goerner R et al. (1998) Reduction in new metastases in breast cancer with adjuvant clodronate treatment. N Engl J Med 339:357–363
2. Götzinger P, Gebhard B, Gnant M, Rudas M, Reiner A, Jakesz R (1998) Die Wertigkeit der Stanzbiopsie in der Diagnostik palpabler Brusttumoren. Chirurg 69:1068–1071
3. Hampl M, Chang-Claude J, Schwarz P, Saeger H-D, Schackert HK (1997) Molekulargenetik des hereditären Mammakarzinoms. Zentralbl Chir 122:67–73
4. Jaeger K (1989) Axilläre Lymphadenektomie beim Mammacarcinom. Chirurg 60:153–156
5. Jaeger K, Giebel GD, Stark GB (1990) Brustrekonstruktion nach Mammakarzinom. Springer Berlin Heidelberg
6. Kölbl O, Kiricuta IC, Willner J, Flentje M (1997) Die Skelettmetastasen beim Mammakarzinom. Zentralbl Chir 122:97–102
7. Laffer U, Harder F, Almendral AC, Dietrich H, Hohl MK et al. (1997) Brusterhaltende Therapie beim Mammakarzinom: Analyse bei über 1300 in der Region Basel behandelten Patientinnen. Zentralbl Chir 122:79–85
8. Memon MA, Donohue JH (1997) Male breast cancer. Br J Surg 84:433–435
9. Mumtaz H, Davidson T, Hall-Craggs MA, Payley M, Walmsley K, Cowley G, Taylor I (1997) Comparison of magnetic resonance imaging and conventional triple assessment in locally recurrent breast cancer. Br J Surg 84:1147–1151
10. Olbrisch RR (1997) Zur Problematik der subcutanen Mastektomie. Zentralbl Chir 122:86–91
11. Schildberg FW, Löhe F (1996) Grundlagen und Wert der Lymphadenektomie beim Mammacarcinom. Chirurg 67:771–778
12. Schönfelder M (1997) Aktuelle chirurgische Therapie des Mammakarzinoms und daraus resultierender Anforderungen an die histopathologische Diagnostik. Zentralbl Chir 122:74–78
13. Schrenk P, Hatzl M, Rieger R, Shamiyeh A, Wayand W, Maschek W (1998) Klinische Anwendung der Biopsie des leitenden Lymphknotens beim Mammacarcinom. Chirurg 69:1072–1076

Informationen für den Patienten

Normalzustand

Von den Brustdrüsen (Mammae) hat eine ganze Tierklasse, die Säugetiere, ihren Namen erhalten. Die Brust- oder Milchdrüse ist die größte Hautdrüse. Ihr Sekret, die Muttermilch dient dem Säugling zur Nahrung (Stillen). Beim Mann bleibt sie lebenslang unterentwickelt, rudimentär. Bei der geschlechtsreifen Frau reichen die Brüste von der 3. bis zur– je nach Volumen und Bau – 6. oder 7. Rippe. Etwas unterhalb der Mitte liegen die Brustwarzen (Mamillen) mit ihren dunkel pigmentierten Warzenhöfen. Bei Frauen, die bereits geboren haben sind Brustwarze und -warzenhof dunkler pigmentiert. In der Warzenspitze münden 12–15 Milchgänge.

Die Brüste werden aus einem an Masse wenig variablen Drüsenkörper und dem sehr variablen Fettkörper gebildet. Die Größe einer Brust sagt also meist nichts über ihre Leistungsfähigkeit aus. Der drüsige Anteil sitzt unter der Brustwarze und reicht bis zum Unterrand des großen Brustmuskels. Nur der Anteil gegen die Achselhöhle ist etwas verstärkt ausgebildet. Die Brüste sind von Bindegewebssträngen durchzogen, die von der Lederhaut bis auf die bindegewebige Einscheidung des Brustkorbs reichen. Treten Größenänderungen in den Brüsten auf, wie bei raschem Schwund des Fettgewebes (Abnehmen) oder Abstillen, kann es zum Absinken der Brust kommen (Hängebrust).

Während des Menstruationszyklus macht die Brust hormonell ausgelöst Veränderungen durch. Die Veränderungen des zwischen den einzelnen Lappen der Brust verlaufenden Bindegewebes tritt bei allen Frauen regelmäßig auf. Große individuelle Schwankungen gibt es aber in der vermehrten Blutzufuhr und Wassereinlagerung, sowie in der Wucherung der Milchgänge.

Beim Mann bleibt die Brustdrüse auf der kindlichen Entwicklungsstufe stehen. Lediglich während der Pubertät kann es zu einer einseitigen oder beidseitigen Vergrößerung kommen. Beim Mann, wie auch bei der Frau kann es zur Ausbildung weiterer, überzähliger Brustdrüsen und -warzen kommen. Diese sogenannten Milchleisten erstrecken sich, wie bei anderen Säugern auch, von der Achsel bis in die Leistenregion.

Die Lymphgefäße der Brustdrüse ziehen weit überwiegend in die Lymphknoten der jeweiligen Achselhöhle.

Neben diesen rein biologischen, funktionellen Vorgängen hat die weibliche Brust natürlich auch einen ästhetischen Aspekt, einen hohen Stellenwert in der Psyche, da sie als äußeres Sinnbild der Weiblichkeit aufgefaßt wird und so als wichtig für das Selbstwertgefühl und das Körperempfinden angesehen wird.

Entstehung der Krankheit

Unter den verschiedenen Krebsen zeigt der *Brustkrebs* (Mammakarzinom) eine deutliche Zunahme in den Industrienationen. Während dies bei den anderen Krebsarten meist auf das immer häufigere Erreichen eines hohen Lebensalter zurückgeführt werden kann, fällt beim Brustkrebs auf, daß hiervon besonders Frauen im mittleren Alter (40–50 Jahre) betroffen sind. Insgesamt hat er beim weiblichen Geschlecht den höchsten Anteil an der Gesamtkrebssterblichkeit und dies, obwohl immer mehr Frauen bereits in einem frühen Stadium behandelt werden.

Wie bei den meisten anderen Karzinomen ist eine gemeinsame Ursache nicht bekannt, aber eine Reihe von Risikofaktoren sind nachweisbar. Neben der erblichen Belastung, d.h. je mehr und je nähere Blutsverwandte an einem Brustkrebs erkrankt sind, desto größer ist das Risiko auch am Mammakarzinom zu erkranken, ist das Auftreten bei langer Einwirkung eines weiblichen Hormons (Östrogen) wahrscheinlicher. Wenn also frühzeitig die Geschlechtsreife erreicht wurde und spät die Wechseljahre einsetzten ist das Risiko erhöht. Der Einfluß der „Pille" (Kontrazeptiva) ist umstritten, es gibt aber Hinweise, daß eine Abhängigkeit von der Dauer der Einnahme und der Hormonkonzentration vorliegt. Auch ist die Wahrscheinlichkeit eines neu auftretenden Mammakarzinoms erhöht, wenn die Frau schon einmal ein Karzinom der Brust hatte. Daneben gibt es auch Brustleiden, die mit einer vermehrten Zellneubildung und Schmerzen einhergehen und die in ein Karzinom übergehen können (Mastopathie). Es findet sich ein statistischer Zusammenhang ebenfalls zwischen der Mammakarzinomentstehung und der Fettsucht, besonders in späteren Jahren, einer überdurchschnittlichen Körpergröße, vermehrtem Alkoholkonsum und einer stattgehabten Bestrahlung.

Generell treffen die gleichen Risikofaktoren auch für Männer zu, aber hier entstehen, wahrscheinlich aufgrund der geringen Drüsengröße, Karzinome der Brustdrüse etwa 100mal seltener als bei der Frau.

Bei jüngeren Frauen ist eine Knotenbildung in der Brust meist durch einen teils drüsigen, teils bindegewebigen, nicht bösartigen Tumor (Fibroadenom) verursacht. Daneben gibt es noch eine Reihe seltener Geschwulste, die sich teils von den Drüsen, teils von dem dazwischen liegenden Gewebe bilden. Die überwiegende Anzahl der hieraus entstehenden Tumoren sind gutartig, sie können aber in seltenen Fällen auch bösartig werden (Sarkome).

Brüste können unterschiedlichste Formen und Größen haben, auch Asymmetrien sind nicht selten. Die Größe und Fähigkeit sich aufzurichten ist bei den Brustwarzen ganz unterschiedlich. Nur wenige Formvarianten besitzen Krankheitswert insofern, wenn große, voluminöse Brüste (Mammahypertrophie) durch das Herabhängen zu einer Störung im Blut- und

Lymphabfluß führen, so daß es hierdurch zur Schwellung und zu Schmerzen kommt. Etwa die Hälfte der betroffenen Frauen klagt auch über Schmerzen im Rücken, ein Drittel über Schmerzen im Schulter- und Armbereich. Es kann auch zum Einschneiden der BH-Träger an den Schultern kommen und nicht selten bilden sich in der warmen Jahreszeit in der Falte unter der Brust aufgrund der ständigen Feuchtigkeit Ekzeme (Hautausschlag). Besonders bei jungen Frauen führen diese großen Brüste zu psychischen Problemen, die vom sozialen Umfeld ausgelöst oder verstärkt werden können. Einen Hinweis auf den Leidensdruck geben Operationsbeschreibungen, die bereits vor 1.300 Jahren dokumentiert wurden.

Krankheitszeichen (Symptome)

Geschwulste der Brust entdecken die meisten Frauen heute selbst und suchen damit frühzeitig zur weiteren Abklärung den Arzt auf. Tastet die Frau einen Knoten, so sollte die weitere Untersuchung umgehend erfolgen.

Gutartige Geschwulste lassen sich meist als klar gegen die Umgebung abgrenzbar tasten. Sie sind verschieblich und führen nur ausnahmsweise zu einer Hauteinziehung. Die Schmerzen lassen leider kaum einen Rückschluß auf die Art des Tumors zu.

Ein Mammakarzinom macht anfangs meist nur geringe Krankheitszeichen. Es läßt sich aber beim Tasten nicht so klar gegen das umgebende Gewebe abgrenzen, ist meist weniger verschieblich und kann frühzeitig an der Haut oder auch der Brustwand festsitzen. Ist es in Hautnähe, so kann es zu kleinsten Einziehungen, der sog. Orangenhaut kommen. Eine neu auftretende Einziehung der Brustwarze muß ebenfalls abgeklärt werden. Gibt es einen Anschluß an die Milchgänge, so kann aus der Brustwarze eine blutige Flüssigkeit austreten. Manchmal verläuft es auch ähnlich einer Entzündung mit Rötung der Haut und kräftiger umgebender Schwellung. Auch in der Achselhöhle tastbare Lymphknoten, die sich wie harte Bohnen tasten lassen, können einen ersten Hinweis liefern.

Gerade beim Mann sind die ersten Krankheitszeichen bereits häufig durch die Absiedelung des Mammakarzinoms bedingt, so daß ihn z.B. Knochenschmerzen als erstes Symptom zum Arzt führen.

Abklärung (Diagnostik)

Am Anfang steht das Gespräch mit dem Arzt (Anamnese). Hier wird meist nach den Risikofaktoren für ein Mammakarzinom gefragt. Die Untersuchung beginnt mit einer sorgfältigen Abtasten der Brüste und der Achselhöhlen. Hierbei wird auf Symmetrie und tastbare Verhärtungen geachtet.

Eine mittlerweile nahezu überall verfügbare Untersuchungsmethode ist die *Ultraschalluntersuchung (Sonographie)*. Dabei werden nicht hörbare Schallwellen in das Gewebe gebracht. Genau wie sich hörbare Schallwellen beim Auftreffen auf ein Hindernis brechen und zum Teil nach einer kleinen Weile zurückkommen (Echo), verhalten sich auch die Ultraschallwellen. Es läßt sich damit die Gewebedichte gut darstellen, so daß Zysten von soliden Gewebsneubildungen gut zu unterscheiden sind. Bei Gewebsneubildungen, also Geschwulsten, läßt sich die Dichte des neugebildeten Gewebes darstellen. Eine bösartige Geschwulst ist häufig dichter als eine gutartige Geschwulst, so daß mehr Schallwellen reflektiert werden. Auch kann unter Ultraschallkontrolle aus einer Zyste die Flüssigkeit mit einer Nadel abgesaugt oder sogar mit einer speziellen Nadel eine kleine Gewebsprobe entnommen werden.

Die *Röntgenuntersuchung der Brüste (Mammographie)* ist ebenfalls weit verbreitet und zeigt bei relativ geringem Aufwand recht zuverlässige Ergebnisse. Hierbei wird die Brust zusammengedrückt, was manchmal unangenehm empfunden wird. Aber hierdurch wird nicht nur die Strahlenbelastung deutlich verringert, sondern das entstehende Bild wird schärfer, die Aussagefähigkeit höher. Die Mammographie ist auch die Methode der Wahl, um ohne bestehenden Krebsverdacht ein kleines, nicht tastbares Karzinom zu finden, weshalb sie auch zur Vorsorge eingesetzt wird.

Selten ist eine Darstellung der Milchgänge erforderlich. Hierbei werden von der Brustwarze aus die Milchgänge mit Kontrastmittel gefüllt und anschließend ihr Verlauf und ihre Form mit der Röntgenuntersuchung dargestellt.

Für bestimmte Fragestellungen eignet sich auch das *computerisierte Schichtröntgen* (Computertomographie, CT). Besonders häufig setzt man es zur Planung des Vorgehens beim fortgeschrittenen Mammakarzinom ein.

Die Kernspintomographie, ein relativ neues und teueres Verfahren, untersucht mittels Magnetismus, weshalb nach heutigem Kenntnisstand keine schädliche Strahlung auftritt. Als Nachteil wird von den Patienten, meist ähnlich wie bei der Computertomographie, die enge Röhre erlebt, in der der Patient wie in einem Tunnel liegt. Die dabei entstehende Geräuschentwicklung wird als weitere Bedrohung wahrgenommen, so daß die Untersuchung manchmal abgebrochen werden muß. Ängstliche Patienten sollten, obwohl objektiv keine Bedrohung vorliegt, eventuell vorher ein beruhigendes Mittel einnehmen. Diese Methode kann vor allem ein wiederauftretendes Karzinom frühzeitig erkennen.

Die früher häufig durchgeführte *Wärmemessung* (Thermographie) hat man wegen ihrer hohen Ungenauigkeit weitgehend verlassen.

Abgrenzung der Krankheitsbilder (Differentialdiagnose)

Da bei nahezu allen Erkrankungen der weiblichen Brust die Gefahr eines übersehenen Karzinoms droht, wird der Ausschluß eines Karzinoms praktisch immer angestrebt. Einen hohen Grad an Sicherheit erhält man durch die Kombination von verschiedenen Verfahren. So wird meist die wenig belastende, ungefährliche Ultraschalluntersuchung und die treffsichere Mammographie kombiniert. Bestehen noch Zweifel an der Diagnose, so schließt man eine Punktion mit Entnahme von Zellen aus dem fraglichen Herd oder Knoten an. Hiermit ist in der Regel eine hohe Sicherheit zu erreichen. Bleiben auch dann noch Zweifel, so ist aus Sicherheitsgründen eine operative Gewebsentnahme mit anschließender feingeweblicher Untersuchung angezeigt.

Behandlung (Therapie)

Operationstechnik

Da die weibliche Brust wie kaum eine andere Region der ästhetischen Beurteilung unterliegt, ist hier noch sorgfältiger auf eine günstige Narbenbildung nach operativen Eingriffen zu achten. Hierzu wird der Schnitt möglichst unauffällig an 2 Stellen „versteckt": Am Übergang vom Warzenhof zur normalen Haut oder in der Falte unter der Brust (vgl. Abb. 7.1). Von diesen Schnitten aus lassen sich praktisch alle Stellen einer normalen weiblichen Brust erreichen. Bei nicht tastbaren, in der Mammographie verdächtigen Bereichen, läßt sich vor der Operation eine Markierung durchführen, so daß unter der Operation sicher der richtige Bereich er-

Abb. 7.1. Typische Schnitt-
führungen bei einer Pro-
benentnahme mit günsti-
ger Narbenbildung

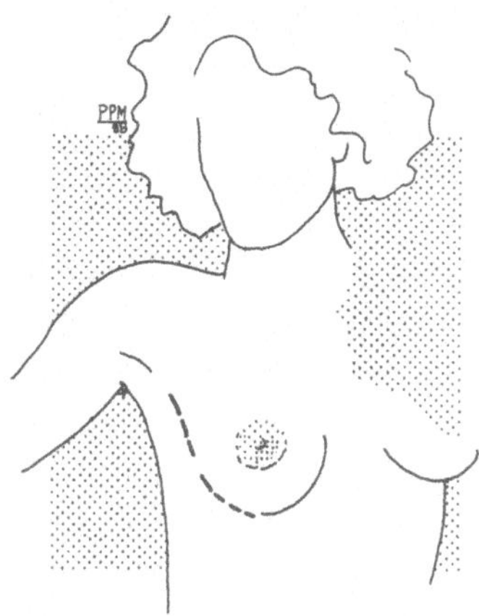

faßt wird. Auch kann während der Operation eine Schnellschnittuntersuchung des entnommenen Gewebes durchgeführt werden, d.h. das Gewebe
wird gefroren, geschnitten und unter dem Mikroskop beurteilt. Das Ergebnis liegt noch während der Operation vor. Eine genauere Beurteilung
ist aber erst nach einer längerdauernden Aufbereitung des Gewebes zu erreichen, die aber auch nach einer Schnellschnittuntersuchung immer
durchgeführt wird. Außerdem untersucht man die Reaktion des Gewebes
auf Hormone, um eine möglicherweise notwendige Nachbehandlung
frühzeitig planen zu können. Nicht immer wird in die Wundhöhle nach
Entnahme der Geschwulst eine Drainage eingelegt, da es bei größeren
Wundhöhlen leicht zu Deformierungen, Einziehungen kommen kann. Am
Warzenhofrand werden meist mehrere einzelne Nähte gelegt, bei Schnitten unter der Brust verläuft die Naht meist innerhalb der Haut.

Weil das Mammakarzinom häufig schon frühzeitig an mehreren Stellen der befallenen Brust gleichzeitig auftritt, gibt es 2 verschiedene Vorgehensweisen: Man entfernt entweder die ganze Brust und es erfolgt eine
Lymphknotenausräumung der gleichseitigen Achselhöhle oder man entfernt nur den Tumor, räumt die Achselhöhle aus und schließt eine Nachbehandlung mit Bestrahlung und/oder medikamentöser Behandlung
(Chemotherapie) an. Bei ersterem Vorgehen macht man eine mögliche
weitere Behandlung von der feingeweblichen Untersuchung abhängig.

Brustrekonstruktion

Bei Abtragung der ganzen Brust mit Ausräumung der Achsel kann in der gleichen Operation bereits ein spezieller Ballon unter der Muskulatur eingebracht werden, der über einen dünnen Schlauch mit einem kleinen Behälter verbunden ist. Dieser wiederum wird gut zugänglich unter der Haut über einer Rippe verankert. Diese Dose kann dann später durch die Haut angestochen werden und so Flüssigkeit in den Ballon eingebracht werden, damit die Haut über dem Ballon über einen längeren Zeitraum aufgedehnt werden kann. Ist eine ausreichende Dehnung erfolgt, wird der Ballon gegen eine Gelprothese ausgetauscht (vgl. Abb. 7.2 und 7.3). Dieser Wiederaufbau der Brust hat den Vorteil, daß er ohne großen Aufwand geschieht und auch sommerliche, leichte Kleider wieder ohne Einschränkung getragen werden können. Eine weitere Optimierung wird sich im Einzelfall anschließen, wie z.B. die Verkleinerung und Straffung der anderen Brust, die Schaffung einer neuen Brustwarze mit Warzenhof.

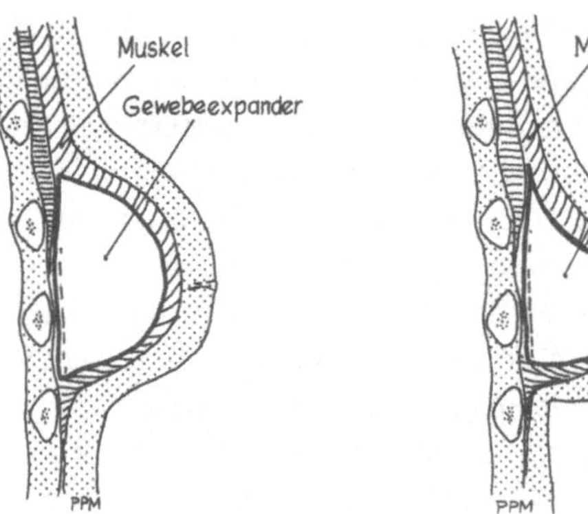

Abb. 7.2. Der zunächst mit nur wenig Flüssigkeit gefüllte unter die Muskulatur eingebrachte Ballon (Expander) wird zunehmend aufgefüllt und damit die Haut gedehnt. Später wird dieser Ballon durch eine Gelprothese (Implantat) ausgetauscht

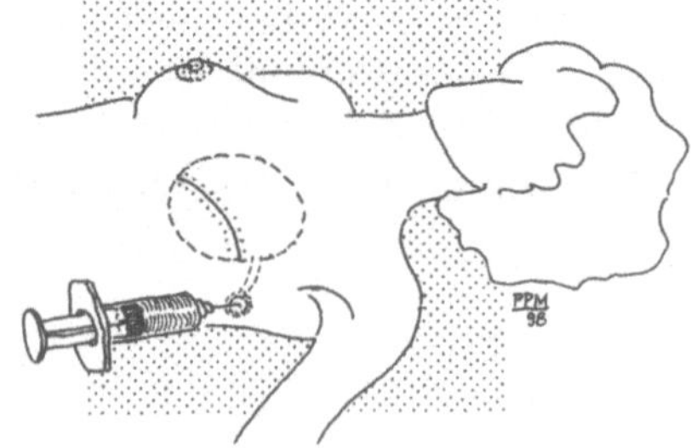

Abb. 7.3. Mit einer Nadel wird eine kleine Dose angestochen, so daß Flüssigkeit in den Expander eingebracht werden kann

Wird Kunststoff abgelehnt, kann auch der Brustwiederaufbau durch Eigengewebe erfolgen. Die beiden am meisten genutzten Verfahren sind das Schwenken des breiten Rückenmuskels mit einer Hautinsel oder des geraden Bauchmuskels mit einem Haut-/Fettlappen. Beide Verfahren haben aber Vor- und Nachteile. Wird der breiten Rückenmuskel mit einer Hautinsel auf die Brust geschwenkt, steht nur die Größe des gut formbaren breiten Muskels zur Verfügung. Dies reicht oft nicht aus, um das Volumen der verbliebenen Brust zu erreichen. Entweder muß dann eine Verkleinerung der Gegenseite durchgeführt werden oder es wird zusätzlich eine Gelprothese eingebracht. Auch bleibt die Beschaffenheit der vom Rücken stammenden Haut immer unterschiedlich zur der der Brustregion. Der Ausfall des breiten Rückenmuskels in seiner Funktion spielt im täglichen Leben praktisch keine Rolle. Verwendet man den geraden Bauchmuskel, der mit einem großen Haut- und Fettanteil geschwenkt werden kann, ist nahezu jede Größe zu erzielen. Aber es tritt eine Schwächung der Bauchmuskulatur ein, die manchmal zu einer Vorwölbung des Bauches, fast wie bei einem Bauchdeckenbruch führt. Manche Operateure stabilisieren deshalb auch mit einem Kunststoffnetz.

Ein Wiederaufbau der entfernten Brust hat keinen Einfluß auf die später erfolgenden Nachkontrollen.

Die Alternative zur Entfernung der gesamten Brust besteht in der *Geschwulstentfernung*, wobei diese von allen Seiten mit einem gesunden Gewebe (Sicherheitsabstand) umgeben sein muß. Ob diese Möglichkeit genutzt werden kann, hängt von der Größe und der Lage ab. Eine Lymphknotenausräumung erfolgt auch bei diesem Vorgehen. Eine Nachbestrahlung wird regelhaft angeschlossen.

Brustkrebs beim Mann

Tritt ein Mammakarzinom bei einem Mann auf, so geht man ähnlich vor mit Entfernung des Drüsenkörpers und Ausräumung der Achsellymphknoten. Da der Tumor aber schon frühzeitig die kleine Brustdrüse überschreitet, ist die Nachbehandlung mit Bestrahlung und Chemotherapie praktisch immer anzustreben.

Vorgehen bei Risikopatientinnen

Besteht ein hohes Risiko für die Entwicklung eines Brustkrebses bei einer Frau, oder kommt es zu sehr schmerzhaften Veränderungen des Brustdrüsengewebes (Mastopathie), kann eine Ausschälung der Brustdrüse bei Erhaltung des Hautmantels durchgeführt werden. Der entstandene Hohlraum kann mit einer Gelprothese mit ansprechendem kosmetischen Ergebnis aufgefüllt werden.

Brustverkleinerung

Für die Verkleinerung voluminöser Brüste gibt es eine Vielzahl unterschiedlicher Techniken. Bei den meisten wird der Warzenhof umschnitten und ein Gewebeblock aus dem unteren Anteil der Brust entnommen. Es entstehen so Narben rund um den Warzenhof und eine von dort verlaufende Narbe in die Hautfalte unter der Brust, in der eine quere Narbe verläuft.

Spezifische Risiken

Wie bei anderen Operationen auch, besteht das Risiko der Nachblutung. Aufgrund der relativ großen Wundhöhle können hier größere Blutansammlungen entstehen. Diese können dann durch die Haut mit einer Spritze abgesaugt werden. Gleiches gilt auch für Ansammlungen von Gewebewasser. In den meisten Fällen reicht dieses Vorgehen aus. Nur selten wird eine Wiedereröffnung der Wunde erforderlich, um die Ursache der Blutung aufzusuchen und blutende Gefäße zu unterbinden.

Entzündungen und Eiterungen entstehen in dem gut durchbluteten Gewebe relativ selten. Kommt es zur Eiteransammlung (Abszeß), muß dieser eröffnet werden, was zu breiten Narben führt, die später korrigiert werden können. Der etwas größeren Gefahr der Entzündung nach Einbringen eines Fremdkörpers (Prothese) wird häufig mit einer Gabe von Antibiotika (Medikamente gegen Bakterien) begegnet.

Bei den Verfahren, die bei einem Mammakarzinom die Brust erhalten, also nur den Tumor entfernen, besteht immer die Gefahr, daß nach dem Ergebnis der endgültigen feingeweblichen Untersuchung noch Ausläufer des Tumors bis an den Rand des entfernten Gewebes heranreichen und damit noch krankes Gewebe belassen wurde, was einen weiteren Eingriff erforderlich macht.

Die Narbenbildung ist auch von der Operationstechnik abhängig, aber selbst bei bester Operationstechnik können die Narben breit und unschön werden.

Die Nervenversorgung der Haut und Brustwarze kann durch eine Operation an der Brust gestört werden. Dies trifft besonders für die Ausräumung der Achselhöhle zu. Die tauben Hautbezirke können mit der Zeit von den Nachbarbezirken aus mitversorgt werden, so daß sie kleiner werden oder auch ganz verschwinden. Ist nach einer Verkleinerungsoperation die Nervenversorgung der Brustwarze gestört, kann diese sich nicht mehr aufrichten. Die Stillfähigkeit nach dieser Operation ist meist vermindert, eventuell völlig aufgehoben.

Die früher häufigere Schwellung des Armes durch Unterbrechung der Lymphgefäße (Lymphödem) bei Operationen in der Achselhöhle tritt aufgrund einer veränderten Operationstechnik heute seltener auf. In solchen Fällen wird eine sog. Lymphdrainage durchgeführt, bei der durch bestimmte Bewegungen die Lymphe aus dem Arm herausgepreßt wird. Anschließend muß die Patientin einen Gummistrumpf am Arm tragen.

Nach Einlage einer Prothese bildet sich manchmal eine Kapsel aus Bindegewebe um diese Prothese, die nicht nur die Form der Brust verändert, sondern auch schmerzhaft sein kann. In diesen Fällen wird die Kapsel in einer kurzen Narkose „gesprengt" oder durch Eröffnung der Narbe operativ entfernt.

Verlauf

Kleinere Probeentnahmen können auch ambulant durchgeführt werden. Bei allen größeren Operationen an der weiblichen Brust empfiehlt sich ein stationärer Aufenthalt.

Nach der Operation kann ein Schlauch neben der Wunde durch die Haut herausgeleitet sein, um nachlaufendes Blut und Gewebewasser abzuleiten. Diese Drainage wird nach 1–3 Tagen entfernt. Besonders nach Operationen bei denen die Achselhöhle mitbetroffen ist, wird frühzeitig mit Bewegungsübungen begonnen. Bis zum Verlassen des Krankenhauses sollte der volle Bewegungsumfang wieder erreicht sein.

Nach 10–14 Tagen werden die Wundfäden entfernt, außer es wurde in der Haut versenkt genäht. Danach kann die Patientin die Narbe regelmäßig mit einer Fettcreme einreiben, damit die Narbe möglichst unauffällig wird.

Sobald die Narben ausreichend stabil sind, kann die gewohnte Tätigkeit ohne Einschränkungen wieder aufgenommen werden. Auch belastender Sport wie Tennisspielen ist erlaubt. Nach Ausräumung der Achselhöhle und Stauung in diesem Arm sollten einengende Kleidung sowie Schmuck auf dieser Seite vermieden werden, ebenso wie das Blutdruckmessen und Blutabnehmen am anderen Arm erfolgen sollte.

Hat man nach Abtragung einer Brust gleichzeitig einen Ballon (Expander) zur Aufdehnung der Haut eingebracht, wird dieser regelmäßig durch Zuführen von Flüssigkeit und damit auch die darüber liegende Haut aufgedehnt. Dieses Verfahren hat sich auch psychologisch als günstig erwiesen. Der Neuaufbau der Brust wird positiv empfunden und bessert das Körperbewußtsein. Das Ausgeliefertsein der Diagnose Mammakarzinom wird dadurch gemildert und gibt auch der Patientin ein Ziel.

Daneben können in dieser Situation aber auch Selbsthilfegruppen Halt bieten, sie geben das Gefühl, mit seinem Schicksal nicht allein zu sein.

Entschließt sich die Patientin nicht zu einem Wiederaufbau der Brust, kann eine Einlage für den BH eine Besserung der Körperkontur herbeiführen.

Nach einer Verkleinerungsoperation muß u.U. eine Zeit lang ein formender Brustgürtel getragen werden, bis der Gewebeumbau nach der Operation abgeschlossen ist. Sonst wird die Brust während der Operation etwas eckig gestaltet, da es in der ersten Zeit nach der Operation noch zu einem Senken des mittleren Brustanteils kommt, so daß sich die endgültige und natürliche Form erst nach einiger Zeit ausbildet.

KAPITEL 8

Erkrankungen des Magens

- Magenkrebs (Magenkarzinom)
- Magengeschwür (Ulcus ventriculi)
- Zwölffingerdarmgeschwür (Ulcus duodeni)
- Speiseröhrenentzündung (Refluxösophagitis)

Informationen für den Arzt

Operationsindikation

Magenkarzinom

Das Magenkarzinom ist ein typisches Alterskarzinom mit einer deutlichen Zunahme ab dem 60. Lebensjahr.

Es ist die dritthäufigste tumorbedingte Todesursache beim weiblichen (nach Mamma- und Kolon-Ca), beim männlichen Geschlecht die vierthäufigste Todesursache (nach Lungen-, Prostata- und Kolon-Ca) in Deutschland, obwohl die Magenkrebssterblichkeit hier – wie in allen Industrienationen – deutlich rückläufig ist. So hat sich die Sterblichkeit von 1970–1991 etwa für beide Geschlechter halbiert, das Geschlechterverhältnis von 2:1 ist damit gleich geblieben. Der Rückgang betraf alle Altersklassen.

Ethnische Faktoren und Umweltfaktoren werden als führende *Ursachen* diskutiert, auch genetische Dispositionen (Assoziation mit Blutgruppe A, familiäre Häufung, z.B. Lynch-II-Syndrom) werden angeführt. So wird die *Mortalität* japanischer Männer mit 65/100.000 (Deutschland 33/100.000) und für US-Amerikaner mit 9/100.000 angegeben [6].

Entsprechend den meisten Statistiken ist der Tumor bei etwa 10% in der Kardiaregion, zu 40% im Korpus- und Fundusbereich und zu 50% unterhalb der Angulusfalte lokalisiert. Die kleine Kurvatur ist weit überwiegend gegenüber der großen Kurvatur betroffen.

Als *Magenfrühkarzinom* bezeichnet man Tumoren, die nur die Mukosa oder Submukosa infiltriert haben, unabhängig vom Lymphknotenbefall, der in diesen Fällen bereits mit bis 5% (Mukosabefall) und bis 20% (Submukosabefall) nachweisbar ist.

Etwa bis 10% findet sich ein multizentrisches Auftreten. Standardverfahren sind je nach Lokalisation die subtotale oder totale Gastrektomie. Beim Magenfrühkarzinom vom Mukosatyp wird in Einzelfällen auch die laparoskopische Magenvollwandresektion oder endoskopische Mukosaresektion beschrieben, hinsichtlich der Radikalität sehr eingeschränkte Verfahren (multizentrisches Auftreten, LK-Metastasen!!).

Das sog. *Kardiakarzinom* ist ein proximales Adenokarzinom der Magenschleimhaut im Kardiabereich. Im weiteren Sinne werden hiermit auch das Karzinom des Barett-Ösophagus und Karzinome, die in die Speiseröhre hinaufgewachsen sind, bezeichnet.

Beim Magenkarzinom können 2 unterschiedliche *Tumortypen*, – diffuser und intestinaler Typ – (nach Laurén) differenziert werden, die sich hinsichtlich Ätiologie, Struktur und Prognose unterscheiden.

▶ Der *diffuse Typ* tritt meist bei Jüngeren auf; bei diesem Typ dominieren ätiologisch die genetischen Faktoren. Dieser Tumortyp wächst, wie der Name sagt, diffus infiltrierend, ohne Drüsenstrukturen auszubilden, und breitet sich auch in verstreuten Zellnestern aus. Er entsteht proximaler, häufiger kardianah und hat eine ungünstige Prognose, Lymphknotenmetastasen sind ausgedehnter und häufiger. In der Regel ist bei diesen Karzinomen die Gastrektomie – wenn möglich – erforderlich.

▶ Der *intestinale Typ* tritt überwiegend beim älteren Menschen auf, Umwelteinflüsse sollen für die Entstehung entscheidend sein (Ernährung: Salz, Kohlenhydrate und Nitrate, Alkohol, Nikotin). Auch wenn es Hinweise gibt, daß die Infektion mit Helicobacter pylori das Magenkarzinomrisiko auf das 3- bis 13fache steigert, ist die Kausalität schwierig zu belegen, da nur jeder 1000. Patient mit Helicobacter-pylori-Infektion ein Magenkarzinom entwickelt [11]. Der intestinale Typ zeigt sich als abgrenzbare Tumormasse mit Drüsenstrukturen. Die Ausbreitung erfolgt im geschlossenen Zellverband. Die Lokalisation ist vornehmlich distal. Die Prognose ist günstiger, Lymphknotenmetastasen treten später und seltener auf. Die Indikation zur Art der Operation wird bestimmt durch die Tumorlokalisation und -ausbreitung sowie den Allgemeinzustand des Patienten. Ist ein ausreichender Sicherheitsabstand einzuhalten, kommt hier auch die subtotale Gastrektomie in Frage.

Eine Übersicht über weitere gebräuchliche Einteilungen gibt Tab. 8.1.

Tabelle 8.1. Klassifikation und Stadieneinteilung des Magenkarzinom

TNM-Klassifikation

T	*Primärtumor*
Tx	Primärtumor nicht beurteilbar
T0	Kein Anhalt für Primärtumor
Tis	Carcinoma in situ, intraepithelialer Tumor ohne Infiltration der Lamina propria
T1	Tumor infiltriert Lamina propria oder Submucosa
T2	Tumor infiltriert Muscularis propria oder Subserosa
T3	Tumor penetriert die Serosa ohne weitere Infiltration
T4	Tumor infiltriert benachbarte Strukturen
N	*Regionäre Lymphknoten*
Nx	Regionäre Lymphknoten können nicht beurteilt werden
N0	Keine befallenen regionären Lymphknoten
N1	Metastasen in perigastrischen Lymphknoten innerhalb 3 cm vom Rand des Primärtumors
N2	Metastasen in perigastrischen Lymphknoten weiter als 3 cm vom Rand des Primärtumors oder in Lymphknoten entlang der A. gastrica sinistra, A. hepatica communis oder A. coelica
M	*Metastasen*
Mx	Metastasen nicht beurteilbar
M0	Keine Fernmetastasen
M1	Fernmetastasen
G	*Histopathologisches Grading*
Gx	Differenzierungsgrad kann nicht bestimmt werden
G1	Gut differenziert
G2	Mäßig differenziert
G3	Schlecht differenziert
G4	Undifferenziert
R	*Residualtumor*
Rx	Vorhandensein von Residualtumor kann nicht beurteilt werden
R0	Kein Residualtumor
R1	Mikroskopischer Residualtumor
R2	Makroskopischer Residualtumor

Tabelle 8.1. Fortsetzung

Stadienteilung nach UICC

Stadium 0	Tis	N0	M0	Stadium IIIA	T2	N2	M0
Stadium IA	T1	N0	M0		T3	N1	M0
Stadium IB	T1	N1	M0		T4	N0	M0
	T2	N0	M0	Stadium IIIB	T3	N2	M0
Stadium II	T1	N2	M0		T4	N1	M0
	T2	N1	M0	Stadium IV	T4	N2	M0
	T3	N0	M0		T_{alle}	N_{alle}	M1

Als *Präkanzerosen* gelten Adenome der Magenschleimhaut, chronische atrophische Gastritis A (Karzinomrisiko 3- bis 21fach erhöht), chronische atrophische Gastritis Typ B (Karzinominzidenz 5–13%), M. Ménétrier und intestinale Metaplasie. Auch nach Magenresektion (Magenstumpfkarzinom) findet sich nach 15–20 Jahren eine deutlich erhöhte Karzinominzidenz.

Ulkuskrankheit

Die Ulkuskrankheit (Ulcera ventriculi et duodeni) ist für 10% der Kosten aller gastroenterologischen Erkrankungen verantwortlich, auch wenn die Inzidenz in den industriell entwickelten Ländern abnimmt. Dies ist vermutlich darauf zurückzuführen, daß die Durchseuchung mit *Helicobacter pylori* rückläufig ist. War früher die Ulkuskrankheit eine Domäne der Chirurgie, so haben nun H_2-Rezeptorenblocker und Protonenpumpenhemmer zur Dominanz der konservativen Therapie geführt. Vor allem die Entdeckung des H. pylori mit der Möglichkeit der Eradikation hat zu einem Paradigmenwechsel geführt.

Der Keimnachweis gelingt beim Ulcus duodeni in bis zu 95% der Fälle, beim Ulcus ventriculi in ca. 70%. Selbst für die Entstehung des Magenkarzinoms wird der Keim angeschuldigt, auch hier wird H. pylori in 70–90% nachgewiesen. In der Bevölkerung der Industrienationen besteht eine altersabhängige Durchseuchung von 20–40% mit abnehmender Tendenz beim Gesamtkollektiv. Die Durchseuchungsrate ist höher je schlechter der soziale Status (Hygiene) ist, und steigt mit zunehmendem Alter an (50% bei über 60jährigen). H.-pylori-Träger haben eine durchschnittliche Ulkusinzidenz von 1% pro Jahr, das entspricht etwa dem 10fachen von Nichtträgern.

Die zweithäufigste Ursache der Ulkuskrankheit sind *nichtsteroidale Antiphlogistika*. Diese Therapeutika werden überwiegend bei älteren Menschen eingesetzt und führen gehäuft zum Ulcus ventriculi. Bei der Dauertherapie treten 1–4% Ulzera pro Jahr auf. Die medikamentös induzierten Ulzera haben eine höhere Komplikationsrate (Blutung, Stenose und Perforation von jeweils ca. 5%).

Das heutige Therapiekonzept ist eine *Tripeltherapie* mit einem Protonenpumpenhemmer und 2 an verschiedenen Stellen des Bakterienstoffwechsels angreifenden Antibiotika. Trotz möglicher Resistenzentwicklung wird heute noch eine Eradikation innerhalb von 7 Tagen bei über 90% der Patienten erreicht.

So verbleiben als Indikation für die operativen Verfahren nur noch die Komplikationen (Blutung, Stenose und Perforation) als Notfälle; die Indikation zum Elektiveingriff wird gestellt bei nicht auszuräumendem Malignitätsverdacht, mangelnder Patientencompliance, Versagen der konservativen Therapie, Medikamentenunverträglichkeit, weitere Indikation zur Kortisontherapie oder Therapie mit nichtsteroidalen Antiphlogistika und evtl. Wunsch des Patienten [8].

Da die medikamentös induzierten Ulzera (meist Ulcera ventriculi) in höherem Lebensalter auftreten und häufiger Komplikationen verursachen, wird die Magenchirurgie zunehmend zum Notfalleingriff beim alten Menschen. Bei der Ulkusblutung erfolgt die Blutstillung endoskopisch durch Unterspritzung. Während die Chirurgen nach der endoskopischen Blutstillung die frühelektive Operation propagieren [7], bevorzugen die Internisten das weitere konservative Vorgehen mit endoskopischen Kontrollen, ggf. mit weiteren Unterspritzungen und einer Eradikationstherapie.

Refluxösophagitis

In den Industrienationen ist die gastroösophageale Refluxkrankheit die häufigste benigne Erkrankung des oberen Verdauungstrakts. Gelegentliche Symptome, wie Sodbrennen und Säureregurgitation zeigen bis zu 40% der Bevölkerung, typische und häufige Refluxbeschwerden haben 10–20%.

Die Refluxkrankheit wurde früher mit Veränderung der Lebensweise, Gewichtsreduktion, Antazida, Schleimhautprotektiva, Anticholinergika und Prokinetika behandelt, häufig ohne Erfolg. Obwohl seit Mitte der 50er Jahre mit der Fundoplicatio (Nissen) ein effektives Verfahren zur Verfügung stand, konnte diese Operation sich nicht durchsetzen, da sie häufig bei der Hiatushernie ohne Reflux eingesetzt wurde, und so die Komplikationen den positiven Effekt überwogen. Der Wert dieser operativen Technik für die Verhinderung des Refluxes wurde nicht erkannt. Nachdem die H_2-Rezeptorenblocker und später die Protonenpumpenhemmer in die Klinken Einzug hielten, schien eine Operation überflüssig [1]. Aber trotz Medikation fortbestehende Symptome, rezidivierende Symptome nach Absetzen und Nebenwirkungen der Medikamente haben zu einer Renaissance der operativen Therapie geführt, verstärkt durch die Einführung der laparoskopischen Technik.

Die akut auftretende Symptomatik ist eine Domäne der medikamentösen Therapie, aber die Indikation zur Fundoplicatio ergibt sich bei jungen Menschen mit rezidivierenden Refluxerkrankung zur Vermeidung einer lebenslangen Medikation, bei fehlender Compliance und beim Auftreten von Nebenwirkungen oder Versagen der medikamentösen Therapie.

Die *peptische Stenose* stellt zunächst keine Indikation dar, da in diesen Fällen die Therapie der Wahl die hochdosierte Gabe von Protonenpumpenhemmern mit endoskopischer Dilatation der Speiseröhre ist. Der Barrett-Ösophagus ohne Refluxsymptomatik ist ebenfalls keine Indikation zur Operation. Bei chronischem Husten, Aspiration, Heiserkeit oder Globusgefühl sollte ein Reflux erst sicher nachgewiesen sein, bevor operiert wird [10].

Diagnostik

Magenkarzinom

Das Magenfrühkarzinom zeigt in der Regel keine klinischen Symptome. Die „frühen" Symptome, wie Völlegefühl, „Oberbauchbeschwerden", Schwächegefühl und Leistungsknick sind uncharakteristisch aber immer Ausdruck eines fortgeschritteneren Tumorstadiums. Ihr uncharakteristisches Bild erschwert die Diagnosestellung. So kommt es innerhalb eines halben Jahres nach Beginn der Symptome nur in der Hälfte der Fälle zur Operation.

Zum Zeitpunkt der Diagnosestellung finden sich in etwas über 60% ein Gewichtsverlust, etwa bei 50% Bauchschmerzen, in einem Drittel Übelkeit, etwa ebenso oft Appetitlosigkeit in 25% Dysphagie und in 20% Melaena.

Die *Gastroskopie* ist die Methode der Wahl zur Diagnostik des Magenkarzinoms. Sie ist sehr aussagekräftig, da sowohl Lokalisation und Ausdehnung als auch der makroskopische Wachstumstyp beurteilt werden können und gleichzeitig die Möglichkeit der Biopsie besteht. Eine sichere histologische Aussage ist nur bei ausreichender Anzahl (6–8 Biopsien aus dem Randbereich) und Tiefe (Unterscheidung Karzinom – Lymphom) möglich. Das geringe Risiko rechtfertigt ihren großzügigen Einsatz bei klinischem Verdacht. So ist durch häufige Gastroskopien in Japan (z.B. jährliches Screening von über 50jährigen Männern) eine Entdeckung des Magenkarzinoms im Frühstadium in ca. 50% (Deutschland 10–20%) möglich.

Die *Endosonographie* hat für das präoperative Tumorstaging große Bedeutung gewonnen. Vor allem ist die Beurteilung der Tumoreindringtiefe (Treffsicherheit 85%) gut möglich. Wandüberschreitung und Infiltration benachbarter Organe (Pankreas, Leber) sind nachweisbar. Ein schmaler Aszitessaum ist ein Hinweis auf eine Peritonealkarzinose. Aber die Erkennung von Lymphknotenmetastasen ist unzureichend, die Dignitätsbestimmung eines Ulkus ist nicht möglich.

Die *Oberbauchsonographie* erlaubt die Diagnostik von Metastasen (Leber, Pankreas) und den Befall paraaortaler Lymphknoten.

Die *Computertomographie* zeigt v.a. bei fortgeschrittenen Tumoren eine gute topographische Übersicht und erfaßt beim Lymphknotenstaging auch die magenferneren Kompartimente, sowie Fernmetastasen. Frühbefunde der Magenschleimhaut sind dem CT jedoch nicht zugänglich.

Die *Kernspintomographie* erbringt gegenüber dem CT keine Vorteile.

Die Magenbreipassage hat durch die guten Ergebnisse der Endoskopie nur noch bei Tumorverdacht und unauffälligem Schleimhautbefund ihre Bedeutung behalten. Die typischen Motilitätsstörungen der Linitis plastica sind nachweisbar.

Als *Tumormarker* kommen CEA, α-Fetoprotein und das CA 19–9 in Betracht. Leider weisen sie meist erst im fortgeschrittenen Stadium auffällige Spiegel auf. Die beste Sensitivität und Spezifität soll das CA 74–4 haben. Trotzdem ist eine Früherkennung nicht möglich. Tumormarker haben ihren Platz in der postoperativen Verlaufskontrolle.

Ulkuskrankheit

Die Ulkuskrankheit macht sich klinisch durch epigastrische Schmerzen, Übelkeit, Aufstoßen bis hin zum Erbrechen bemerkbar. Neben diesen eher unspezifischen Symptomen *zeigt* das Ulcus duodeni den typischen Nüchternschmerz, der sich nach Nahrungsaufnahme, besonders bei Milch und Sauerkraut (alkalisch) bessert. Bei einer Perforation kann es zu einer kurzfristigen Besserung der Schmerzen kommen (freies Intervall), öfter treten zusätzlich auch Schmerzen im Rücken auf.

Anamnestisch abgeklärt werden sollen außerdem aktuelle Streßsituation, jahreszeitliche Periodizität (Frühjahr und Herbst) sowie die Familienanamnese (Inzidenz 3fach erhöht bei Verwandschaft 1.Grades). Wichtig zu erfragen ist auch die Einnahme von Kortison und nichtsteroidalen Antiphlogistika.

Zur differentialdiagnostischen Abgrenzung weiterer Oberbaucherkrankungen wie z.B. symptomatische Cholezystolithiasis, ödematöse Pankreatitis, wird meist zunächst eine Oberbauchsonographie und die Labordiagnostik durchgeführt. Der ^{13}C-Harnstoffatemtest und der Antikörpernachweis im Blut können einen Befall mit Helicobacter pylori belegen.

Diagnostisch richtungweisend für ein Ulkusleiden ist die Ösophagogastroduodenoskopie. Hiermit läßt sich nicht nur das Ulkus sicher nachweisen, Lage und Größe beurteilen, der Dignitätsnachweis durch Biopsien (siehe Magenkarzinom) führen, sondern auch durch einen Urease-Schnelltest (HUT,CLO) an einer Antrumbiopsie der Helicobacter-pylori-Befall sichern. Blutung und die Magenausgangsstenose sind mit Hilfe der Ösophagogastroduodenoskopie sicher nachweisbar.

Der klassische Nachweis der *Perforation* erfolgt im Übersichtsröntgen des Abdomen und Thorax. Am deutlichsten zeigt sich die subphrenische Luftsichel im Thoraxbild nach Endoskopie.

Refluxösophagitis

Die typischen Symptome der Refluxösophagitis sind saures Aufstoßen ohne Übelkeit, Sodbrennen, retrosternales Brennen, pharyngeales Brennen und Schmerzen beim Schlucken. Bei epigastrischen, retrosternalen Schmerzen, Engegefühl retrosternal, Aufstoßen, Übelkeit, Brechreiz mit oder ohne Erbrechen müssen andere Krankheitsbilder ausgeschlossen werden. Zur Operationsindikation reichen die klinischen Symptome, der Nachweis eines Refluxes in der Röntgenkontrastdarstellung (Breischluck) und die Hiatushernie nicht aus. Es muß nachgewiesen werden, daß die Symptome refluxbedingt sind, andernfalls ist die Operation nicht erfolgreich.

Deshalb muß Grad und Ausdehnung der Ösophagitis endoskopisch nachgewiesen werden. Biopsien werden beim Barrett-Ösophagus und anderen Läsionen entnommen. Eine Ösophagitis kann aber auch durch Pilzbefall, Medikamente, Viren oder Stase verursacht sein. Außerdem muß eine 24-h-pH-Metrie zum Nachweis der Säureexposition erfolgen.

Die *Ösophagusmanometrie* weist den insuffizienten unteren Ösophagussphinkter und Motilitätsstörungen nach.

Therapie

Magenkarzinom

Die R0-Resektion stellt die einzige kurative Therapie beim Magenkarzinom dar und ist daher stets anzustreben. Nach palliativer Resektion liegt die mediane Überlebenszeit bei 6–8 Monaten. Sie ist deshalb nur indiziert bei eingetretener oder drohender Komplikation, wie Blutung, Stenose und Perforation.

Die *Gastrektomie* beinhaltet neben der kompletten Exstirpation des Magens unter Mitnahme des Omentum majus et minus die Ausräumung der regionären Lymphknoten (En-bloc-Resektion). Das Ausmaß der Lymphknotendissektion ist umstritten, sowohl hinsichtlich der Prognose als auch der Morbidität [3,6,9].

Das Ziel der *erweiterte Gastrektomie* ist auch eine R0-Resektion bei organüberschreitender Tumorausbreitung. So werden benachbarte Organe ganz oder teilweise mitreseziert, wie z.B. Milz, Pankreas, Querkolon, linker Leberlappen. Die Rekonstruktion wird durch eine hochgezogene Jejunumschlinge durchgeführt (Abb. 8.1). Bei dieser Rekonstruktionsform tritt kein alkalischer Reflux auf. Eine Beutelbildung als Reservoir (Pouch) kann mit dieser Technik erfolgen. Ein Vorteil für den Patienten ist nicht bewiesen. Man kann auch eine Interposition einer Jejunumschlinge zwischen Ösophagus und Duodenum durchführen.

Bei der *subtotalen Gastrektomie* erfolgt die 4/5-Resektion des Magens mit Dissektion der regionären Lymphknoten. Die Wiederherstellung der

Abb. 8.1. Die ursprüng-
liche Lage des Magens ist
angedeutet. Nach der Ma-
genentfernung (Gastrekto-
mie) wurde der Speiseweg
durch eine hochgezogene
Dünndarmschlinge an die
Speiseröhre wiederherge-
stellt. Der blind verschlossene Zwölffingerdarm
wird weiter unten an den
Speiseweg angeschlossen

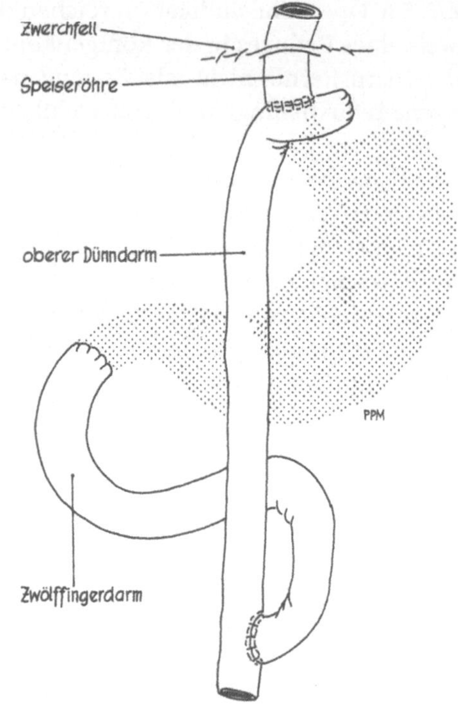

Passage kann nur selten durch eine Gastroduodenostomie (Billroth I) erreicht werden (Abb. 8.2). Häufiger führt man *Gastrojejunostomien* als Billroth II (Abb. 8.3) oder als Y-Roux (Abb. 8.4) durch.

Ergibt nach vermeintlicher R0-Resektion die histologische Untersuchung noch Tumorreste an einer Resektatgrenze, sog. R1-Resektion, sollte
in einer zweiten Operation die Nachresektion erfolgen.

Die Operation ist bei fehlender peritonealer Metastasierung auch dann
zu erwägen, wenn eine R0-Resektion nicht mehr erreichbar erscheint.
Eine palliative Resektion hat ein akzeptabel niedriges Risiko hinsichtlich
Morbidität und Mortalität, kann aber Komplikationen wie Blutung und
Obstruktion verhindern. Auch eine Schmerzlinderung ist erreichbar,
wenngleich die mittlere Überlebenszeit nur bei etwa 8 Monaten liegt.
Zeigt sich intraoperativ, daß die Resektion nicht oder nur unter hohem Risiko möglich wäre, kann ein Bypass (GE, Gastroenterostomie) angelegt
werden, um die Speisepassage zu sichern.

Abb. 8.2. Nach Teilentfernung des unteren Magenanteils wurde der Speiseweg durch Zusammenfügen des Magens mit dem Zwölffingerdarm wiederhergestellt (sog. B-I- oder Billroth-Operation I, Gastroduodenostomie)

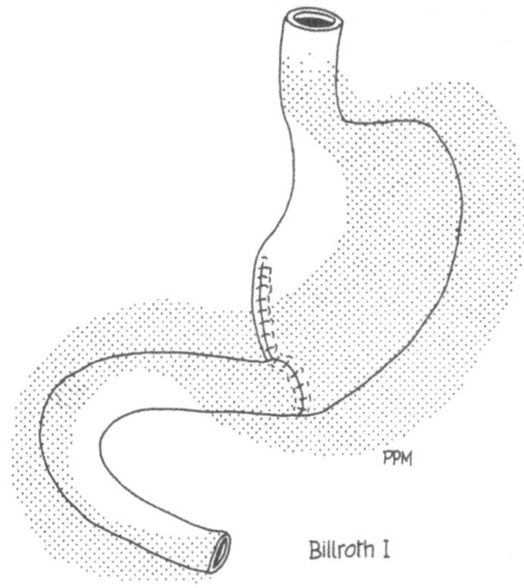

Abb. 8.3. Nach ausgedehnter Teilentfernung des Magens wurde der Speiseweg durch das seitliche Zusammenfügen einer hochgezogenen Dünndarmschlinge mit dem Magen wiederhergestellt (sog. B-II- oder Billroth-Operation II, Gastrojejunostomie). Für den besseren Abfluß wird ein Kurzschluß (Braun-Fußpunktanastomose) zwischen den beiden Schenkeln der Dünndarmschlinge angelegt

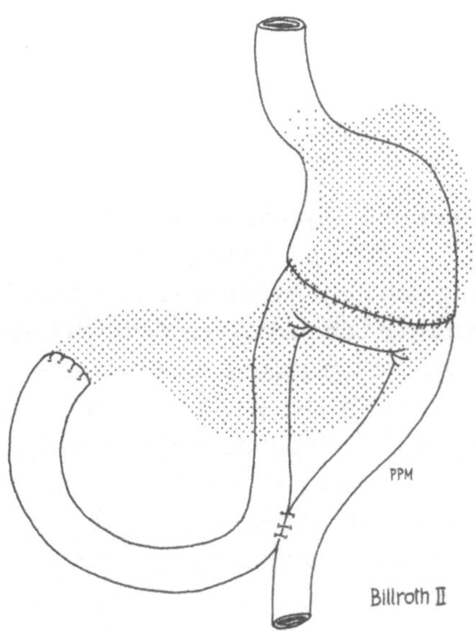

Beim Kardiakarzinom kann die Passageerhaltung palliativ auch durch Laserbehandlung erreicht werden. Eventuell ist die Lasertherapie mehrfach zu wiederholen.

Die Chirurgie des Magenkarzinoms steht unter folgenden Prämissen: Die R0-Resektion ist immer anzustreben. In der Regel ist die totale Gast-

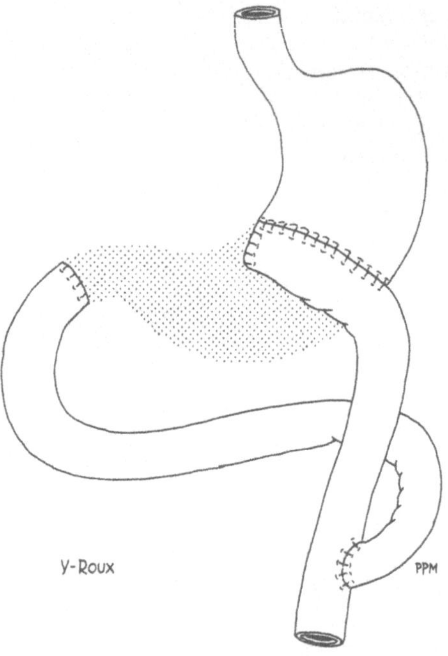

Abb. 8.4. Ähnlich wie bei der Totalentfernung des Magens (Gastrektomie, vgl. Abb. 8.1) kann auch nach Teilentfernung der Speiseweg wiederhergestellt werden

rektomie mit Lymphknotendissektion erforderlich. Nur bei distalen T_1- und T_2-Tumoren ist eine subtotale Gastrektomie mit Lymphknotenausräumung indiziert. Für diese Fälle aber sollte sie angestrebt werden, da die postoperative Lebensqualität deutlich besser ist als nach totaler Gastrektomie [4]. Die Wertigkeit der erweiterten, radikalen Lymphadenektomie ist umstritten. Weder ist geklärt, ob der erweiterte Eingriff eine erhöhte Morbidität und Mortalität nach sich zieht, noch ob die Fünfjahresüberlebensrate günstig beeinflußt wird. Europäische und amerikanische Studien zeigen widersprüchliche Ergebnisse. Die Japaner, die die radikalere Lymphknotenausräumung propagieren, erzielen eindeutig bessere Ergebnisse. Möglicherweise ist dies nicht nur auf die Operationstechnik zurückzuführen, sondern auf demographische Ursachen.

Das Magenkarzinom ist, wie die meisten intestinalen Tumoren, relativ strahlenresistent. Die nötigen hohen therapeutischen Strahlendosen treffen auf empfindliches Nachbargewebe (Darmmukosa, Rückenmark). Zudem ließ sich bisher bei der *adjuvanten Strahlentherapie* keine günstige Beeinflussung der Lebenserwartung beweisen und diese erscheint somit nicht gerechtfertigt. Beim inoperablen Tumor wird durch die Strahlentherapie ebenfalls keine Verlängerung der Überlebenszeit erreicht, berichtet wird aber über eine Besserung der Symptome.

Auch wenn das Magenkarzinom als ein potentiell chemosensibler Tumor gilt, ist weder für die präoperative *Chemotherapie* (Verbesserung der Resektabilität) noch für die postoperative Chemotherapie ein sicherer Vorteil belegt.

Ulkuskrankheit

Die Säurereduktion ist trotz H. pylori der chirurgische Therapieansatz geblieben. Nach wie vor stehen hier die Verfahren der Resektion und der Vagotomie zur Verfügung. Bei den Resektionsverfahren entfernt man den distalen, die säureproduzierenden Zellen tragenden Magenanteil. Die Wiederherstellung der Passage erfolgt nach den gleichen Prinzipien wie bei der Magenkarzinomchirurgie (B I, B II, Y-Roux, vgl. Abb. 8.2–8.4).

Die Vagotomie wird kaum noch trunkulär durchgeführt, sondern sie erfolgt meist hochselektiv, d.h. der motorische, den Pylorus versorgende Anteil bleibt erhalten. Dadurch erreicht man eine Reduktion der Säureproduktion um ca. 80%. Dieser Eingriff wird zunehmend auch laparoskopisch durchgeführt, wobei der hintere Vaguszügel durchtrennt und eine Seromyotomie der Magenvorderwand an der kleinen Kurvatur erfolgt.

Durch die potente medikamentöse Therapie beschränkt sich die Operation des perforierten Ulkus meist auf die Übernähung und Drainage, die auch laparoskopisch durchgeführt werden kann.

Eine endoskopisch nicht beherrschbare Ulkusblutung, meist im Bulbus duodeni, wird nach Eröffnung des Duodenums umstochen und von vielen Operateuren zusätzlich durch die Ligatur der A. gastroduodenalis versorgt.

Die Magenausgangsstenose als Folge einer chronischen oder rezidivierenden Ulzeration wird je nach Lokalisation und Zustand des Patienten durch Gastroenterostomie, Resektion oder Plastik therapiert.

Bei Ulcera ventriculi wird bei der Operation meist das Ulkus exzidiert, um durch histologische Untersuchungen ein Karzinom auszuschließen.

Refluxösophagitis

Das Operationsziel bei der Refluxkrankheit des Ösophagus ist, durch Schaffung einer neuen anatomischen Hochdruckzone in der distalen Speiseröhre den Reflux zu verhindern und so die Symptome und Komplikationen zu vermeiden. Andererseits darf nicht durch einen zu hohen Widerstand die Speisepassage behindert werden. Hierfür gilt die Fundoplicatio als das am besten geeignete Verfahren (Abb. 8.5). Dieser Eingriff kann offen oder laparoskopisch durchgeführt werden. Für die offene Fundoplicatio wird ein dauerhafter Rückgang der Symptome (10 Jahre) in über 90% berichtet [10]. Langzeitergebnisse für die laparoskopische Technik stehen noch aus, aber erste Untersuchungen zeigen für die ersten Jahre vergleichbare Ergebnisse bei gleicher Komplikationsdichte. Die laparoskopische Operation zeigt sich aber hinsichtlich der Krankenhausverweildauer, der postoperativen Schmerzen und der Rekonvaleszenzzeit überlegen.

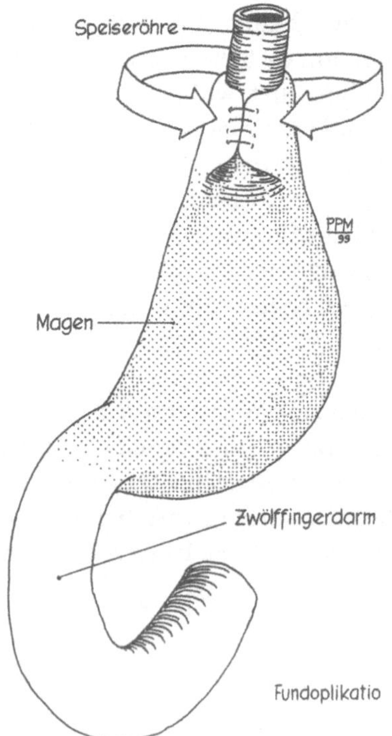

Abb. 8.5. Beim mangelhaften Verschluß des Magens und Entzündung der Speiseröhre (Refluxösophagitis) kann aus dem oberen Magenanteil eine Manschette um den Mageneingang (Fundoplicatio) gebildet werden

Die häufigste postoperative Komplikation ist die Dysphagie, die früh nach der Operation mit bis zu 34% angegeben wird. Nach Abklingen der operativ bedingten Ödeme bleibt sie jedoch bis zu 10% bestehen. Postoperative epigastrische Schmerzen sind nicht ungewöhnlich, bestanden aber meist bei genauer Anamnese schon präoperativ, treten jedoch nach Verschwinden der vorher dominierenden Refluxsymptomatik nun in den Vordergrund.

Nachsorge

Die häufigsten postoperativen Komplikationen nach Resektionen (38%) sind die Anastomoseninsuffizienz (12%), kardiopulmoanle Komplikationen (10%), Abszesse (5%), Wundheilungsstörungen (5%) und die Blutung (3%) [3]. Hierzu kommt es noch während des stationären Aufenthaltes. Bei Wundheilungsstörungen muß allenfalls die sekundär heilende Wunde auch nach der Entlassung ambulant versorgt und überwacht werden. Intraabdominelle Abszesse, besonders nach Milzexstirpation können aber auch später auftreten. Diese Spätabszesse zeigen zunächst uncharakteristische Symptome, wie rezidivierende Fieberzacken, Leukozytose, CRP-Erhöhung und allgemeines Unwohlsein. Dieser uncharakteristische Zustand kann aber auch auf die Schwere der Operation zurückgeführt werden, so daß die Differenzierung im Einzelfall schwierig sein kann. Sonographische und laborchemische Verlaufskontrollen führen zur Diagnose.

Die 30-Tage-Letalität beträgt 6%, die 90-Tage-Letalität 15%. Einschließlich des Frühkarzinoms überleben von den resezierten Patienten ca. 60% fünf Jahre.

Da das Tumorrezidiv praktisch nicht heilbar ist, bleibt dann nur die Palliation. Eine onkologische Nachsorge verbessert die Prognose nicht. Nur im Rahmen von Studien ist sie sinnvoll.

Wichtig ist aber die psychosoziale und hausärztliche Betreuung. Wichtiger als laborchemische Daten ist vor allem die Ernährungsanamnese. Postoperativ führen meist Appetitlosigkeit, evtl. Dumping und Völlegefühl zu unzureichender Nahrungsaufnahme und zum Gewichtsverlust auch ohne Rezidiv.

Die *Ernährung* wird zum wichtigsten Problem und der Patient muß diätetisch gut geführt werden. Empfohlen werden 6–8 Mahlzeiten über den Tag verteilt, kalorienreiche, leicht verdauliche Kost. Dabei kann der Patient alles essen, was ihm keine Beschwerden bereitet. Er soll langsam essen und gut kauen. Auch sollte während des Essens wenig getrunken werden, um die Passage nicht zu beschleunigen. Kohlenhydrate sollten möglichst in komplexer, nicht in kurzkettiger Form verabreicht werden. Reiner Zucker, auch in Getränken, konzentrierte Brühen und Suppen können durch die Hyperosmolarität zum *Dumping-Syndrom* führen. Auch bei eiskalten oder kohlensäurehaltigen Getränken und heißen Speisen, sehr fettem Essen, Hülsen- und Zitrusfrüchten ist Vorsicht geboten. Milch und Milchprodukte können das klinische Erscheinungsbild einer funktionellen Laktoseintoleranz verursachen. Vitamin B_{12} muß vierteljährlich substituiert werden. Folsäure, Eisen, Kupfer und Zink sollten nach laborchemischer Kontrolle substituiert werden. Werden Milchprodukte schlecht vertragen, kann auch ein Kalziummangel mit Osteoporose entstehen. Dann sollte Kalzium oral, evtl. in Kombination mit Vitamin D zugeführt werden.

Bleibt trotzdem das Gewicht nicht konstant, müssen weitere Gründe abgeklärt werden, wie z.B. Pankreasinsuffizienz (Teilresektion), Fistelbildungen u.a.

Nach Vagotomie treten in 3–30% Ulkusrezidive auf. Insgesamt fühlen sich aber 88% der Patienten deutlich gebessert. Selten treten Magenentleerungsstörungen auf, meist bedingt durch eine zu ausgeprägte Vagotomie mit Denervierung des Pylorus. Zunächst ist eine Entlastung durch Magensonde angezeigt. Bessert sich die Symptomatik nicht innerhalb von 2–3 Wochen, kann zuerst die endoskopische Dilatation des Pylorus versucht werden, andernfalls muß eine Pyloromyoplastik durchgeführt werden.

Erfolgt die Operation der Refluxkrankheit endoskopisch, wird der Patient meist am 2. oder 3. postoperativen Tag entlassen. Zu diesem Zeitpunkt kann er bereits trinken und flüssige Kost zu sich nehmen. Der weitere Kostaufbau ist abhängig von einer durch das postoperative Ödem bedingten Dysphagie. Dann kann längere Zeit flüssige Kost erforderlich sein (2–3 Wochen). Eine Krankschreibung über diese Zeit hinaus ist in der Regel nicht erforderlich.

Wurde die Fundoplicatio offen durchgeführt, dauert der Krankenhausaufenthalt etwa 10 Tage.

Luftaufstoßen ist einer Reihe von Patienten nicht mehr möglich, was zu einem vermehrten Meteorismus führt. Als spezifische Spätkomplikation tritt das Lösen oder die Dislokation der Manschette auf, was sich klinisch in den ursprünglichen Symptomen zeigt. Sie sind die Indikationen für die Rezidivoperation (80–86% gute Resultate). Die paraösophageale Herniation kann ebenfalls eine erneute Operation erfordern.

Literatur

1. Armstrong D, Nicolet M, Monnier P, Chapius G, Savary M, Blum AL (1992) Maintenance therapy: is there still a place for antireflux surgery? World J Surg 16:300–307
2. Bonenkamp JJ, van de Velde CJH, Kampschöer GHM, Hermans J, Hermanek P et al. (1993) Comparison of factors influencing the prognosis of Japanese, German, and Dutch gastric patients. World J Surg 17:410–415
3. Böttcher K, Siewert JR, Roder JD, Busch R, Hermanek P, Meyer HJ (1994) Risiko der chirurgischen Therapie des Magenkarzinoms in Deutschland. Chirurg 65:298–306
4. Davies J, Johnston D, Sue-Ling H, Young S, May J et al. (1998) Total or subtotal gastrectomy for gastric cancer? A study of quality of life. World J Surg 22:1048–1055
5. Eypasch E, Neugebauer E, Fischer F, Troidl H (1997) Laparoscopic antireflux surgery for gastroesophageal reflux disease (GERD). Result of a consensus development conference. Surg Endoscop 11:413–426
6. Fuchs CS, Mayer RJ (1995) Gastric carcinoma. N Engl J Med 333:32–41
7. Kubba AK, Palmer KR (1996) Role of endoscopic injection therapy in the treatment of bleeding peptic ulcer. Br J Surg 83:461–468
8. Malfertheiner P, Blum AL (1998) Helicobacter-pylori-Infektion und Ulcuskrankheit. Chirurg 69:239–248
9. Siewert JR, Böttcher K, Roder JD, Busch R, Hermanek P et al. (1993) Prognostic relevance of systematic lymph node dissection in gastric carcinoma. Br J Surg 80:1015–1018
10. Stein HJ, Feussner H, Siewert JR (1998) Indikation zur Antirefluxchirurgie des Oesophagus. Chirurg 69:132–140
11. Stolte M, Meining A (1998) Helicobacter ´98 - Epidemiologie und Bedeutung in der Cancerogenese. Chirurg 69:234–238

Informationen für den Patienten

Normalzustand und Entstehung der Krankheit

Der menschliche Magen ist hinsichtlich seiner Größe, seiner Form und Lage außerordentlich variabel. Dies wird auch vom Lebensalter, dem Körperbau (Konstitutionstypus) und natürlich vom Füllungszustand und seiner Funktion mitbedingt. So liegt meist der Mageneingang (Kardia) unmittelbar unterhalb des Zwerchfells. Hier besteht durch eine Achsknickung des Magens gegenüber der Speiseröhre und einer besonderen Anordnung der Wandmuskulatur ein wirksamer Abschluß gegen das Zurückfließen des sauren Mageninhalts in die Speiseröhre, das zum sog. Sodbrennen führt. Kleinere Mengen von Mageninhalt fließen bei jedem Menschen gelegentlich in die Speiseröhre zurück, ohne daß es zu einer Entzündung oder Beschwerden kommt. Erst wenn eine Entzündung der Speiseröhre (Ösophagitis) vorliegt, spricht man von Erkrankung.

Der Magen wird aufgrund seiner Form mit einem Füllhorn, einem Stierhorn oder einem Siphon verglichen. Der obere weite Anteil heißt Magenkuppel (Fundus), der anschließende mittlere und untere Bereich wird Magenkörper (Corpus) genannt. Unmittelbar vor dem Ende des Magens spricht man auch von einem Pförtnerabschnitt (Antrum), der sich bis unmittelbar an den Magen gegen den Zwölffingerdarm abschließenden Pförtnermuskel (M. sphincter pylori) erstreckt. Die Innenkurve wird kleine Magenkrümmung (Curvatura minor oder kleine Kurvatur) genannt (vgl. Kap. 4, Galle, Abb. 4.1). An der gegenüberliegenden großen Magenkrümmung (Curvatura major oder große Kurvatur) entspringt das große Netz (Omentum majus), ein gut durchblutetes Fettgewebe, das auch mit dem querverlaufenden Anteil des Dickdarms verbunden ist und sich wie eine Schürze über die Darmschlingen nach unten ausbreitet, ohne mit ihnen verwachsen zu sein (außer nach Entzündungen oder Operationen).

Der Magen wird innen von einer besonderen Schleimhaut ausgekleidet, die viele Drüsen enthält, die Magensaft und einen Schleim produzieren, der die Magenwand vor dem eigenen Saft schützt. Der Magensaft ist eine aggressive Verdauungsflüssigkeit, die Salzsäure und Verdauungsfermente (Pepsin) enthält. Gesteuert wird die Säureproduktion über einen Nerv (N. vagus) und durch die Bildung eines Hormons (Gastrin). Trotz des sauren Milieus können hier Keime (Helicobacter pylori) überleben. Sie können zu einer Magenschleimhautentzündung (Gastritis) führen und sind die Mitverursacher der allermeisten Magen- und Zwölffingerdarmgeschwüre (Ulcera ventriculi et duodeni). Der Keim ist gut nachweisbar und unter einer medikamentösen Behandlung (Antibiotika) heilen die Geschwüre nahezu regelhaft aus.

Der zweithäufigste Grund für eine Geschwürentstehung liegt in der Einnahme von Medikamenten, hier besonders die kortisonhaltigen und anderen entzündungshemmenden Arzneimittel (z.B. Rheumamittel). Beides führt zu einem Mißverhältnis von schützender Schleim- und aggressiver Säurebildung, so daß an einer nicht ausreichend schleimgeschützten Stelle die Schleimhaut und schließlich die ganze Magenwand von der Säure angegriffen werden kann. Die Säure kann durch Medikamente neutralisiert werden, aber noch viel wirkungsvoller sind sog. H_2-Rezeptorenblocker. Dies sind Medikamente, die die Säureentstehung unterdrücken.

Der von der Schleimhaut ausgehende Magenkrebs ist ein Alterskarzinom, das mit zunehmender Anzahl ab dem 60. Lebensjahr auftritt. Er ist die dritthäufigste tumorbedingte Todesursache bei den Frauen (nach Brustdrüse und Dickdarm) und die vierthäufigste bei den Männern (nach Lunge, Vorsteherdrüse (Prostata) und Dickdarm) und dies, obwohl das

Magenkarzinom in den Industrienationen seit 3 Jahrzehnten deutlich rückläufig ist. Meist entsteht der Krebs an der kleinen Magenkrümmung. Man unterscheidet 2 unterschiedliche Tumortypen: Der diffus wachsende Typ, von dem überwiegend jüngere Patienten betroffen sind, der wohl eher erblich bedingt ist und gefährlicher, bösartiger ist als der abgegrenzt wachsende (intestinale) Typ, der häufiger ältere Patienten betrifft und für dessen Entstehung Umwelteinflüsse (Pökelsalze (Nitrate), Nitrosamine, Benzpyrene u.a.) möglicherweise in Frage kommen.

Krankheitszeichen (Symptome)

Magenkarzinom

Das Magenkarzinom führt im ganz frühen Stadium meist zu keinerlei Krankheitszeichen. Es wird manchmal bei einer Magenspiegelung zufällig entdeckt. Die meist zuerst auftretenden Krankheitszeichen (Symptome) sind oft uncharakteristisch, wie z.B. ein Völlegefühl oder ein leichtes „Unwohlsein", das auf den Oberbauch bezogen wird. Manchmal besteht eine Übelkeit oder auch vermehrtes Aufstoßen. Da eine Vielzahl harmloser Erkrankungen dieselben Symptome macht, werden solche Symptome oft nicht ernst genommen. Es erfolgt keine weitere Abklärung, so kommen nur etwa die Hälfte der Patienten innerhalb eines halben Jahres nach Beginn der Krankheitszeichen zur Operation. Dann ist meist schon ein Gewichtsverlust aufgetreten und die Kräfte haben deutlich abgenommen, es ist zu einem sog. „Leistungsknick" gekommen. Es treten dann meist Bauchschmerzen, seltener Rückenschmerzen auf. Appetitlosigkeit, Erbrechen und Schluckstörungen sind meist abhängig von der Lokalisation des Karzinoms im Magen. Eine Schwarzfärbung des Stuhls (Melaena) tritt ein, wenn der Krebs zu einer Blutung im Magen führt und das Blut mit der Magensäure reagiert. Dieser schwarz verfärbte Stuhl wird auch Teerstuhl genannt. Wird dies schwarz verfärbte Blut mit Mageninhalt erbrochen, sieht es ähnlich wie Kaffeesatz aus.

Magen- und Zwölffingerdarmgeschwüre

Das Magengeschwür (Ulcus ventriculi) wie auch das Zwölffingerdarmgeschwür (Ulcus duodeni) macht sich durch Schmerzen in der Magengrube, Übelkeit, Aufstoßen bis hin zum Erbrechen bemerkbar. Aber auch ähnliche Symptome wie bei anderen Erkrankungen des Oberbauchs können auftreten, wie Völlegefühl, Druckgefühl im Oberbauch, Appetitlosigkeit, und nach längerem Bestehen kann es auch zur Abmagerung kommen. Beim Zwölffingerdarmgeschwür besteht oft ein Nüchternschmerz, der sich prompt nach Nahrungsaufnahme verflüchtigt, besonders wenn die Magensäure z.B. durch Milch neutralisiert wird.

Eine Verschlimmerung kann eintreten, wenn die Geschwüre wiederholt abheilen (sie entstehen gehäuft im Frühjahr und im Herbst, sowie bei vermehrter psychischer Anspannung) und es so zu Narbenbildungen kommt. In dem engen Bereich vor und hinter dem Pförtnermuskel (Pylorus) am Magenausgang kann dies zu einer Einengung führen, was schließlich zur Folge hat, daß der Speisebrei den Magen nur noch schwer oder gar nicht mehr verlassen kann (Magenausgangsstenose). Durch die dann eintretende Dehnung der Magenwand kommt es zu einer vermehrten Ausschüttung des Hormons (Gastrin), das die Produktion von Magensäure zusätzlich anregt, so daß vermehrt Geschwüre entstehen.

Wird bei der Geschwürentstehung durch die Magensäure ein Blutgefäß erfaßt, kommt es zur Blutung. Je größer das Gefäß, desto schwerer die Blutung. Es tritt Übelkeit auf, häufig ist blutiges Erbrechen. Der Blutverlust kann zum Kreislaufschock führen. Später wird dann schwarz (Teerstuhl) abgeführt.

Entwickelt sich das Geschwür durch alle Wandschichten des Magens oder Zwölffingerdarms, bricht es durch (perforiert). Das bedeutet, es ist ein Loch entstanden, durch das sich der Inhalt des Magens oder Zwölffingerdarms in die freie Bauchhöhle entleert. Hierdurch entsteht dann eine Bauchfellentzündung (siehe Kapitel 9, Bauchfellentzündung). Die Perforation kann aber auch in Nachbarorgane wie die Bauchspeicheldrüse erfolgen und dann bindegewebig abgedeckt werden (gedeckte Perforation). In diesen Fällen ist eine natürliche Heilung möglich. Vor dem Durchbruch bestehen schon heftigste Leibschmerzen. Bricht die Magenwand dann durch, lassen die Schmerzen oft plötzlich nach, um nach einiger Zeit mit vermehrter Heftigkeit erneut einzusetzen. Dann wird die Bauchwand durch Anspannung der Muskulatur hart und der Patient „krümmt" sich vor Schmerzen.

Speiseröhrenentzündung

Die Speiseröhrenentzündung (Refluxösophagitis) macht sich durch ein Aufstoßen von Magensäure ohne Erbrechen bemerkbar. Es tritt ein Brennen hinter dem Brustbein hinzu, und die Schmerzen können bis in den Hals hinaufreichen. Dies Brennen und die Schmerzen werden beim Schlucken verstärkt. Die Schmerzen in der Magengrube und hinter dem Brustbein werden manchmal als vom Herzen verursacht fehlgedeutet. Bei Fortschreiten der Erkrankung kann es dann auch zum Erbrechen kommen. Während des Schlafens mit flach liegendem Oberkörper kann die zurücklaufende Magensäure aus dem Mund fließen. Gelangt die Säure in die Luftröhre, kann sie zu heftigem Hustenreiz bis zur Atemnot führen.

Abklärung (Diagnostik)

Am Anfang steht das Gespräch, das nach Krankheitszeichen und möglichen Ursachen forscht (Anamnese). Hierhin gehören Fragen nach Essensgewohnheiten, die sich geändert haben, ob Familienangehörige ähnliche Leiden hatten, Schmerzen, Gewichtsverlust u.a.

Körperliche Untersuchung

Die körperliche Untersuchung erfaßt als erstes den Ernährungszustand. Der Leib wird abgetastet. Hierbei lassen sich Verspannungen der Bauchwand und Geschwulste im Oberbauch tasten und ein Druckschmerz wird möglichst genau lokalisiert.

Ultraschalluntersuchung

Die Ultraschalluntersuchung (Sonographie) kann nur größere Veränderungen am Magen erkennen (z.B. wenn der Magen sich nicht richtig entleert oder eine größere Geschwulst im Magen oder der Nachbarschaft vorliegt). Sie ist aber wichtig zum Ausschluß anderer Krankheiten mit ähnlichen Krankheitszeichen (z.B. Gallensteine).

Magenspiegelung

Die Methode, die in nahezu jeder Hinsicht die besten Ergebnisse liefert, ist die Magenspiegelung (Gastroskopie). Das Instrument zur Magenspiegelung (Gastroskop) ist ein langer Schlauch, in dem über Glasfasern Licht in den Magen gebracht und das von dort übertragene Bild betrachtet werden kann. Neuere Geräte zeigen das Bild auf einen Fernsehmonitor. Das Instrument enthält Kanäle, durch die Flüssigkeit abgesaugt und kleine Geräte in den Magen eingebracht werden können. So können Blutungsquellen zur Blutstillung unterspritzt oder Gewebsproben aus der Magenwand entnommen werden. Aus diesen kleinen Gewebsproben führt man einerseits eine feingewebliche Untersuchung zum Krebsausschluß durch, man kann aber auch ein Befall des Magens mit Keimen (H. pylori) nachweisen. Das Schlucken dieses Instrumentes ist manchmal unangenehm. Daher sprüht man den Rachen mit einem Betäubungsmittel ein, um den Würgereiz zu dämpfen. Manchmal verabreicht man noch zusätzlich Medikamente über die Vene, die die Beweglichkeit des Magens vermindern. Auch eine medikamentöse Bewußtseinsdämpfung zur Unterdrückung des Würgereflexes und der Angst kann sehr hilfreich sein.

Endosonographie

Die Vorteile der Sonographie und der Gastroskopie lassen sich bei der Endosonographie kombinieren. Hierbei ist an der Spitze des Magenspiegelinstrumentes (Gastroskop) ein Ultraschallkopf befestigt, so daß die Magenwand und die Organe der unmittelbaren Nachbarschaft genau untersucht werden können (Bauchspeicheldrüse, Lymphknoten).

Röntgenuntersuchung

Die Röntgenaufnahme des Bauches ist bei heftigsten Schmerzen und dem Verdacht eines Magendurchbruchs angezeigt, da mit diesem Verfahren gut aus dem Magen oder Darm entwichene Luft in der freien Bauchhöhle nachweisbar ist.

Dagegen setzt man die Röntgenuntersuchung des Magens und des Zwölffingerdarms mit Kontrastmittel kaum noch ein, da mit der Magenspiegelung eine deutlich bessere Beurteilung möglich ist.

Manometrie

Die Messung des Verschlußdruckes am Mageneingang (Manometrie) gibt Auskunft über einen fehlenden oder verminderten Abschluß des Magens

gegen die Speiseröhre. Sie wird bei der Speiseröhrenentzündung (Refluxösophagitis) durchgeführt.

Messung der Magensäure

Ebenfalls bei der Refluxösophagitis wird die Messung der Magensäure
(pH-Metrie) durchgeführt. Hierzu wird eine dünne Meßsonde über die
Nase in den Magen vorgeschoben und durch Pflaster an der Nase befestigt. Liegt sie einmal, ist es so wenig belästigend, daß sie 24 Stunden belassen werden und man über die ganze Zeit messen kann. So wird auch
ein Säurerückfluß vom Magen in die Speiseröhre in der Nacht erfaßt,
wenn der Patient im Schlaf liegt.

Laboruntersuchungen

Die Blutuntersuchung gibt Aufschluß über Entzündungen (Leukozyten),
Blutverlust (Hb, roter Blutfarbstoff), Salzverluste nach Erbrechen (Elektrolyte) und den Säurehaushalt. Wichtig ist auch der Ausschluß von
Krankheiten mit ähnlichem Erscheinungsbild (z.B. Laborwerte der Leber
und der Bauchspeicheldrüse). Die Bestimmung der sog. Tumormarker ist
für die Früherkennung eines Magenkrebses nicht geeignet. Tumormarker
werden hauptsächlich zur Verlaufskontrolle nach Operation bestimmt.

Behandlung (Therapie)

Ist ein Magenkarzinom durch eine feingeweblichen Untersuchung einer
Gewebeprobe nachwiesen, so besteht die einzige Möglichkeit der Heilung
in der Operation. Nach Möglichkeit muß das gesamte Tumorgewebe entfernt werden. Da eine Abgrenzung von befallenem Gewebe zu gesundem
Gewebe mit bloßem Auge nicht möglich ist, muß man in der Regel den gesamte Magen entfernen (Gastrektomie). Beim Frühkarzinom und beim
abgegrenzt wachsenden Typ kann bei günstiger Lage des Krebses eventuell ein Teil des Magens erhalten werden. Diese ausgedehnten Eingriffe
werden über einen großen Oberbauchschnitt ausgeführt, die endoskopische Methode wurde bislang nur in wenigen Einzelfällen angewandt.

Totale Magenentfernung (Gastrektomie)

Hierbei wird zunächst der Magen an der Speiseröhre und am Zwölffingerdarm abgesetzt und komplett entfernt. Das am Magen anhängende große
Netz wird mit herausgenommen. Da sich der Krebs über die Lymphwege
ausbreiten kann, entfernt man die benachbarten Lymphknoten immer
mit. Die Ausdehnung (Radikalität) dieser Lymphknotenentfernung ist unterschiedlich. Die Überlegung, mit allen erreichbaren Lymphknoten auch
alles Tumorgewebe zu entfernen, ist bisher in wissenschaftlichen Untersuchungen nicht endgültig bewiesen worden. Wohl aber wird die Operationsdauer durch den größeren Eingriff verlängert. Auch die Entfernung
der Milz wird aus Radikalitätsgründen manchmal angestrebt. Die Wiederherstellung des Speiseweges ist auf mehreren Wegen möglich. Die gängigste Methode ist der Anschluß einer Dünndarmschlinge an die Speiseröhre, wobei der blind verschlossene Zwölffingerdarm seitlich wieder in den
Dünndarm eingeleitet wird (vgl. Abb. 8.1). Durch die Entfernung des Magens geht die Reservoirfunktion verloren. Man kann versuchen, durch die
Bildung eines Dünndarmbeutels ein Reservoir wiederherzustellen. Ein
Vorteil für den Patienten ist durch diese aufwendigere Methode nicht belegt.

Inkomplette Entfernung des Magens (subtotale Magenresektion)

Bei diesem Eingriff wird der größere, untere Magenanteil entfernt. Die
Lymphknotenentfernung geschieht wie bei der totalen Magenentfernung
(s.o.). Die Wiederherstellung des Speiseweges erfolgt auf drei Wegen. Selten ist ein direkter Anschluß des Restmagens an den Zwölffingerdarm
nach ausgedehnten Magenteilentfernungen – je nach Lage und Größe des
Tumors – möglich (vgl. Abb. 8.2). Diese Operation wird nach ihrem Erst-
beschreiber Billroth-I-Operation genannt.

Die zweite Variante nach Billroth (Billroth II) ermöglicht die Wiederherstellung der Passage auch nach der Entfernung größerer Magenanteile.
Der Zwölffingerdarm hat nämlich keine bewegliche Wurzel und ist mit
Bauchspeicheldrüse und Gallengangmündung fest verbunden, so daß er
nicht beliebig weit zur Überbrückung des entfernten Magenanteiles hochgezogen werden kann. In diesen Fällen kann ein tieferer, mobiler Dünn-
darmanteil hochgezogen und seitlich mit dem Restmagen verbunden
werden (vgl. Abb. 8.3). Um zu verhindern, daß Speisebrei zum Zwölf-

fingerdarm zurückfließt oder Verdauungssäfte in den Magen fließen, wird ein Kurzschluß zwischen den beiden Schenkeln der hochgezogenen Dünndarmschlinge angelegt (Braun-Fußpunktanastomose).

Das gleiche Ergebnis ist auch durch Anlage einer sog. Roux-Y-Anastomose möglich (vgl. Abb. 8.4). Hierbei durchtrennt man den Dünndarm. Der untere Anteil wird mit dem Magen verbunden und mit dem abgetrennte Teil weiter unten wiedervereint. Dadurch wird ein Y gebildet und man führt so Mageninhalt und die Verdauungssäfte des Zwölffingerdarms erst ausreichend weit unterhalb des Magens zusammen.

Die Vagotomie, die Durchtrennung des säureregulierenden Magennervs (Nervus vagus), ist heute ein seltener Eingriff. Durch die modernen Medikamente läßt sich das Geschwürleiden gut behandeln. Nur noch in Ausnahmefällen, wenn Medikamente versagen oder nicht vertragen werden, wird diese Operation offen oder auch neuerdings endoskopisch durchgeführt. Dabei geht man möglichst selektiv vor, d.h. der Nervenstrang wird erhalten und nur die Nervenäste durchtrennt, die die Magensäureproduktion stimulieren. Unbedingt erhalten wird der Nervenast, der den Magenpförtner (Pylorus) steuert und für eine geordnete Magenentleerung sorgt. Konnte er nicht sicher erhalten werden, muß eine sog. Pyloroplastik durchgeführt werden. Dies bezeichnet eine Durchtrennung des Magenpförtners und ein anschließendes Zusammennähen in der Art, daß eine Weitung des Magenausgangs erreicht wird.

Die Komplikationen der Geschwürkrankheit sind Blutung, Durchbruch (Perforation) und die Engstellung des Magenausgangs durch Vernarbung. Kann eine fortbestehende Ulkusblutung nicht durch endoskopisches Unterspritzen gestillt werden, bleibt nur die Notfalloperation, um einen größeren Blutverlust oder inneres Verbluten zu verhindern. Hierzu wird der Magen oder Zwölffingerdarm eröffnet, die Blutung aus dem Geschwür durch eine Umstechungsnaht gestillt. Zur zusätzlichen Sicherheit wird bei der Blutung aus einem Zwölffingerdarmgeschwür noch die versorgende Arterie unterbunden. Ist es zum Magendurchbruch gekommen, wird das Geschwür ausgeschnitten und zur feingeweblichen Untersuchung (Ausschluß eines Krebses) geschickt. Den Defekt verschließt der Chirurg durch Naht. Beim Durchbruch des Zwölffingerdarms besteht kein Krebsverdacht, hier genügt die einfache Übernähung. Dabei ist darauf zu achten, daß keine Einengung des Magenausganges zustande kommt. Hat ein länger bestehendes Ulkusleiden zur narbige Enge des Magenausgangs geführt, kann durch eine Magenteilentfernung (Billroth II oder Y-Roux) die ungehinderte Passage wiederhergestellt werden.

Bei der Speiseröhrenentzündung ist das Operationsziel, das Zurückfließen sauren Mageninhalts zu verhindern. Der obere, bauchige Magenanteil wird in zwei Lefzen um die Speiseröhre gezogen (Fundoplicatio) und vernäht (Abb. 8.5). Hierdurch wird der Verschlußdruck des Mageneingangs erhöht. Diesen Eingriff führt man offen oder laparoskopisch durch.

Spezifische Operationsrisiken

Bei allen Operationen am Magen bestehen im wesentlichen 2 Risiken: Einmal führt die besonders reichliche Versorgung mit Blutgefäßen zu einem hohen Blutungsrisiko, zum anderen liegen in unmittelbarer Nachbarschaft leicht verletzliche Organe, wie Milz, Bauchspeicheldrüse und Gallengangsystem.

Bei allen Magenoperationen muß daher damit gerechnet werden, daß trotz sorgfältiger Operationstechnik und peinlich genauer Blutstillung Blutübertragungen (Transfusionen) notwendig werden. Bei Noteingriffen liegt dies Risiko einer Blutung noch höher, da durch vorbestehenden Blutverlust (Magenblutung) und Belastung des Blutgerinnungssystems eine zusätzliche Gefährdung besteht. Ist nach einem Magendurchbruch eine Entzündung entstanden, ist die Blutstillung im entzündeten Bereich zusätzlich erschwert.

Da zwischen Magen und Milz eine direkte Verbindung mit Blutgefäßen besteht, ist die leicht verletzliche Milz beim Freilegen des Magens gefährdet. Eine Blutung durch Einriß in der Milz ist stets gefährlich, oft muß dann die gesamte Milz entfernt werden.

Die totale Magenentfernung ist ein ausgedehnter Eingriff, v.a. wenn beim Tumorleiden eine radikale Lymphknotenentfernung ansteht. Insbesondere bei vorbestehenden Herz- Kreislauferkrankungen oder Beeinträchtigung von Lunge und Niere ist häufig eine Nachbehandlung auf der Intensivstation erforderlich.

Der Heilungsprozeß kann v.a. bei Krebserkrankungen beeinträchtigt sein, so daß hier vermehrt ein sog. Nahtbruch auftreten kann. Dabei gelangt durch eine undichte Naht Mageninhalt in die Bauchhöhle und führt so zu einer Bauchfellentzündung. Manchmal ist es problematisch, Operationsschmerzen von Entzündungsschmerzen zu unterscheiden und die ersten Anzeichen wie z.B. Fieber und Veränderungen im Blutbild richtig zu deuten, da auch sie operationsbedingt bestehen können. Da nur die frühzeitige erneute Operation mit Abdichten des Lecks den Schaden beheben und eine Blutvergiftung (Sepsis) vermeiden kann, muß bei Verdacht eine sorgfältige Abklärung erfolgen. Aber nicht nur ein Nahtbruch kann eine Entzündung verursachen, sondern auch ohne erkennbare Ursache kann sich ein Abszeß ausbilden. Er entsteht häufig an typischer Stelle unter der Leber, unter dem Zwerchfell und v.a. nach Milzentfernung links. Der unter dem Zwerchfell sitzende Abszeß führt zur Schonatmung, da das tiefe Durchatmen schmerzhaft ist.

Nach Teilentfernung des Magens besteht ein erhöhtes Krebsrisiko im Bereich der Naht. Allerdings treten diese Geschwulste (Anastomosenkarzinome) erst Jahrzehnte nach der Operation auf.

Bei der selektiven Vagotomie wird immer die Durchblutung des Magens entlang der kleinen Magenkrümmung vermindert. Dadurch kann in sehr seltenen Fällen in diesem Bereich die Magenwand absterben. Erholt sie sich nicht, muß in einer weiteren Operation das abgestorbenen Gewebe entfernt und der entstandene Defekt vernäht werden.

In seltenen Fällen tritt eine anhaltende Magenlähmung auf. Gelingt bei einer Magenspiegelung die Aufdehnung des Magenausgangs nicht, muß in einer weiteren Operation der Pförtnermuskel durchtrennt und der Magenausgang erweitert werden.

Nach einer sog. Fundoplicatio zur Behandlung der Speiseröhrenentzündung kann die Manschette zu eng angelegt worden sein, so daß nicht nur der Rückfluß, sondern auch das normale Schlucken behindert wird. Auch eine vorübergehende Schwellung der Schleimhäute kann dies verursachen. Bleibt die Schluckstörung bestehen, muß die Manschette operativ aufgelöst oder neu angelegt werden. Als späte Komplikation kann sich die Manschette selten auch lösen, und es kommt erneut zum Rückfluß von Magensäure in die Speiseröhre mit Entzündung. Ein zweiter Eingriff mit erneutem Anlegen der Manschette ist dann zu empfehlen, da in 80% noch ein gutes Ergebnis erzielt wird.

Verlauf

Nach kompletter oder teilweiser Entfernung des Magens eventuell mit Lymphknotenentfernung kann wegen des ausgedehnten Eingriffs die Überwachung oder Behandlung auf der Intensivstation nötig sein (insbesondere dann, wenn schon vorbestehende Erkrankungen oder Schwäche z.B. des Herzens, der Niere vorliegen). Nach glattem Verlauf sollte die Verlegung nach 2–3 Tagen spätestens auf Normalstation möglich sein.

Zur Entlastung der Verbindung zwischen Speiseröhre bzw. Restmagen mit dem Dünndarm muß aber über mehrere Tage per Sonde Verdauungssaft abgeleitet werden. Ein Kostaufbau erfolgt nach Entfernen der Magensonde zunächst durch vorsichtiges Trinken von Tee in kleinen Schlucken. Manchmal überprüft man zuvor durch ein Kontrastmittelröntgen die Sicherheit der Nahtverbindung (Anastomose). Die erste Kost erhält der Patient dann flüssig, z.B. als Suppe, die Mahlzeiten dann häufig, aber in kleinen Portionen.

Die Hautfäden oder -klammern werden am 10.–12. Tag nach der Operation entfernt. Treten keine Komplikationen auf, wird die Ernährung zum wichtigsten Problem. Trotz guter Ernährungsberatung kommt es v.a. nach totaler Magenentfernung zu einem weiteren Gewichtsverlust mit Mattigkeit und Antriebsarmut. Der Patient ist oft appetitlos und muß sich zum Essen zwingen. Empfohlen sind 6–8 kleinere Mahlzeiten über den Tag verteilt mit kalorienreicher, leicht verdaulicher Kost. Alles darf gegessen werden, was keine Beschwerden bereitet. Gutes Kauen und langsames Essen sind wichtig. Auch sollte zum Essen wenig getrunken werden, um die Passage nicht zu beschleunigen und eine sog. Sturzentleerung in den Darm (Dumping-Syndrom) zu vermeiden. Da der Pförtner des Magens bei all diesen Operationen entfernt wurde, kann keine gesteuerte Entleerung des Speisebreis erfolgen. Kommt es zur sturzartigen, unkontrollierten Entleerung in den Dünndarm, führt dies zur Entgleisung des Flüssigkeits- und Zuckerhaushalts. Es gibt eine frühe Form (Frühdumping), die sich ca. 15 Minuten nach Nahrungsaufnahme mit Druckgefühl im Oberbauch, Blässe, Schweiß bis hin zum Kreislaufzusammenbruch, Übelkeit, teils mit Erbrechen und Aufstoßen bemerkbar macht, und eine späte Form (Spätdumping), die 1–4 Stunden nach dem Essen auftritt. Die Zeichen sind ähnlich der frühen Form, zusätzlich kann es hierbei durch eine Überreaktion zu einer Unterzuckerung kommen. Reiner Zucker, stark zuckerhaltige Getränke und konzentrierte Suppen, eiskalte, kohlensäurehaltige Getränke und sehr fettes Essen sollten deshalb gemieden werden. Auch bei Zitrus- und Hülsenfrüchten ist Vorsicht geboten. Seltener kommt es auch zur Milchunverträglichkeit.

In etwa 10% der Fälle kommt es nach Magenentfernungen zu Durchfällen. Als Ursache wird eine vermehrte Keimbesiedelung des Dünndarms wegen fehlender Magensäure angeführt.

Um eine Blutarmut zu vermeiden muß vierteljährlich das Vitamin B_{12} durch eine Spritze ersetzt werden, weil durch den entfernten Magen (-anteil) die Aufnahme unzureichend ist. Regelmäßige Blutuntersuchungen zur Kontrolle sind notwendig. Entsprechend der Ergebnisse werden unter Umständen auch andere fehlende Vitamine oder Spurenelemente ersetzt.

Die Erholungszeit dauert mehrere Wochen bis Monate. Nach einem anfänglichem Gewichtsverlust sollte es zu einem Gewichtsanstieg mit Erholung kommen. Deshalb ist regelmäßiges Wiegen ebenso wichtig wie die Laborkontrollen.

Ob eine streng schematische oder eine individuelle auf den einzelnen Patienten zugeschnittene Tumornachsorge erfolgen soll, muß der Patient mit seinen behandelnden Ärzten absprechen. Diese kann durch Blutuntersuchung (Tumormarker), Spiegelungen, Ultraschall oder Röntgenuntersuchungen erfolgen.

Nach Magenteilentfernung sollte wegen der erhöhten Krebsgefahr ab dem 10. Jahr nach der Operation eine jährliche Magenspiegelung zur Kontrolle durchgeführt werden.

Nach einer gezielten Teildurchtrennung des Vagusnervs (selektive Vagotomie) kommt es zunächst zu einer Magenlähmung. Daher muß nach der Operation über eine Sonde der Magensaft abgeleitet werden. Bei wieder normaler Magenpassage (weniger Magensaft fließt über die Sonde ab) entfernt man die Sonde und der Patient beginnt, in kleinen Schlucken zu trinken. Der weitere Kostaufbau erfolgt zügig.

Nach einer Manschettenbildung am Mageneingang (Fundoplicatio) ist eine anfängliche Schluckstörung „normal". Nach Abklingen der operationsbedingten Schleimhautschwellung, spätestens nach 3 Wochen, sollte aber der Patient wieder normal schlucken können. Bleibend ist das Aufstoßen behindert, der Patient kann auch nicht mehr erbrechen. Da die Luft nach oben nicht mehr entweichen kann, gehen vermehrt Winde ab, die Luft kann nur nach unten entweichen.

KAPITEL 9

Bauchfellentzündung (Peritonitis)

Informationen für den Arzt

Eingriffe wegen einer Peritonitis stehen zahlenmäßig an 10. Stelle aller allgemeinchirurgischen Eingriffe. Obwohl das primäre Krankheitsbild einer Peritonitis seltener ist, führt die große Zahl an Mehrfacheingriffen beim gleichen Patienten zu dieser hohen Operationsfrequenz (z.B. bei Etappenlavage im Mittel 10 Eingriffe pro Patient).

Die Ursachen für die Entstehung einer Peritonitis sind vielfältig. Da die meisten Organsysteme des Bauchraumes Anschluß an ein Hohlsystem mit regelhafter (Gastrointestinaltrakt) oder fakultativer (Urogenitalsystem) Bakterienbesiedlung haben, können viele Schädigungen in eine Peritonitis münden.

Die seltene sog. *primäre Peritonitis* entsteht vornehmlich hämatogen und tritt meist bei Kindern und Jugendlichen auf (Pneumokokken). Seltener findet man die vom Genitaltrakt stammende Gonokokkenperitonitis. Abhängig vom Krankengut ist die Anzahl der kontagiösen Infektionen von Lunge-, Pankreas- und Urogenitalinfektionen ausgehend. Insbesondere beim Abwehrgeschwächten, wie z.B. beim Polytraumatisierten, Immunsupprimierten, entsteht die Peritonitis durch die transmurale Migration der Bakterien aus dem Gastrointestinaltrakt, aber auch bei der intestinalen Ischämie.

Weitaus häufiger ist die sog. *sekundäre Peritonitis*. Sie ist die Folge einer Perforation. Einige Beispiele sind die Appendicitis perforata, perforiertes Ulcus ventriculi et duodeni, Perforationen des Dünn- oder Dickdarms, Gallenblasenperforationen.

Von diesen beiden Formen läßt sich die *postoperative Peritonitis* abgrenzen. Sie ist verursacht durch eine Nahtinsuffizienz von Anastomosen, zeigt sich als Durchwanderungsperitonitis (Ileus, Darmwandnekrosen), ist Folge einer intraoperativen Kontamination oder durch Drainagen postoperativ begründet. Chemisch-toxisch (abakteriell) wird sie ausgelöst durch Gallesekret (Leck) oder durch eine postoperative Pankreatitis, Blut, Urin und Chylus.

Die Bariumperitonitis ist selten, aber mit hoher Letalität behaftet (bis 50%, steigend mit der Dauer des Bestehens). Dieses Kontrastmittel ist daher beim geringsten Verdacht auf eine Perforation kontraindiziert. Wird nicht frühzeitig die Perforation verschlossen und das Bariumsulfat möglichst radikal aus der Bauchhöhle entfernt, kommt es zur proliferativen, granulierenden Entzündung.

Die Peritonitis in ihrer schweren Form hat eine hohe Letalitätsrate. Zur Einschätzung dieses schweren Krankheitsbildes wurde ein eigenes Punktesystem (Score), der Mannheimer-Peritonitis-Index [6] entwickelt.

Operationsindikation

Primäre Peritonitiden sind die Domäne der konservativen Therapie in Form der kalkulierten oder ausgetesteten Antibiose. Bei allen anderen Peritonitisformen besteht die Indikation zur Operation, außer bei peritonealer Reaktion auf Stoffwechselentgleisungen (z.B. Diabetes, Porphyrie, Urämie, sog. Pseudoperitonitis), Systemerkrankungen (z.B. akuter rheumatischer Schub) oder nach Bestrahlung.

Bei der chronischen abdominellen Peritonealdialyse (CAP) kommt es öfter zur Kontamination des Peritoneums. Der Keimnachweis gelingt in der Regel leicht aus dem Dialysat, darin enthaltene Leukozyten geben einen Hinweis auf die Entzündung. Die Therapie beginnt hier konservativ durch Spülung der Bauchhöhle über den liegenden Katheter mit anschließender Antibiotikainstillation und systemischer Antibiose. Nur bei Therapieversagen wird operiert.

Im Zweifel ist aber bei allen Fällen mit Verdacht auf Peritonitis die Operation angezeigt, weil die drohende Sepsis mit möglicher Lebensgefahr schwerer wiegt als der Schaden aus einer vermeidbaren Operation.

Diagnostik

Anamnese

Die Anamnese konzentriert sich auf die Erforschung möglicher Erkrankungen mit Perforationsgefahr und Voroperationen. Auch wenn die verbleibenden Ursachen selten sind (ca. 5%), sollte nach Stoffwechselerkrankungen, Bestrahlungen und Systemerkrankungen gefragt werden. Auch der Verlauf der Erkrankung gibt einen Hinweis: Typischerweise läßt z.B. nach einer Perforation der Bauchschmerz schlagartig für einige Zeit nach (freies Intervall), um sich dann wieder einzustellen.

Körperliche Untersuchung

Das klinische Bild der Peritonitis kann sehr vielfältig sein, je nachdem ob eine diffuse oder lokalisierte, eine beginnende oder fortgeschritten Form vorliegt. Ist die Entzündung lokal beschränkt oder beginnend, kann es diagnostische Unsicherheiten geben. Die diffuse, ausgeprägte Peritonitis zeigt das klassische Bild des akuten Abdomens mit raschem körperlichen Verfall, Fieber, Schmerzen, Übelkeit, Abwehrspannung, Tachykardie, Tachypnoe, Exsikkose bis hin zum Koma. Auskultatorisch findet sich entweder eine reflektorische Hyperperistaltik oder die Darmparalyse.

Labor

Laborchemisch finden sich die typischen Veränderungen, wie CRP-Anstieg, Leukozytenveränderungen (-zytose, -penie), Thrombozytenabfall, Veränderungen der Blutgase (respiratorische Alkalose oder metabolische Azidose), Hypalbuminämie, Kreatininanstieg und Hyperglykämie.

Röntgenuntersuchung

Die Perforation wird durch den Nachweis freier Luft in der Abdomenübersichtsaufnahme, besser durch einen tief eingestellten Röntgen-Thorax erkannt. Beim Verdacht auf eine Perforation darf die Darstellung nur mit wasserlöslichem Kontrastmittel erfolgen (Magen-Darm-Passage, Enteroklysma, Kolonkontrasteinlauf).

Endoskopie

Eine vorangegangene Gastroskopie dient dem Ulkusnachweis und verstärkt das Austreten von Luft in die freie Bauchhöhle.

Sonographie

Die Sonographie kann freie Flüssigkeit nachweisen, aber sie ist auch hilfreich beim Nachweis von Abszessen. Weiterhin kann sie Ursachen aufdecken (Pankreatitis, Appendizitis, Cholezystitis).

Computertomographie

Das CT kann ebenso wie die Sonographie entzündliche Veränderungen und Flüssigkeitsansammlungen darstellen. Im kleinen Becken ist die Kernspintomographie dem CT überlegen.

Therapie

Chemisch-toxisch bedingte (abakterielle) Peritonitiden, wie sie z.B. beim Galleleck oder nach Austritt von Blut entstehen, werden durch Lavage und Drainage behandelt. Diese Eingriffe lassen sich oft auch gut endoskopisch durchführen. Die Antibiotika werden hier eher im Sinne einer Prophylaxe gegeben. Die Prognose ist günstig, soweit keine Keimbesiedlung stattfindet.

Bei der *bakteriellen Peritonitis* ist zwischen der lokalisierten und der diffusen, generalisierten (Vier-Quadrantenperitonitis) zu unterscheiden. Eine Perforation im Oberbauch (Magen, Duodenum, Galle) verläuft wesentlich günstiger als z.B. die kotige Peritonitis z.B. bei perforierter Divertikulitis. Bei allen Formen der bakteriellen Peritonitis ist die chirurgische Herdsanierung die wichtigste therapeutische Maßnahme. Sie besteht in der Beseitigung der Ursache (Übernähung einer Perforation u.a.) und Reduktion des Infektionsmaterials (z.B. Ausräumung eines Schlingenabszesses) und ggf. das Einlegen von Drainagen.

Durch die modernen diagnostischen Verfahren läßt sich in der Mehrzahl der Fälle bereits präoperativ die Ursache erkennen und damit die Operationstaktik bezüglich Zugangsweg und Operationsmethode entsprechend wählen. Trotz der vitalen Indikation bleibt dennoch so gut wie immer genügend Zeit, den Patienten zur Operation vorzubereiten. In wenigen Stunden lassen sich Elektrolyt- und Flüssigkeitsdefizite ausgleichen und intensivmedizinisches Monitoring einleiten (zentraler Venenkatheter, Urinkatheter, Magensonde, Arterienkatheter, Pulmonaliskatheter) sowie eine medikamentöse Therapie beginnen.

Bei leichteren oder lokalisierten Peritonitisformen kann zunächst die Laparoskopie durchgeführt werden. Hierbei läßt sich der Bauchraum spülen und Drainagen lassen sich unter Sicht plazieren. Ist die Peritonitis weiter fortgeschritten oder läßt sich die Ursache laparoskopisch nicht beheben, wird laparotomiert. Bei länger bestehender kotiger Peritonitis, bei Darmteilnekrosen und Konglomerattumoren, ist manchmal eine primäre Anastomose auch offen nicht möglich. Dann muß eine Kotfistel angelegt werden (z.B. Hartmann-Operation mit Anlage eines Anus praeter). Da sich bei fortgeschrittenen Formen nicht alle Nekrosen und infiziertes Material entfernen lassen, besteht eine hohe Rezidivgefahr. Deshalb wird dann versucht, durch eine Dauerspülung über Drainagen (kontinuierliche Peritoneallavage) Keime, Endotoxin und Nekrosen weiterhin zu eliminieren. Andere Verfahren sind die offene kontinuierliche Peritonealspülung (sog. dorsoventrale Spülbehandlung), die Etappenlavage und das Offenlassen des Abdomens.

Bei der *dorsoventralen Spültechnik* werden 4 dicke Drains in den dorsalen Bauchraum und 4 kleinere in den ventralen Bauchraum eingebracht und eine kontinuierliche Spülung bei offenen Bauchdecken durchgeführt.

Die Taktik der *Etappenlavage* besteht in der Herdsanierung, Lavage und anschließendem Adaptationsverschluß, oft auch mit Reißverschluß zur Erleichterung der weiteren geplanten operativen Spülungen. Beim offenen Abdomen ist das Ziel eine breite Drainage für die gesamte Bauchhöhle und die Möglichkeit, ggf. täglich Restabszesse und Sekretstauungen zu beseitigen.

Zur operativen Versorgung gehört eine breite, hochpotente Antibiotikatherapie, die auf die typischen Keime abzielt (E. coli, Bacteroides, Enterokokken, Clostridien, Staphylokokken). Insbesondere bei längeren Verläufen nach mehreren operativen Eingriffen, Breitbandantibiose und Katheterismus steigt das Risiko für eine Pilzinfektion [2].

Trotz aufwendigster Therapie liegt die Letalität für die schweren Verlaufsformen der Peritonitis bei 30–80% [2,7].

Nachsorge

Die Peritonitis mit ihren septischen Komplikationen erfordert eine längere postoperative Intensivtherapie und insgesamt eine lange Krankenhausbehandlung mit – in Einzelfällen – monatelanger Dauer. Die lange „konsumierende" Erkrankung, die häufigen Operationen, die Intensivtherapie führen zu körperlichen und seelischen Erschöpfung. Der Patient braucht daher eine lange Erholungsphase mit psychosozialer Betreuung und Ernährungsberatung.

Neben diesen allgemeinen Folgezuständen bleiben lokale, krankheits- und operationsbedingte Probleme, wie ein eventuell bestehender Anus praeter, ein Verwachsungsbauch oder die geschädigte Bauchdecke.

Die Versorgung des Anus praeter wurde dem Patienten bereits in der Klinik gezeigt. Trotzdem sind v.a. ältere Menschen damit oft überfordert. Pflegerische Hilfen, die Unterstützung durch einen Stomatherapeuten sind dann nötig. Nach Abheilung und Erholung, d.h. mindestens 6 Wochen kann eine Stomarückverlagerung erwogen werden.

Durch die Bauchfellentzündung und die wiederholten Operationen kommt es zu ausgedehnten intraabdominellen Verwachsungen. Infolge können hartnäckige Verdauungsstörungen, paradoxe Diarrhöen, Subileus und Ileuszustände auftreten. Alle konservativen Maßnahmen sollten ausgeschöpft werden, da eine Adhäsiolyse bei hoher Rezidivrate oft nur vorübergehend erfolgreich ist. Trotzdem ist beim Verdacht auf das Vorliegen eines mechanischen Ileus die stationäre Einweisung indiziert. Konservative Maßnahmen können dann unter stationärer Überwachung noch einmal versucht werden, bevor als ultima ratio nur die Operation mit ihren teils unbefriedigenden Ergebnissen bleibt.

Nach der Behandlung einer ausgedehnten Peritonitis verbleiben oft Schäden an der Bauchdecke. Sie können durch die häufigen Operationen mit Denervierung der Muskulatur, den entzündlichen Substanzverlust und die Kontraktur bei offener Wundbehandlung bedingt sein.

Die Denervierung der Bauchdecke führt zu einer ungenügenden Bauchpresse mit Defäkationsstörung. Die übliche Obstipationsprophylaxe mit Quellmittel und reichlicher Flüssigkeitszufuhr bringen Erleichterung. Bei erschlaffter Bauchdecke können Leibbinden dem Prolaps entgegenwirken.

Wurde die Peritonitis durch ein (offenes) Laparostoma behandelt, erfordert der Bauchdeckendefekt unter Umständen mehrere, aufwendige chirurgische Eingriffe zur Rekonstruktion (Lappenplastiken, Kunststoffnetzimplantation etc.). Beengende, scheuernde Kleidung und Gürtel sind zu meiden, um eine Verletzung der Haut und ein Prolabieren des darunter ungeschützt liegenden Darmes zu verhindern.

Literatur

1. Adam U, Ledwon D, Hopt UT (1997) Etappenlavage als Grundlage der Therapie bei diffuser Peritonitis. Langenbecks Arch Chir 382 [Suppl. 1]:S18–S21
2. Blinzler L, Fischer K, Just M, Heuser D (1997) Stellenwert der Mykosen bei intraabdominellen Infektionen. Langenbecks Arch Chir 382 [Suppl. 1]:S5–S8
3. Büchler MW, Baer HU, Brügger LE, Feodorovici MA, Uhl W, Seiler C (1997) Chirurgische Therapie der diffusen Peritonitis: Herdsanierung und intraoperative extensive Lavage. Chirurg 68:811–815
4. Christou NV, Turgeon P, Wassef R, Rotstein O, Bohnen J et al. (1996) Managemnt of intra-abdominal infections. The case for intraoperative cultures and comprehensive broad-spectrum antibiotic coverage. Arch Surg 131:1193–1201
5. Cueto J, Diaz O, Garteiz D, Rodriguez M, Weber A (1997) The efficacy of laparoscopic surgery in the diagnosis and treatment of peritonitis. Experience with 107 cases in Mexico city. Surg Endosc 11:366–370
6. Linder MM, Wacha H, Feldmann U, Wesch G, Streifensand RA, Gundlach E (1987) Der Mannheimer Peritonitis-Index. Ein Instrument zur intraoperativen Prognose der Peritonitis. Chirurg 58:84–92
7. Reith HB (1997) Peritonitistherapie heute. Chirurgisches Management und adjuvante Therapiestrategien. Langenbecks Arch Chir 382 [Suppl. 1]:S14–S17

Informationen für den Patienten

Normalzustand und Entstehung der Krankheit

Das Bauchfell (Peritoneum) ist eine dünne Haut, die die gesamte Bauchhöhle auskleidet und die meisten Bauchorgane (z.B. Darm) überzieht. Direkt darunter finden sich reichlich Nerven, Blut- und Lymphgefäße. Es hat eine Fläche von etwas unter 2 m². Die große Fläche und der enge Anschluß an das Blut- und Lymphsystem ermöglichen eine große Aufnahme und Abgabe von Flüssigkeit. Der Flüssigkeitsaustausch ist so bedeutsam, daß sogar die Blutwäsche (Peritonealdialyse) über das Bauchfell möglich ist. Die Organe der Bauchhöhle können sich gegeneinander gleitend verschieben, weil sie von dieser glatten, von einem Flüssigkeitsfilm benetzten dünnen Haut überzogen sind. Durch die Atmung und durch die Verdauungsbewegungen des Darmes (Peristaltik) gleiten die Eingeweide aneinander und nur der Überzug durch das Bauchfell verhindert ein Wundreiben. Daneben besitzt das Bauchfell eine hohe Abwehrfunktion gegen Bakterien. Es kann die Zellabwehr stimulieren und Bakterien aufnehmen. Auch kann es durch Verklebungen (Fibrin) Bakterien einschließen und so eine Entzündung begrenzen.

Eine Bauchfellentzündung entsteht auf verschiedene Arten: Entweder Keime werden über das Blut in den Bauch verschleppt oder die Keime gelangen aus den Verdauungs- oder Harnwegsystem in die Bauchhöhle. Auch durch eine Operation oder Verletzung können Keime in die Bauchhöhle gelangen.

Der Übertritt von Bakterien auf dem Blutwege ist selten und kommt eher bei Kindern vor. Meist kann eine Heilung mit Antibiotikagabe erreicht werden, ohne daß operiert werden muß.

Am häufigsten gelangen Keime in den Bauchraum, wenn ein Geschwür oder eine Entzündung zum Magen- oder Darmdurchbruch führt. Bei Schädigung der Darmwand, wie es z.B. bei mangelnder Durchblutung oder starker Abwehrschwäche bei Schwerstkranken vorkommt, kann es auch ohne Durchbruch eine Durchwanderung von Krankheitserregern durch die Darmwand erfolgen (Durchwanderungsperitonitis).

Auch bei jeder Operation oder Punktion (Einstechen von Nadeln zum Gewinnen von Gewebsproben oder Flüssigkeit, sowie das Legen von Kathetern oder Schläuchen), bei der die Bauchhöhle eröffnet wird, können trotz sorgfältiger Reinigung der Haut (Desinfektion) von außen Keime in die Bauchhöhle gelangen und eine Bauchentzündung verursachen. Dies ist sehr selten.

Häufiger kommt es nach Operationen zu einer Entzündung, wenn dabei der Dickdarm eröffnet wurde, dessen Stuhl viele Bakterien enthält. Deutlich geringer ist das Risiko bei Eingriffen am Magen, Dünndarm oder anderen Organen.

Eine Reizung des Bauchfells wird manchmal auch nach schweren Stoffwechselentgleisungen wie z.B. bei der Zuckerkrankheit oder Nierenversagen hervorgerufen, ohne daß Bakterien beteiligt sind.

Die Schwere der Krankheit und ihr Verlauf sind sehr unterschiedlich. Ist die Peritonitis (Bauchfellentzündung) noch frisch und auf einen kleinen Bereich begrenzt, so hat eine Operation zu diesem Zeitpunkt sehr gute Erfolgsaussichten. Ein frisch durchgebrochener „Blinddarm" mit lokaler Bauchfellentzündung – sofort operiert und mit Antibiotika behandelt – heilt in der Regel. Wenn die Entzündung ohne Behandlung fortbesteht und sich auf große Teile des Bauchfelles ausdehnen kann, kommt es zur schweren Form der Blutvergiftung (Sepsis) mit schwersten Schädigungen wichtiger Organe wie Herz, Lunge, Niere und Leber. Beginnt die Behandlung erst zu diesem Zeitpunkt, ist auch trotz mehrfachen Operationen und maximaler Intensivbehandlung der Ausgang ungewiß. Bei der schwersten Form der Bauchfellentzündung stirbt trotz modernster Medizin jeder zweite Patient.

Krankheitszeichen (Symptome)

Die Bauchfellentzündung äußert sich sehr unterschiedlich, je nachdem ob eine örtlich beschränkte oder ausgebreitete, eine beginnende oder fortgeschrittene Form vorliegt.

Die inneren Organe sind kaum schmerzempfindlich, das Bauchfell aber ist durch eine aufwendige Nervenversorgung außerordentlich schmerzhaft. Deshalb ist das führende Krankheitszeichen der Bauchschmerz. Im Gegensatz zu den krampfartigen, wehenartigen Schmerz bei Koliken (Nieren- oder Gallensteine) ist der Schmerz anhaltend. Es kommt zur reflexartigen Verspannung der Bauchmuskeln, was den Schmerz verstärkt. Durch das Anziehen der Beine versucht der Patient die Bauchdeckenspannung und den Schmerz zu vermindern.

Hohes Fieber, Übelkeit mit Erbrechen, oft auch Kreislaufschwäche sind typisch. Die fortgeschrittene Bauchfellentzündung mit ihrer Lebensbedrohung führt zum raschen körperlichen Verfall. Schon auf den ersten Blick sieht man, daß der Patient schwer krank ist.

Abklärung (Diagnostik)

Zur Abklärung der Bauchfellentzündung wird bei der Befragung (Anamnese) vor allem nach möglichen Ursachen geforscht, wie Hinweise auf ein Magengeschwür (Durchbruch), Darmentzündungen, Voroperationen u.a. Auch andere Gründe für Leibschmerzen, wie Gallen-, Nierenstein, Entzündung der Bauchspeicheldrüse werden abgefragt. Wenn auch nur selten auftretend, sollten Stoffwechselerkrankungen, die eine Bauchfellentzündung imitieren können (Pseudoperitonitis), ausgeschlossen werden.

Körperliche Untersuchung

Manchmal führt der Durchbruch eines Organs, z.B. Magen, Gallenblase schlagartig zum Nachlassen der Schmerzen. Zwar hat der Schmerz jetzt

nachgelassen, die Situation ist nun aber um so gefährlicher, denn nun entwickelt sich meist eine Bauchfellentzündung, die sich nach einiger Zeit in
erneuten, stark zunehmenden Schmerzen äußert.

Beim Abtasten des Leibes findet man einen stark schmerzhaften Bauch
mit Abwehrspannung (bretthart) der Bauchmuskulatur. Beim Abhören
bemerkt man eine beschleunigte Darmbewegung oder es fehlen die
Darmgeräusche als Zeichen der reflexartigen Darmlähmung.

Fieber wird gemessen.

Labor

Blut wird auf Entzündungsreaktionen untersucht, wie weiße Blutzellen
(Leukozyten), Eiweißstoffe (CRP) und zum Ausschluß anderer Schmerzursachen.

Ultraschalluntersuchung

Bei der Ultraschalluntersuchung wird besonders auf Flüssigkeit im
Bauchraum und abgekapselte Abszesse geachtet.

Computertomographie

Auch das computerisierte Schichtröntgen (CT) oder die Magnetbild-
darstellung (NMR, Kernspintomographie) kann Abszesse oder Flüssigkeit
als Zeichen einer Bauchfellentzündung nachweisen, aber auch andere
Schmerzursachen ausschließen.

Röntgenuntersuchung

Beim Magen- oder Darmdurchbruch entweicht immer auch Luft in den
Bauchraum, welche sich in der Übersichtsröntgenaufnahme gut abbilden
läßt. Durch die Gabe von wasserlöslichem Kontrastmitteln kann die
Durchbruchstelle im Röntgenbild abgebildet werden.

Die Magenspiegelung zeigt ein Magen- oder Zwölffingerdarmgeschwür
als Ursache für einen möglichen Durchbruch.

Behandlung (Therapie)

Nur bei der primären, auf dem Blutweg verschleppten Bauchfellentzündung ist ein Behandlungsversuch allein mit Antibiotika sinnvoll. Bei allen anderen Formen der durch Keime verursachten, eitrigen Peritonitis muß operiert werden. Dazu gibt es mehrere Operationsverfahren, die alle zum Ziel haben, die Ursache zu beseitigen, Keime und entzündliches Material auszuspülen und durch das Einlegen von Drainageschläuchen den Abfluß von infizierter Körperflüssigkeit zu gewährleisten. Häufig sind dazu mehrere Operationen erforderlich, weil sich immer wieder neue Entzündungsherde aus verbliebenen Keimen bilden können. So sind bei schweren Verlaufsformen 10 Operationen der Durchschnitt.

Nur bei frühen Formen, wenn die Entzündung auf einen Herd beschränkt und über die Bauchspiegelung gut zugänglich ist, kann über diese laparoskopische Technik, z.B. beim Durchbruch eines Blinddarms, der Wurmfortsatz abgetragen, der Stumpf verschlossen und Eiter abgesaugt werden. Auch das Einlegen von Drainagen ist mit dieser Technik möglich.

Meist wird man aber über einen großen Bauchschnitt offen vorgehen müssen. Wenn die Entzündung große Teile des Bauchraums erfaßt hat, sich ausgedehnte Abszesse (abgekapselte Eiteransammlungen) gebildet haben oder wenn ausgedehnte Verklebungen der Eingeweide gelöst werden, bleibt nur die offene Vorgehensweise.

Nicht nur das Erkennen der Ursache ist beim offenen Vorgehen leichter, sondern auch ihre Beseitigung. So muß z.B. ein abgestorbenes Stück Darm entfernt werden oder ein entzündlich durchgebrochener Dickdarm, um die Eintrittspforte der Bakterien in die Bauchhöhle sicher zu verschließen. Manchmal bilden sich ausgedehnte entzündliche Geschwulste, die entfernt werden müssen. In solchen Fällen kann es sogar notwendig werden, einen künstlichen Darmausgang anzulegen, der meist nach vollständigem Abklingen der Entzündung (nach wenigen Monaten) wieder zurückverlagert werden kann. Nach Beseitigung der Entzündungsursache kann das Auswaschen von nachwachsenden Keimen und abgestorbenem Gewebe über mehrere dicke Schläuche erfolgen, die in der Bauchhöhle eingelegt verbleiben. Spülflüssigkeit läuft über zuführende Schläuche in die Bauchhöhle und fließt über andere Drainagen ab. Über diese Dauerspülung wird versucht, eine Reinigung der Bauchhöhle zu erreichen. Gelingt dies nicht, kommt es trotzdem zu einer Abszeßbildung, muß erneut operiert werden.

Eine andere Methode besteht darin, in fest geplanten Abständen die Bauchhöhle operativ zu kontrollieren und zu spülen. In der Regel muß dann alle 2 Tage operiert werden (Etappenlavage). Hierzu wird manchmal sogar ein Reißverschluß in die Bauchwunde eingenäht, um das häufige Öffnen und Schließen der Wunde zu erleichtern.

In schwereren Fällen läßt man manchmal die Bauchdecke offen, um täglich Abszesse zu entfernen und entzündete Flüssigkeit absaugen zu können.

Alle Patienten mit einer schweren Bauchfellentzündung werden auf einer Intensivstation behandelt (vgl. Kapitel Intensivmedizin), weil diese Krankheit immer zu einer schweren Blutvergiftung führt, die den ganzen Körper schädigt. Oft müssen diese Patienten lange Zeit künstlich beatmet, künstlich ernährt und der Kreislauf muß medikamentös unterstützt werden. Beim Versagen der Nieren ist eine Blutwäsche notwendig.

Zusätzlich zur Operation wird in jedem Fall mit Antibiotika behandelt. Bei den Operationen werden Keime entnommen und man prüft, ob die Krankheitserreger empfindlich auf die Medikamente reagieren. So wird sichergestellt, daß auch die richtigen Medikamente verabreicht werden.

Spezifische Operationsrisiken

Während der Operationen bei einer Bauchfellentzündung werden Abszesse ausgeräumt und entzündliches Material ausgespült. Dabei gelangen Bakterien und entzündliche Giftstoffe ins Blut. Bei größeren Mengen dieser Gifte kann es zur akuten Herz-Kreislaufschwäche mit Schock kommen. Auch ein akutes Nierenversagen oder eine schwere Störung der Atmung können auftreten.

Auch bei sorgfältiger Spülung und mechanischer Reinigung des Bauches können Keime verbleiben, die sich trotz der Antibiotikabehandlung vermehren und zu einem Wiederaufflammen der Entzündung führen. Dies kann auch noch Tage bis Wochen nach der erhofften Heilung auftreten. Dieser Rückfall (Rezidiv) muß dann erneut operiert werden.

Bei der Operation im entzündlich verändertem Bauchraum ist das Gewebe äußerst verletzlich. Jede Berührung kann eine Blutung verursachen, beim Lösen von Verklebungen kann es leicht zur Verletzung z.B. der Darmwand kommen. Deshalb ist die Gefahr von Blutungen und Organverletzungen in dieser Situation deutlich erhöht.

Nach der Behandlung einer ausgedehnten Bauchfellentzündung können Schäden an der Bauchdecke bleiben. Die Hauptursache sind die vielen Operationen, hierbei können z.B. die Nerven der Bauchmuskulatur durchtrennt werden, oder durch die Entzündung kann es zum Untergang von Gewebe der Bauchdecke kommen.

Sowohl durch die Entzündung als auch durch die wiederholten Operationen entstehen Verwachsungen und Narbenstränge an den Darmschlingen. Dies beeinträchtigt die Darmbeweglichkeit und kann zu schweren Verdauungsstörungen bis hin zum Darmverschluß (Ileus) führen.

Verlauf

Je nachdem wie lange es dauert, die akute Entzündung zu beherrschen, kann eine eventuell wochenlange Behandlung auf der Intensivstation erforderlich werden. Auch wenn für den Außenstehenden die Krankheit schlimm und der Patient leidend erscheint, wird ihm selbst durch das künstliche Koma und die starken Schmerzmittel sein eigener Zustand nicht bewußt.

Erst wenn das Schlimmste überstanden ist, läßt man den Patienten aus seinem künstlichen Schlaf erwachen. Trotzdem braucht er dann noch meist starke Schmerzmittel über längere Zeit. In der Regel ist noch eine längere Behandlung auf der normalen Station erforderlich, bevor der Patient nach Hause oder in eine Rehabilitationsklinik entlassen werden kann. Diese Zeit braucht er, um sich von dem langen und schweren Verlauf und den vielen Operationen zu erholen. Er muß von der teils langen künstlichen Ernährung wieder auf normales Essen umgewöhnt werden.

Durch die Entzündung und die häufigen Operationen können große Bauchwunden verbleiben, deren Abheilung lange Zeit braucht, manchmal sogar über die Krankenhausbehandlung hinaus. Es kann sogar ein Bauchdeckendefekt verbleiben, der u.U. mehrere aufwendige Eingriffe zur Wiederherstellung erfordert.

Neben dem Untergang kann aber auch eine Lähmung der Bauchmuskulatur auftreten. Dann kann der Patient beim Stuhlgang die Bauchpresse nicht mehr unterstützend einsetzen. Dies hat unangenehme, schwer behandelbare Verstopfungen zur Folge. Entsprechende Diäten mit viel Flüssigkeit (Quellmittel wie Weizenkleie, Leinsamen) können nur lindern.

Ist ein künstlicher Darmausgang (Anus praeter) angelegt worden, so wird der Patient meist schon während des stationären Aufenthaltes mit dessen Pflege und Versorgung vertraut gemacht. Nach vollständigem Abklingen der Entzündung und Erholung des Patients kann der künstliche Ausgang durch eine Operation evtl. wieder rückverlagert werden.

Nach einer Bauchfellentzündung kommt es häufiger zu Narbenbrüchen (vgl. Kapitel 2, Weichteilbrüche). Auch dabei ist die Bauchpresse beeinträchtigt, kann aber durch eine Operation in der Regel wiederhergestellt werden.

Bei der Bauchfellentzündung kommt es bei der Abheilung immer zu Verwachsungen im Bauchraum. Dies muß nicht notwendigerweise die Darmtätigkeit behindern. Aber auch nach jahrelanger ungestörter Verdauung können Narbenstränge zur Behinderung führen, die auch durch Diäten und Abführmittel nicht immer ausreichend zu behandeln sind. Ist die Passage vollständig unterbrochen und ein sogenannter Darmverschluß eingetreten, kann nur eine Operation helfen. Leider können solche Verwachsungen immer wieder auftreten.

Die schwere Bauchfellentzündung ist eine kräftezehrende Erkrankung, die den Patients auch durch die belastende Therapie (Operationen, Intensivbehandlung) seelisch und körperlich erschöpft. Nach der langen Krankenhausbehandlung braucht er deshalb eine lange Erholungsphase mit Unterstützung und enger ärztlicher Betreuung. Eine Kur in einer Rehabilitationsklinik kann hierbei helfen. Dennoch wird die Arbeitsfähigkeit meist erst nach Monaten erreicht.

Kapitel 10

Erkrankungen der Bauchspeicheldrüse (Pankreas)

- Bauchspeicheldrüsenentzündung (Pankreatitis)
- Bauchspeicheldrüsenkrebs (Pankreaskarzinom)

Informationen für den Arzt

Im Gegensatz zu den endokrinen und exokrinen pankreasbedingten Stoffwechselerkrankungen sind die Pankreatitis oder das Pankreaskarzinom seltene Erkrankungen, die aber für den Patienten meist bedrohlich sind. Selbst die vermeintlich harmlosere Form der Pankreatitis, nämlich die chronische Verlaufsform, ist durch heftigste Schmerzattacken gekennzeichnet, ohne daß eine befriedigende kausale Behandlung zur Verfügung stünde. Als einziger Ausweg bleibt in manchen solcher Fälle nur die totale Pankreatektomie mit ihren verheerenden Stoffwechselentgleisungen. Die akute nekrotisierende Pankreatitis und das Pankreaskarzinom sind aber trotz allen medizinischen Aufwands mit einer kaum veränderten Letalität belastet.

Operationsindikation

Das *Pankreaskarzinom* führte 1990 in Nordrhein-Westfalen zu 2.300 Todesfällen. Damit hat es einen Anteil an der Krebsmortalität von 5% bei den Frauen und 4% bei den Männern. In den industrialisierten Ländern ist es die fünfthäufigste Krebstodesursache bei Männern und die sechsthäufigste bei Frauen.

So liegt in der Bundesrepublik Deutschland die Zahl der Neuerkrankungen bei ca. 30.000 /Jahr und etwa ebenso viele Patienten sterben daran jährlich. Das Pankreaskarzinom ist ein typisches Alterskarzinom. Seit Mitte der 70er Jahre besteht ein stark ansteigender Trend bei beiden Geschlechtern jenseits des 60. Lebensjahres, wofür auch eventuell die bessere Diagnostik verantwortlich sein kann.

Die Ursachen für das Pankreaskarzinom sind unklar. Es werden nur 2 Risiken diskutiert: erbliche Belastung und die chronische Pankreatitis.

Etwa 80% der Karzinome treten im Pankreaskopf auf, knapp 20% im Restpankreas.

Die einzige kurative Möglichkeit besteht in der kompletten Resektion des Pankreaskarzinoms, der sog. R0-Resektion.

Da die meisten Patienten sich erst mit einem fortgeschrittenen Karzinom vorstellen, liegt die Resektionsrate nach Literaturangaben zwischen 15 und 38%.

Eindeutig als nicht resektabel gelten Fernmetastasen und organüberschreitendes Tumorwachstum. Umstritten ist die Resektabilität bei nachgewiesenem Lymphknotenbefall und Gefäßinfiltration. Die heroischen Eingriffe mit Lymphomentfernung und Gefäßresektion haben ihre Berechtigung bislang nicht nachgewiesen.

Im Zweifel sollte die *Indikation zur Laparotomie* aber großzügig gestellt werden, da die geringe, aber einzige Chance der Heilung nicht sicher ausgeschlossen ist und selbst im negativen Fall die Möglichkeit der Palliation (Stenteinlage, Bypassoperation) besteht.

Die *akute Pankreatitis* ist zum Großteil durch Alkohol oder ein Gallensteinleiden ausgelöst. Auch andere Ursachen, wie die Hyperlipidämie oder Hyperkalzämie (Hyperparathyreoidismus) werden diskutiert, ohne daß bis heute die Ätiologie und die Pathogenese im einzelnen geklärt sind.

So bekommen aber nur wenige Patienten mit einem Gallensteinleiden (3–7%) und nur ca. 10% der Alkoholkranken eine akute Pankreatitis. Warum einige Patienten eine ödematöse, andere eine hämorrhagisch-nekrotisierende Form dieser Erkrankung durchmachen, ist ebenfalls ungeklärt.

Da der Verlauf nicht vorhersehbar ist und die nekrotisierende Form mit einer rapiden Verschlechterung des Allgemeinzustandes bis hin zur Notwendigkeit der intensivmedizinischen Intervention einhergehen kann, muß eine umgehende stationäre Aufnahme erfolgen. Neben der konservativen Therapie (s.u.) muß auch die Überwachung lückenlos sein. Die Verlaufskontrollen umfassen neben vielfältigen Laborparametern auch wiederholte Ultraschall- und CT-Untersuchungen. Der Zeitpunkt einer operativen Intervention ist umstritten. Der Operationszeitpunkt wird vom

Ausmaß der Nekrosen und dem klinischen Zustandsbild bestimmt [7]. In letzter Zeit wird die frühere Intervention favorisiert [4].

Die Ätiologie der *chronischen Pankreatitis* beruht meist auf Alkoholabusus (70–80%), duktaler Obstruktion (z.B. Trauma, Pseudozysten, Steine, Tumoren), genetischen Ursachen (hereditäre Pankreatitis), Systemerkrankungen (Lupus erythematodes, zystische Fibrose, möglicherweise Hyperparathyreoidismus) und einem ungeklärten Rest, subsumiert unter idiopathisch.

Die *hereditäre chronische Pankreatitis* tritt typischerweise zwischen dem 5. und 15. Lebensjahr auf und wird autosomal-dominant vererbt (Gendefekt Chromosom 7). Ca. 4% der Patienten mit chronischer Pankreatitis entwickeln im weiteren Verlauf ein Pankreaskarzinom [9].

Da für die chronische Pankreatitis nur symptomatische Behandlungsmaßnahmen zur Verfügung stehen, wird die Indikation für eine Operation oder endoskopische Intervention durch den Schmerz bei Versagen der konservativen Therapie gestellt. Bei den beiden wichtigsten Komplikationen der chronischen Pankreatitis – die Ausbildungen von Pankreaspseudozysten und die Pankreasgangstriktur – besteht ebenfalls eine Operationsindikation.

Diagnostik

Körperliche Untersuchung

Die klinischen Symptome wie Bauchschmerzen, Gewichtsverlust, Durchfälle, Übelkeit, Erbrechen, Ikterus und die Depression sind eher unspezifisch und treten überwiegend erst beim fortgeschrittenen *Pankreaskarzinom* auf. Von ihnen ist noch am ehesten der Schmerz typisch: Er tritt im Epigastrium auf und projiziert sich meist in den Rücken auf Höhe des 7.–10. Brustwirbelkörpers. Besonders heftig wird der Schmerz bei Tumorinfiltration der retropankreatischen Nervengeflechte.

Laboruntersuchungen

Da abgrenzbare Risikogruppen nicht bekannt sind, ist ein gezieltes Screening nicht möglich. Das mutierte *c-ki-ras-Onkogen* hat die ursprünglichen

Hoffnungen auf einen spezifischen Nachweis nicht erfüllt. In bis zu 60% bei anderen gastrointestinalen Malignomen und bei der chronischen Pankreatitis über 30% ist es ebenfalls nachweisbar. Die Sensitivität im Duodenalsaft und im Stuhl ist beim Pankreaskarzinom nicht höher. Nur bei dem Nachweis im Pankreassaft ist die Trefferquote höher.

Andere Tumormarker wie CEA, Ca 19–9 und Ca 50 geben einen unspezifischen Hinweis, sind aber auch bei Gallengang- und Gallenblasenkarzinom, hepatozellulärem Karzinom und metastasierenden anderen Tumoren positiv.

Bildgebende Verfahren

Die *abdominale Sonographie* zeigt bei Tumoren über 2 cm Größe eine gute Trefferquote von über 70% und ist damit nur wenig besser als z.B. die Angiographie, aber nichtinvasiv und beliebig wiederholbar. Sie ist aber in hohem Maße geräte- und untersucherabhängig.

Der *endoskopische Ultraschall* steigert die Aussage erheblich und kann eine Trefferquote nahe 100% erreichen. Selbst kleinere Tumoren unter 2 cm werden mit großer Sicherheit nachgewiesen. Leider ist dieser oft nur dem Spezialisten verfügbar.

Die *Computertomographie* (CT) erreicht eine Trefferquote von knapp 80%. Sie ist geräteabhängig und sollte heute nach Möglichkeit als Zweiphasenspiral-CT durchgeführt werden.

Eine vergleichbare Trefferquote ist auch mit der *ERCP* zu erzielen. Sie ist jedoch deutlich invasiver. Ihr hoher diagnostischer Stellenwert beginnt sich zu relativieren.

Die *Kernspintomographie* in Kombination mit Kontrastmittelgabe ergibt die beste Aussagefähigkeit hinsichtlich der Tumorausbreitung, der Lebermetastasierung, des Lymphknotenbefalls und der Gefäßbeteiligung. Die Trefferquote des NMR ist ca. 10% höher als die des Ultraschalls und des CT [10].

Punktion

Die Feinnadelpunktion bringt nur im Fall eines positiven Tumornachweises einen Gewinn. Ein negativer Befund bedeutet keinen Tumorausschluß. Da sie komplikationsträchtig ist, hat sie nur noch eine Indikation, wenn die Inoperabilität durch andere Methoden bereits nachgewiesen ist. In diesem Falle kann die Histologie der Punktion eine andere, möglicherweise behandelbare Geschwulst, wie z.B. ein Lymphom nachweisen.

Laparoskopie

Die Laparoskopie vermag nur Lebermetastasen oder eine peritoneale Aussaat zu erkennen. Allenfalls der laparoskopische Ultraschall könnte in Zukunft diese Methode rechtfertigen.

Beim klinischen Verdacht eines Pankreaskarzinoms empfiehlt sich als erste diagnostische Maßnahme die breit verfügbare Sonographie. Eine deutlich gesteigerte Aussage läßt sich, wo verfügbar, mit dem endoskopischen Ultraschall erzielen. Ansonsten ist die nächste Untersuchung das Zweiphasenspiral-CT, das in seiner Aussagekraft vom leider noch nicht überall verfügbaren NMR übertroffen wird [10]. Alle anderen Untersuchungsverfahren, wenn überhaupt noch angewandt, bleiben seltenen Fragestellungen vorbehalten.

Die Diagnose der *akuten Pankreatitis* ergibt sich aus der Anamnese, dem Schmerzbild, dem Labor und der Sonographie. Der Alkoholexzeß, die fettreiche Nahrung und der schon bekannte Gallenstein geben Hinweise. Die Schmerzen treten klassischerweise im Oberbauch und im Rücken reifenförmig auf. Die Diagnose wird durch die Bestimmung der Pankreasenzyme Lipase und Amylase gesichert.

Zur Differenzierung des Verlaufs werden neben der Klinik auch laborchemische Parameter erhoben. Beides geht in den weltweit am häufigsten erhobenen Ranson-Score [Ranson 1974] ein. Die Scorewerte, die nur initial erhoben werden, reichen von 0–11 und erfassen: Alter, Glukosewert, Leukozyten, LDH, GOT, Kalzium, pO_2, Hämatokrit, Base excess, Flüssigkeitsverlust und Harnstoff. Als bester Einzelfaktor zur Unterscheidung zwischen ödematöser und nekrotisierender Form eignet sich das CRP, das bei über 120 mg/l für Nekrosenbildung spricht.

Die Sonographie bringt den Nachweis von Gallensteinen und gestauten Gallengängen (Bilirubinanstieg). Eventuell gelingt auch der Nachweis von ödematösen Veränderungen des Pankreas oder von Nekrosen. In der akuten Phase gelingt aber häufig die Beurteilung des Organs nicht.

Als goldener Standard der Klassifizierung hat sich die kontrastmittelverstärkte Computertomographie etabliert. Hier gelingt in 95% der Fälle die Diskriminierung zwischen ödematöser und nekrotisierender Verlaufsform. Die Ausdehnung der intra- und extrapankreatischen Nekrosen kann ebenfalls dargestellt werden.

Die Kernspintomographie hat hier bislang keine Überlegenheit bewiesen.

Die Indikation zur ERCP ist bei dem geringsten Verdacht auf eine lithogene Ursache, großzügig zu stellen.

Der Verlauf bestimmt die Häufigkeit der Kontrollen und die Komplikation die weitere Diagnostik.

Die Diagnose der *chronischen Pankreatitis* stützt sich meist auf die Anamnese eines langjährigen Alkoholkonsums und die Schmerzsymptomatik. Hierbei handelt es sich um wiederkehrende Schmerzattacken im Oberbauch mit gürtelförmiger Ausstrahlung in den Rücken, vergesellschaftet mit Übelkeit und Erbrechen. Vorwärtsbeugen kann den Schmerz mildern. Es können auch ein Diabetes mellitus, Ikterus und eine Malabsorption mit Fettstühlen und Gewichtsverlust auftreten. Aber bis zu 20% der untersuchten Patientenkollektive sind schmerzfrei und auch exokrine und endokrine Störungen manifestieren sich erst nach weitgehendem Untergang (bis 80%) von Pankreasgewebe [9].

Auch die Laboruntersuchungen bringen keine Sicherheit: Amylase und Lipase können normal sein oder sind nur leicht erhöht, die Leukozytose fehlt meist, außer im akuten Schub; Elektrolytverschiebungen treten erst bei Erbrechen oder verminderter Nahrungsaufnahme wegen Übelkeit auf; abnorme Leberwerte sind auf den häufig vergesellschafteten Alkoholabusus zurückzuführen. In bis zu 10% der Fälle führt die Einengung des D. choledochus im Pankreasbereich (Ödem, Fibrose) zum Anstieg von Bilirubin und alkalischer Phosphatase. Die Stuhluntersuchung ergibt Hinweise auf die exokrine Pankreasstörung. Pankreasfunktionstests sind manchmal hilfreich, schließen eine chronische Pankreatitis aber nicht sicher aus.

In der Sonographie lassen sich *Pankreaspseudozysten* gut darstellen und auch die Vergrößerung des Organs, sowie etwas seltener, der gestaute Pankreasgang. Aber bereits die Abdomenübersichtsaufnahme zeigt in bis zu 30% Kalzifikationen des Gangsystems. Das CT weist Größenveränderungen, Zysten und Kalzifikationen am sichersten nach und erreicht somit als „golden standard" eine Sensitivität bis 90% und eine Spezifität von 85% beim Nachweis einer chronischen Pankreatitis.

Als invasivere Methode erlaubt die *ERCP* eine Einteilung der Gangveränderungen nach Schweregraden, ohne möglichen Rückschluß auf die Funktion.

Die Endosonographie und die Kernspintomographie sind in ihrer Wertigkeit noch unsicher.

Differentialdiagnose

Wegen der unspezifischen Symptome des Pankreaskarzinoms kommen als Differentialdiagnose nahezu alle Erkrankungen des Oberbauches in Frage.

Den Ikterus verursachen auch Gallengangsteine, Cholangiokarzinom, Gallenblasenkarzinom, hepatozelluläres Karzinom und Lebermetastasen anderer Tumoren. Eine Pankreasgeschwulst kann von einer Pankreatitis ebenso wie von endokrinen Pankreastumoren verursacht sein. Manchmal sind auch Lymphome schwer abgrenzbar. Die Schmerzen können durch Pankreatitis, peptische Ulzera und Gallensteine verursacht werden. Auch Erkrankungen der Wirbelsäule und der Nieren, sowie das Bauchaortenaneurysma müssen in die differentialdiagnostischen Überlegungen mit einbezogen werden.

Der Gewichtsverlust ist die Folge einer jeden konsumierender Erkrankung. Durchfall, Übelkeit und Erbrechen sind unspezifische Symptome vieler gastrointestinaler Erkrankungen.

Therapie

Pankreaskarzinom

Die einzige Behandlung des Pankreaskarzinoms mit Heilungschance ist die komplette Tumorentfernung im Gesunden (R0-Resektion). Ist die R0-Resektion präoperativ bereits ausgeschlossen, so kommen allenfalls palliative Bypassoperationen für Galle oder Magen in Frage. Nur wenn dies präoperativ möglich erscheint (siehe Indikation), also auch in Zweifelsfalle, wird eine Laparotomie durchgeführt.

Da weit über 80% der Tumoren im rechten Pankreas sitzen, ist die rechtsseitige Resektion der häufigste Eingriff. Er kann im wesentlichen auf 2 Arten durchgeführt werden: als klassische *Whipple-Operation* (partielle rechtsseitige oder totale Duodenopankreatektomie) oder als pyloruserhaltende *Duodenopankreatektomie* (Abb. 10.1b). Bei der Operation ist in jedem Fall ein Sicherheitsabstand makroskopisch von 2 cm oder mehr anzustreben. Die Resektionsfläche muß im Schnellschnitt tumorfrei sein, anderenfalls hat die Nachresektion bis hin zur totalen Pankreatektomie zu erfolgen.

In den seltenen Fällen eines Pankreasschwanztumors wird die Pankreaslinksresektion von Pankreasschwanz und ggf. Korpus durchgeführt.

Wenn auch die systematisierte *Lymphknotendissektion* aus onkologischen Gründen von einigen Autoren verlangt wird, so hat dieses Vorgehen bislang seine Überlegenheit nicht nachgewiesen. In Zentren scheint dieses Vorgehen zwar die Letalität nicht zu erhöhen, aber eine Verlängerung der Operationszeit von ca. 1 Stunde ist verbürgt.

Eine präoperative Chemotherapie sowie die prä- und postoperative Strahlentherapie konnte bislang keine positiven Effekte nachweisen. Eine postoperative Chemotherapie soll laut einigen Studien eine Verlängerung der Überlebenszeit bewirken, ohne daß dies abschließend beurteilbar ist. Auch der Wert der intraoperativen Strahlentherapie ist offen.

Zur Palliation bleiben bei nichtresektablem Tumor intraoperativ in gleicher Sitzung die *biliodigestive Anastomose* oder die Einlage von *Stents* in den Ductus choledochus. Im Falle einer Einengung des Magenausgangs durch den Tumor wird eine Gastroenterostomie angelegt. Beide Bypassverfahren können kombiniert werden. Bei schon präoperativ bestehenden schweren Schmerzzuständen mit Projektion in den Rücken kann die intraoperative Infiltration des Plexus coeliacus mit 90%iger Alkohollösung erhebliche Schmerzlinderung bringen.

Die palliative Stenteinlage in den Ductus choledochus kann auch endoskopisch erfolgen. Eine weitere Behandlungsmöglichkeit besteht, wenn eine Operation nicht durchgeführt wird, in der perkutanen transhepatischen Drainage. Bei Fernmetastasen erscheint ein Versuch mit Zytostatika der neueren Generation vertretbar, ohne bisherigen Erfolgsnachweis bezüglich Lebensverlängerung. Belegt aber scheint, daß die Chemotherapie die Tumorschmerz lindert und den Schmerzmittelverbrauch senkt und so die Lebensqualität verbessert. Auch die Strahlentherapie kann zur Schmerzlinderung versucht werden. Die Hormontherapie (Tamoxifen) wird versuchsweise ebenfalls eingesetzt, ohne daß bislang eine Wirkung bewiesen ist. Ein Versuch erscheint wegen der geringen Nebenwirkungen vertretbar.

Neben der Gabe von peripher und zentral wirksamen *Analgetika* ist bei Knochenmetastasen auch die Gabe von *Bisphosphonaten* manchmal hilfreich.

Akute Pankreatitis

Jede Form der akuten Pankreatitis wird zunächst durch Nahrungskarenz und totaler parenteraler Ernährung behandelt. Neuere Untersuchungen zeigen aber einen Vorteil bei frühzeitiger enteraler Ernährung, wenn sie streng jejunal erfolgt, d.h. über eine Jejunalsonde zugeführt wird [5]. Außerdem erfolgt eine Ableitung des Magensaftes (Magensonde), Schmerztherapie, Ulkusprophylaxe und antibiotische Abdeckung unter stationärer enger Überwachung. Eine weitere, spezielle medikamentöse Therapie der akuten Pankreatitis existiert bisher nicht. Die Gabe von Anticholinergika oder Proteasen, wie z.B. Aprotinin haben klinisch keinen Erfolg.

Da die Erkrankung früh bei Eintreten der nekrotisierenden Form häufig zu Organkomplikationen, wie Kreislaufversagen, Lungen- und Niereninsuffizienz, metabolischen Störungen und Sepsis führt, ist unbedingt eine *intensivmedizinische Überwachung* und Behandlung anzustreben. Im weiteren Verlauf kann Beatmung, Hämofiltration, Kreislaufstützung sowie Ausgleich metabolischer Entgleisungen erforderlich sein.

Beim geringsten Verdacht auf eine lithogene Ursache der akuten Pankreatitis empfiehlt sich die *ERCP*.

Die infizierte *Nekrose* erfordert stets die Nekrosenausräumung mit postoperativer Drainage. Der Effekt einer Dauerspülung ist umstritten. Wegen weiteren Nekrosen und den häufigen Abszedierungen wird auch die regelmäßige Etappenlavage z.B. alle 2 Tage oder die Behandlung beim offenen Abdomen propagiert.

Chronische Pankreatitis

Bei der chronischen Pankreatitis führen 2 Situationen zur Operation: der nicht konservativ beherrschbare Schmerz und das Auftreten von Komplikationen. Ist der Pankreasgang erweitert und/oder liegen Pankreasgangsteine vor, so führt man meist eine Drainageoperation durch. Hierbei wird das Pankreas bis zum Gang geschlitzt, ggf. Steine entfernt und eine Dünndarmschlinge zur Drainage aufgenäht (Pankreatikojejunostomie). Alternativ kann auch die Lithotrypsie mit folgender ERCP, Papillotomie und Steinextraktion versucht werden.

Ist der Pankreasgang nicht dilatiert, kommen resezierende Verfahren wie beim Karzinom in Frage. Ist nur der Pankreasschwanz betroffen, wird die Pankreaslinksresektion durchgeführt.

Die endoskopische Einlage von Stents in den Pankreasgang befindet sich noch in der Erprobungsphase.

In 10% der chronischen Pankreatitiden treten *Pseudozysten* auf, meist im Körper- oder Schwanzbereich. Sie sind häufig asymptomatisch, dennoch müssen größere Zysten wegen der Gefahr der Ruptur, Einblutung, der Entzündung oder Gallengangobstruktion drainiert werden. Bei günstiger Lokalisation kann die endoskopische Drainage zum Magen oder Duodenum versucht werden.

Operativ stehen zur Verfügung die Zystogastrostomie, die Zystoduodenostomie, die Zystojejunostomie, ggf. in der Roux-Y-Technik.

Eine Einengung des Ductus choledochus im Pankreaskopfbereich durch Ödem oder Fibrose erfordert eine Wiederherstellung des Abflusses entweder durch die endoskopische Einlage von Stents oder die chirurgische Einbringung von Stents oder eine Choledochojejunostomie.

Nachsorge

Von den wenigen resektablen Patienten wird eine perioperative Letalität von 2–31% angegeben. Die günstigeren Zahlen stammen ausnahmslos aus spezialisierten Kliniken. Von diesen wenigen Zentren wird eine Letalität von unter 5% gefordert. Die Wirklichkeit außerhalb dieser Zentren ist aber sicher anders: Bei 13.500 Pankreaskarzinompatienten einer Region in England wurde eine Resektionsquote von nur 2,5% erreicht und die 30-Tage-Mortalität betrug 27,6% [3].

Zwischen der klassischen Duodenopankreatektomie und dem pyloruserhaltenden Vorgehen bestehen in der Letalität kaum Unterschiede [8], auch die Fünfjahresüberlebenszeit ist vergleichbar. Gleiches gilt für die Komplikationsraten.

Die klassischen frühen postoperativen Komplikationen wie Infektion als Abszeß oder Peritonitis, Blutung, septischer Schock, Nierenversagen, kardiorespiratorische Insuffizienz, hämorrhagische Entgleisung treten meist während des stationären Aufenthaltes auf und sind die Letalitätsursachen.

Die häufigste auch später auftretende Komplikation ist die *Pankreasfistel* (insgesamt Inzidenz 6–25%). Die Sicherung der Diagnose erfolgt über den Nachweis der Pankreasenzyme im Fistelsekret. Kommt es zum

Verhalt des Pankreassaftes, ist eine Intervention dringlich angezeigt. Eine Fisteldarstellung kann Auskunft geben über Fistelverlauf, -ausdehnung und ausreichende Drainage. Sonst ist ein Zuwarten gerechtfertigt, da ein Großteil der Fisteln sich auch spontan verschließt. Die zwischenzeitliche Versorgung der Fistelöffnung ist nicht einfach, da der aggressive Pankreassaft zu Hautläsionen führt. Die Pflege erfordert einen ähnlich hohen Aufwand wie die des Ileostomas. Muß operativ interveniert werden, so kann die Fistulojejunostomie oder Pankreasrestexstirpation durchgeführt werden.

Postoperative anhaltende oder schubweise auftretende Schmerzen können auch von einer *Restpankreatitis* verursacht werden.

Von seiten der *Gallenganganastomose* sind die selteneren Komplikationen die Stenose, die Gallefistel und die Cholangitis.

Auch nach Pankreasteilresektionen ist mit einem *Diabetes mellitus* zu rechnen, daher sind immer zunächst engmaschige Blutzuckerkontrollen angezeigt, auch wenn die Diabeteseinstellung bereits in der Klinik erfolgt ist (veränderte Lebensweise in häuslicher Umgebung). Die Blutzuckereinstellung nach totaler Pankreatektomie ist erfahrungsgemäß schwierig, in einigen Fällen kaum beherrschbar.

Ist deutlich über die Hälfte des Pankreas reseziert worden, ist auch ein Ausfall der exokrinen Pankreasfunktion zu erwarten. Dies führt zur Malabsorption, Steatorrhö und Gewichtsverlust. Eine dauerhafte *Substitution der Pankreasfermente* sollte dann durchgeführt werden. Eine Diät mit MTC-Fetten (enzymunabhängig im Dünndarm resorbierbar) kann hilfreich sein.

Auch bei erfolgreicher Tumorresektion ist sowohl beim Whipple als auch beim pyloruserhaltenden Eingriff mit einem Gewichtsverlust zu rechnen [2]. Die Differenzierung zwischen der Kachexie des Rezidivs und der Mangelernährung ist oft schwierig. Eine intensive Ernährungsberatung ist praktisch immer angezeigt.

Bei Auftreten eines *Tumorrezidivs* ist eine kurative Therapie nicht mehr möglich. Daher sind apparative Untersuchungen nur bei entsprechenden Symptomen sinnvoll. *Schmerzen* treten in über 70% auf und brauchen eine angemessene Therapie. Bei der beschränkten Lebenserwartung spielt das Suchtpotential keine Rolle. Wurde die Blockade des Plexus coeliacus nicht intraoperativ durchgeführt, kann sie auch CT-gesteuert erfolgen.

Bei Inoperabilität, unvollständiger Tumorresektion oder nach totaler Pankreatektomie beträgt die Körperbehinderung 100%. Bei allen anderen 60% und mehr entsprechend operationsbedingter Funktionsstörung.

Nach einer *akuten Pankreatitis* sollte Alkoholabstinenz eingehalten, je nach Pankreasrestfunktion (Fettstühle) müssen Pankreasenzyme substituiert und ein eventueller Diabetes mellitus behandelt werden. Die Diätberatung ist für manche Patienten zur Erhaltung einer besseren Lebensqualität zu empfehlen.

Wurde die akute Pankreatitis durch ein (offenes) Laparostoma behandelt, erfordert der Bauchdeckendefekt unter Umständen mehrere, aufwendige chirurgische Eingriffe zur Rekonstruktion (Lappenplastiken, Kunststoffnetzimplantation etc.). Dennoch bleibt häufig eine ungenügende Bauchpresse (auch durch Denervation der Bauchmuskulatur) bestehen mit Defäkationsstörung. Die übliche Obstipationsprophylaxe mit Quellmittel und reichlicher Flüssigkeitszufuhr bringt Erleichterung. Bei erschlaffter Bauchdecke können Leibbinden dem Prolaps entgegenwirken.

Die *chronische, durch Drainageoperation behandelte Pankreatitis* führt in 80–90% zu einer Verminderung der Schmerzen. Aber schon 5 Jahre später sind nur noch 50–60% der Patienten schmerzfrei. Bei den resezierenden Verfahren wird eine postoperative Schmerzfreiheit von bis zu 80% angegeben. Dies ist kein schlechtes Ergebnis, wenn man bedenkt, daß eine Heilung kaum möglich ist, und die Schmerzen zu einer starken Beeinträchtigung der Lebensqualität führen [1]. Die Beurteilung der Langzeitergebnisse ist aber unsicher, da eine Letalität von 40–50% innerhalb von 10 Jahren (Pankreatitis und Alkoholkonsum) besteht.

So kann trotz Operation eine weitere Schmerztherapie erforderlich sein. Liegt eine Malabsorption für Fette vor, so ist dies für den Patienten wegen der begleitenden Blähungen und Diarrhöen belastend. Die Behandlung besteht in fettarmen Diäten in Form mittelkettigen Triglyzeriden (Resorption weitgehend ohne Pankreasfermente und ohne Galle möglich). Zusätzlich kann eine orale Substitution von Pankreasenzymen vor den Mahlzeiten helfen. Ein eventuell bestehender Diabetes muß eingestellt werden.

Literatur

1. Andrén-Sandberg A (1997) Pain relief in pancreatic disease. Br J Surg 84: 1041–1042
2. Berge-Henegouwen van MI, Moojen TM, Gulik van TM, Rauws EAJ, Obertop H, Gouma DJ (1998) Postoperative weight gain after standard Whipple's procedure versus pylorus-preserving pancreatoduodenectomy: the influence of tumour status. Br J Surg 85:922–926

3. Bramhall SR, Allum WH, Jones AG, Allwood A, Cummins C, Neoptolemos JP (1995) Treatment and survival in 13.560 patients with pancreatic cancer, and incidence of the disease, in the West Midlands: an epidemiological study. Br J Surg 82:111–115

4. Chaudhary A, Dhar P, Sachdev A, Agarwal AK (1997) Surgical management of pancreatic necrosis presenting with locoregional complications. Br J Surg 84:965–968.

5. Kalfarentzos F, Kehagias J, Mead N, Kokkinis K, Gogos CA (1997) Enteral nutrition is superior to parenteral nutrition in severe acute pancreatitis: results of a randomized prospective trial. Br J Surg 84:1665–1669

6. Klempa I, Spatny M, Menzel J, Baca I, Nustede R et al. (1995) Pankreasfunktion und Lebensqualität nach Pankreaskopfresektion bei der chronischen Pankreatitis: eine prospektive, randomisierte Vergleichsstudie nach duodenumerhaltender Pankreaskopfresektion versus Whipple´scher Operation. Chirurg 66:350–359

7. Lohmann A, Kasperk R, Schumpelick V (1998) Zur chirurgischen Intervention bei schwerer akuter Pankreatitis – Retrospektive Studie an 79 Patienten an der Chirurgischen Klinik der RWTH Aachen. Zentralbl Chir 123:1169–1174

8. Schoenberg, MH, Gansauge F, Kunz R (1997) Die Wertigkeit der pyloruserhaltenden partiellen Duodenopankreatektomie beim duktalen Pankreascarcinom. Chirurg 68:1262–1267

9. Steer ML, Waxman I, Freedman S (1995) Chronic pancreatitis. N Engl J Med 332:1482–1489

10. Trede M, Rumstadt B, Wendl K, Tesdal K, Lehmann KJ et al. (1997) Ultrafast magnetic resonance imaging improves the staging of pancreatic tumors. Ann Surg 226:393–405

Informationen für den Patienten

Normalzustand

Die Bauchspeicheldrüse (Pankreas) ist eine längliche Drüse von 13–15 cm, die im Oberbauch hinter dem Magen liegt. Ihre Abschnitte werden nach der Form in Kopf-, Körper- und Schwanzbereich unterschieden. In Mitte der Drüse befindet sich über die gesamte Länge ein Gang, über den sich die hier gebildeten Verdauungssäfte in den Zwölffingerdarm (Duodenum) entleeren. Der Bauchspeicheldrüsengang vereinigt sich meist mit dem Hauptgallengang und so kommt es zu einer gemeinsamen Mündung. Die Einmündungsstelle in den Zwölffingerdarm (Vatersche Papille) wird von einem Ringmuskel kontrolliert (Abb. 10.1a).

Die Drüse ist für 2 wichtige Funktionen verantwortlich. Einmal bildet sie etwa 1 Liter Bauchspeichel pro Tag. Dies ist eine Verdauungsflüssigkeit, die die Fermente (Enzyme) für die Verdauung von Fetten, Eiweiß und Kohlehydraten enthält. Fehlen diese Fermente, kommt es zu schweren Ver-

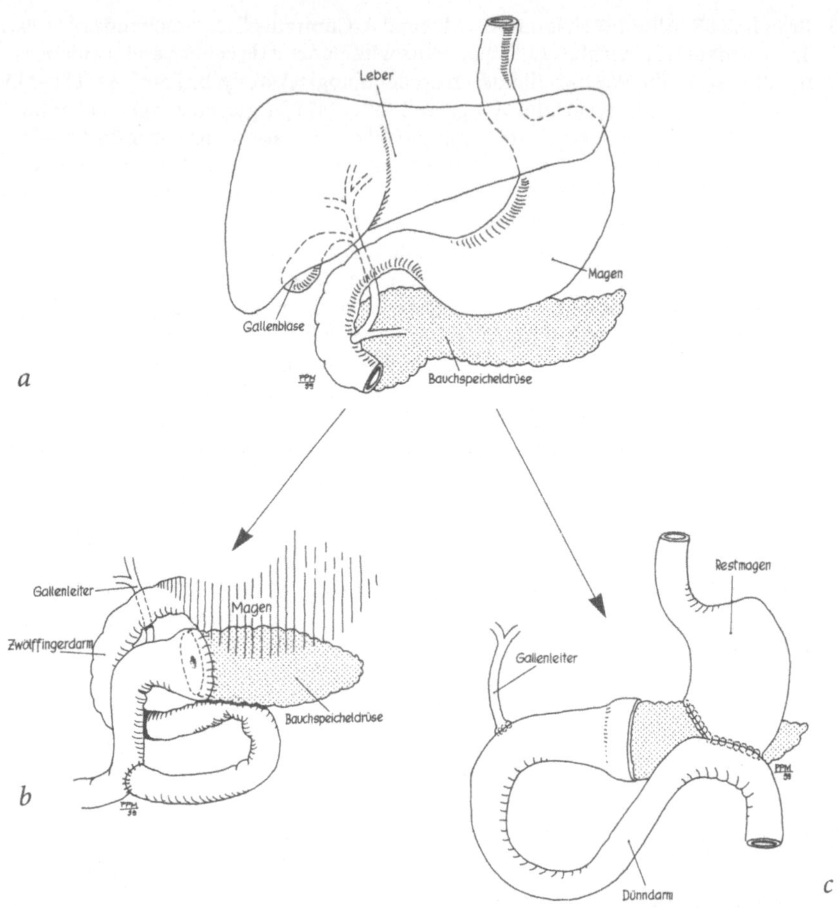

Abb. 10.1. a Normale Lage der Bauchspeicheldrüse mit der gemeinsamen Mündung von Bauchspeicheldrüsen- und Gallengang in den Zwölffingerdarm. **b,c** Zustand nach Operation, einmal mit und einmal ohne Erhaltung des Zwölffingerdarms

dauungsstörungen. Zum anderen werden in Zellgruppen (Langerhans-Inseln), die vor allem im Schwanzbereich liegen, Hormone gebildet, die ins Blut abgegeben werden. Das wichtigste dieser Hormone ist das Insulin, welches dem Körper erst die Verwertung des Blutzuckers in den Zellen ermöglicht. Fehlt es oder wird zu wenig Insulin gebildet, ist man zuckerkrank (Diabetes mellitus). Dann muß Insulin künstlich zugeführt, gespritzt werden.

Entstehung der Erkrankung

Die Ursachen für das *Pankreaskarzinom* sind unklar. Aber es sind 3 Risikofaktoren bekannt: die Vererbung, die chronische Entzündung (meist durch Alkohol bedingt, auch Rauchen wird angeschuldigt) und das Alter. In Deutschland erkranken jedes Jahr etwa 30.000 Menschen am Pankreaskarzinom, Männer häufiger als Frauen. Etwa 80% dieser Geschwulste treten im Pankreaskopf auf.

Die *akute Entzündung der Bauchspeicheldrüse* (akute Pankreatitis) ist meist durch Alkohol oder ein Gallensteinleiden bedingt. Etwa 10% der Alkoholiker und etwa 3% der Patienten mit einem Gallensteinleiden entwickeln eine solche Entzündung. Beim Gallensteinleiden ist der Mechanismus der Krankheitsentstehung bekannt. Ein eingeklemmter Gallenstein führt zum Rückstau des Bauchspeichels und damit zur Entzündung. Auf welchem Weg der Alkohol eine Entzündung verursacht, ist letztlich nicht bekannt. Auch weitere Ursachen werden genannt, ohne daß der Wirkmechanismus bekannt wäre.

Eine solche Entzündung kann akut und chronisch verlaufen. Bei der akuten Pankreatitis, der rasch und heftig ablaufenden Form der Erkrankung, unterscheidet man zwischen einer milderen Form mit Schwellung der Drüse (ödematöse Pankreatitis) und einem schweren Verlauf mit Selbstverdauung der Drüse (nekrotisierende Pankreatitis). Die Ursache für den unterschiedlichen Verlauf ist nicht bekannt. Ebenso läßt sich zu Beginn einer akuten Entzündung nicht abschätzen, ob sie sich zur schwereren oder leichteren Form entwickelt.

Bei der *chronischen Pankreatitis* ist der Krankheitsbeginn nicht so heftig, aber die Entzündung hält an und kann immer wieder aufflammen. Auch hier ist die Ursache meistens ein langdauernder Alkoholmißbrauch. Seltener ist eine Abflußbehinderung des Bauchspeichels oder eine erbliche Veranlagung. Durch die langdauernde Entzündung, oft über Jahre hinweg, mit immer wieder auftretenden akuten Schüben, kommt es zum allmählichen Untergang von Drüsengewebe. Hieraus resultieren Verdauungsstörungen und die Zuckerkrankheit. Durch Rückstau des Pankreassaftes kommt es nicht nur zu Schmerzen, sondern es können sich auch Hohlräume im Organ sog. Pseudozysten bilden.

Krankheitszeichen (Symptome)

Im frühen Stadium des *Pankreaskarzinoms* treten kaum Symptome auf. Die ersten Krankheitszeichen sind meist mehr allgemein und nicht einem Organ zuzuordnen. So zeigen sich Verdauungsstörungen, Schwächegefühl, Appetitlosigkeit und Gewichtsverlust. Häufig führt erst ein längeres Anhalten dieser Symptome den Patienten zum Arzt. Erst später kommen Gelbsucht, Fettstühle und Schmerzen hinzu. Die fortschreitende Größenzunahme des Tumors im Kopfbereich der Drüse drückt dann auf den Gallengang und führt so zum Stau von Galle und Bauchspeichel. Die Folge ist die gestörte Fettverdauung und die Gelbsucht (Ikterus) mit bierbraunem Urin und hellem Stuhl. Wächst die Geschwulst mehr gegen den Rücken zu, kommt es durch die dort liegenden Nervengeflechte zu Schmerzen im Oberbauch und Rücken.

Bei der *akuten Pankreatitis* steht für den Patienten ganz im Vordergrund der plötzlich einsetzende, heftigste Oberbauchschmerz, der reifenförmig in den Rücken ausstrahlt. Übelkeit und Erbrechen treten hinzu. Ist die Entzündung durch einen eingeklemmten Gallenstein verursacht, kann sich auch eine Gelbsucht ausbilden.

Bei der *chronischen Pankreatitis* ist ebenfalls der Schmerz das führende Krankheitszeichen. Es treten wiederholte Schmerzen im Oberbauch ebenfalls mit gürtelförmiger Ausstrahlung in den Rücken auf. Auch hier finden sich Übelkeit und Erbrechen. Bei länger bestehender Erkrankung kommt es auch zur Zuckerkrankheit, Gelbsucht und Verdauungsstörungen mit Durchfällen und Gewichtsverlust.

Leider zeigen auch andere Erkrankungen des Bauchraumes gleiche oder ähnliche Krankheitszeichen, so daß die Unterscheidung manchmal schwer fällt, wie z.B. zum Magen- oder Zwölffingerdarmgeschwür oder auch zum Gallensteinleiden.

Abklärung (Diagnostik)

Die Lage an der Hinterwand des Bauchraums erschwert das Erkennen des *Pankreaskrebses*. Erst große Tumoren lassen sich tasten. Im Frühstadium bringt die körperliche Untersuchung keine Hinweise. Deshalb sind die technischen Untersuchungen führend. Hierzu zählen als die wichtigsten:

Blutuntersuchungen

Sog. Tumormarker können hinweisend sein, sind aber nie beweisend.

Sonographie (Ultraschalluntersuchung)

Sie gibt bei guten Untersuchungsbedingungen einen guten Überblick über das Organ und kann schon häufig einen Tumor nachweisen. Diese Methode ist risikolos und kann beliebig oft wiederholt werden. Bei einigen Spezialisten besteht auch die Möglichkeit, über eine Magenspiegelung den Ultraschallkopf nahe an die Bauchspeicheldrüse heranzuführen. Die Untersuchungsergebnisse werden hierdurch erheblich besser.

Computertomographie (CT, computerisiertes Schichtröntgen)

Moderne CT-Geräte ergeben sehr genaue Bilder, so daß auch kleinere Tumoren nachweisbar sind.

Kernspintomographie (NMR, Magnetresonanztomographie)

Die Kernspintomographie, ein relativ neues und teures Verfahren untersucht mittels Magnetismus, weshalb nach heutigem Kenntnisstand keine schädliche Strahlung auftritt. Als Nachteil wird von den Patienten meist ähnlich wie bei der Computertomographie die enge Röhre erlebt, in der der Patient wie in einem Tunnel liegt. Die dabei entstehende Geräuschentwicklung wird als weitere Bedrohung wahrgenommen, so daß die Untersuchung manchmal abgebrochen werden muß. Ängstliche Patienten sollten, obwohl objektiv keine Bedrohung vorliegt eventuell vorher ein beruhigendes Mittel verabreicht bekommen. Mit dieser Methode in Kombination mit Kontrastmittelgabe kann ein Pankreaskarzinom am besten nachgewiesen werden.

ERCP (endoskopische retrograde Cholangiopankreatikographie, Darstellung von Pankreas- und Gallengang)

Wie bei einer Magenspiegelung wird das Spiegelinstrument über Speiseröhre und Magen in den Zwölffingerdarm vorgeschoben. Über die Mündungsstelle des Pankreas- und Gallenganges wird mit einer Sonde ein sog. Kontrastmittel eingespritzt, das im Röntgenbild zu sehen ist. So kann der Pankreasgang durch Röntgen abgebildet werden.

Angiographie (Gefäßdarstellung)

Hierbei wird ein Kontrastmittel über einen Katheter in die Oberbaucharterien gespritzt. So können tumorbedingte Veränderungen der Blutgefäße nachgewiesen werden. Dieses Verfahren wird aufgrund der guten Ergebnisse der oben beschriebenen Untersuchungen seltener angewandt.

Weitere Untersuchungen

Bei der akuten Form der *Bauchspeicheldrüsenentzündung* ist eine deutliche Erhöhung der weißen Blutkörperchen (Leukozyten) und der Pankreasenzyme (Lipase, Amylase) im Blut nachweisbar. Bei der chronischen Pankreatitis sind diese Laborwerte nur wenig erhöht, manchmal sind sie sogar normal. Besteht ein Gallerückstau, ist der Gallenfarbstoff (Bilirubin) erhöht.

Die *Ultraschalluntersuchung* (Sonographie) kann den Nachweis eines eingeklemmten Gallensteines mit erweiterten Gallengängen als Ursache der Entzündung erbringen. Die Beurteilung der Organveränderungen des Pankreas, wie z.B. die Schwellung des Organs, untergegangenes Gewebe (Nekrosen) und von Zysten ist möglich, gelingt aber während der Phase der akuten Entzündung nicht immer.

Eine deutlich bessere Beurteilung gelingt durch das computerisierte Schichtröntgen (CT, Computertomographie) bei gleichzeitiger Kontrastmittelgabe. So lassen sich Schwellung des Organs, Gewebsuntergänge, Verkalkungen und Zysten nachweisen.

Haben sich bei der chronischen Form schon Verkalkungen gebildet, so kann man diese auch schon im Röntgenübersichtsbild des Bauches sehen.

Die beste Untersuchungsmethode zur Beurteilung der Bauchspeicheldrüse ist die *Kernspintomographie* (NMR), die Schichtdarstellung durch Magnetfelder. Die Methode ist aber nicht überall verfügbar und teuer.

Das Gangsystem von Galle und Bauchspeicheldrüse läßt sich auch gut durch die ERCP (siehe oben) beurteilen.

Trotz der teilweise aufwendigen Untersuchungsmethoden läßt sich manchmal nicht mit letzter Sicherheit unterscheiden, ob Schwellungen in der Bauchspeicheldrüse entzündlich oder durch einen bösartigen Tumor hervorgerufen werden.

Behandlung (Therapie)

Die einzige Behandlung die eine Chance zur Heilung des *Pankreaskarzinoms* bietet, ist die komplette Tumorentfernung durch eine Operation. Da über 80% der Geschwulste rechts, nämlich im Pankreaskopf sitzen, ist die Teilentfernung des rechten Anteils der Bauchspeicheldrüse das häufigste Operationsverfahren. Hierzu gibt es im wesentlichen 2 Operationstechniken (Abb. 10.1b, c). Das klassische Verfahren ist die Operation nach Whipple. Hierbei wird ein Großteil der rechten Bauchspeicheldrüse, ein Teil des Magens, der Zwölffingerdarm und ein Teil des Gallengangs entfernt. Anschließend müssen neue Verbindungen des Dünndarms zum Magen, zur Restbauchspeicheldrüse und zum Gallengangsystem gebildet werden. Dies ist ein sehr ausgedehnter Eingriff und wegen der vielen Verbindungen (Darmnähte) risikoreich. Nur unwesentlich kleiner ist der Eingriff, wenn der Zwölffingerdarm erhalten bleiben kann. Sitzt der Tumor im linken Anteil der Bauchspeicheldrüse, so kann auch der Pankreasschwanz operativ entfernt werden.

Oft wird der Bauchspeicheldrüsenkrebs erst so spät erkannt, daß er nicht mehr komplett operativ entfernt werden kann. Ist der Tumor in Nachbarorgane vorgedrungen oder hat gestreut (Tochtergeschwulste, Metastasen), ist eine Heilung durch Operation nicht mehr möglich. Dennoch können operative Maßnahmen dem Patienten helfen, wenn der Tumor die Passage von Galle oder Mageninhalt behindert. Dann kann durch eine Umleitungsoperation (Bypass) die freie Passage wiederhergestellt werden.

Wenn beim fortgeschrittenen Bauchspeicheldrüsenkrebs die Operation keine Aussicht mehr auf Heilung hat, bestehen noch die Möglichkeiten der *Chemo-, Hormon- und Strahlentherapie.* Bei der Chemotherapie werden dem Patienten Zellgifte verabreicht, die besonders auf Zellen während der Teilungsphase wirken. Damit werden nicht nur die sich vermehrenden Tumorzellen angegriffen, sondern auch die gesunden Zellen, wie Blutzellen und Zellen der Darmschleimhaut. So kann die Chemotherapie zu erheblichen Nebenwirkungen führen, wie z.B. Übelkeit, Erbrechen, die wieder mit anderen Medikamenten behandelt werden müssen. In den letzten Jahren werden zunehmend auch Hormone in der Behandlung des Pankreaskrebses eingesetzt. Ihre Wirkung ist noch nicht endgültig bewiesen, aber wegen den geringen Nebenwirkungen ist ein Versuch vertretbar. Die Bestrahlung wird vor allem zu Unterdrückung von Schmerzen infolge eines Pankreaskarzinoms eingesetzt.

Jede *akute Bauchspeicheldrüsenentzündung* wird zunächst ohne Operation, d.h. konservativ behandelt. Hierzu zählen die künstliche Ernährung über Venentropf (Infusionstherapie) und die Ableitung des Magensaftes (Magenschlauch), um das Organ von sämtlicher Verdauungsarbeit zu entlasten. Unbedingt ist eine Behandlung der starken Schmerzen erforderlich, und meistens muß auch mit Antibiotika einer bakteriellen Entzündung vorgebeugt werden. Leider gibt es bislang noch kein Medikament, das die im Rahmen der Entzündung entstehende Selbstverdauung aufhalten könnte. Die Schwere der Erkrankung zwingt zu einer stationären Überwachung, meist sogar auf einer Intensivstation. Denn das abgestorbene Gewebe im Bauch, das zudem häufig von Bakterien besiedelt wird und dann zur schwersten Form der Blutvergiftung (Sepsis) führen kann, kann alle wichtigen Organe in Mitleidenschaft ziehen. So kann es zum Versagen von Herz und Kreislauf, Lunge, Niere, Leber und Blutgerinnungssystem kommen. Unter Umständen müssen Herz und Kreislauf medikamentös unterstützt werden, künstliche Beatmung und Blutwäsche werden erforderlich und Stoffwechselentgleisungen müssen ausgeglichen werden.

Besteht der Verdacht, daß die Entzündung durch einen eingeklemmten Stein ausgelöst wurde, so wird das Gallengangsystem durch endoskopisches Spalten des Ringmuskels an der Einmündungsstelle (ERCP, s.o.) und Freiräumen des Gallenganges von Steinen entlastet.

Wurde abgestorbenes Drüsengewebe von Bakterien befallen, ist stets eine Operation notwendig, bei der das befallene Gewebe entfernt und die Bauchhöhle durch Spülung gesäubert wird. Dicke Schläuche zur Drainage werden eingelegt und häufig muß diese Operation mehrfach wiederholt werden. Manchmal wird die Bauchwunde sogar offen gelassen, damit diese Reinigung und Gewebsabtragung regelmäßig durchgeführt werden kann.

Bei der *chronischen Bauchspeicheldrüsenentzündung* gibt es 2 Gründe, die eine Operation erforderlich machen: wenn die Schmerzen anders nicht mehr erfolgreich behandelt werden können oder wenn es zu unerwünschten Zwischenfällen mit Verschlimmerung kommt.

Ist der Pankreasgang durch Stauung geweitet, z.B. durch Steine im Gang, so sollte eine Drainageoperation durchgeführt werden. Hierbei wird der Pankreasgang der Länge nach gespalten, Abflußhindernisse beseitigt und eine Dünndarmschlinge zur Ableitung aufgenäht. Ist die Entzündung nicht durch eine Abflußbehinderung verursacht, so kann die Entfernung des betroffenen Anteils der Bauchspeicheldrüse vorgenommen werden (ähnlich wie beim Pankreaskarzinom). Dieses Vorgehen empfiehlt sich besonders, wenn mit den oben beschriebenen Untersuchungen nicht mit letzter Sicherheit ausgeschlossen werden kann, ob in dem entzündeten Bereich ein bösartiger Tumor sitzt.

Führt die Entzündung zu einer Aussackung der Bauchspeicheldrüse (sog. Pseudozyste), besteht eventuell die Gefahr eines Zystendurchbruches, einer Blutung oder der Entzündung. Die Gefahr steigt mit der Größenzunahme der Zyste. Größere Zysten muß man deshalb entlasten. Kann sie nicht punktiert und abgesaugt werden, muß man sie operativ eröffnen und durch eine Verbindung zum Magen oder Dünndarm ableiten.

Spezifische Risiken

Wegen der Größe des Eingriffs bei Pankreasteilentfernung wird der Körper in hohem Maße belastet. Wegen der Dauer der Operation und der großen inneren Wundfläche ist das allgemeine Operationsrisiko groß. Immer muß mit einem erheblichen Blutverlust gerechnet werden. Öfters ist deshalb eine Blutübertragung nötig. Bei vorgeschädigten Organen (Herz, Lunge, Niere) ist häufig eine längere Behandlung auf der Intensivstation erforderlich. Dies wird vor allem dann notwendig, wenn die Blutgerinnung gestört ist, die Nieren unter der Belastung nicht mehr ausscheiden, das Herz oder der Kreislauf durch ununterbrochene Medikamentengabe unterstützt werden muß (siehe Kapitel 1 Intensivtherapie). Auch muß die Lunge öfter durch künstliche Beatmung mit hohem Sauerstoffgehalt behandelt werden. Dies kann manchmal über mehrere Tage notwendig sein.

Da bei dieser Art von Operation mehrere Verbindungen (Anastomosen) zwischen Magen, Dünndarm, Pankreas und Gallensystem angelegt werden müssen, besteht immer ein erhöhtes Risiko, daß eine dieser Nähte nicht hält und ein mehr oder minder großes Leck entsteht. Wenn das Leck sehr klein bleibt, kann es sich folgenlos selbst verschließen. Bilden sich jedoch größere Löcher und kommt es zu einem Austritt von Darminhalt oder Sekreten, so kann sich trotz des eher keimärmeren Dünndarminhalts eine begrenzte Entzündung (Abszeß) oder eine ausgedehnte, diffuse Bauchfellentzündung (Peritonitis) entwickeln. Aber auch wenn sich die ausgetretenen Flüssigkeiten noch nicht entzündet haben, muß in einer Operation Sekret abgesaugt und das Leck verschlossen werden. Gelingt dies nicht durch einfache Übernähung muß eventuell sogar die gesamte Verbindung neu angelegt werden. Bei fortgeschrittenem Gewebsuntergang oder Entzündung müssen manchmal sogar weitere Teile oder die gesamte Restbauchspeicheldrüse entfernt werden. Nach vollständiger Entfernung der Drüse besteht eine schwere Zuckerkrankheit und ausgeprägte Verdauungsstörung.

Aber auch ohne Lecks an den Nahtstellen können sich Abszesse bilden, bevorzugt unter dem Zwerchfell und am Hinterrand des Bauchraums. Diese Abszesse entwickeln sich oft langsam mit unsicheren Krankheitszeichen und sind von den inneren Organen gut überdeckt. Sie sind häufig schwer zu erkennen und können durch eine Blutvergiftung (Sepsis) den ganzen Körper schädigen, so sie nicht rechtzeitig durch eine Operation ausgeräumt werden.

Bilden sich nach der Operation atypische Gänge (Fisteln) ausgehend von der Bauchspeicheldrüse zur Bauchhaut, über die sich Pankreassaft entleert, so kann man bei fehlenden Krankheitszeichen abwarten, ob es zu einer Selbstheilung durch Fistelverschluß kommt. Anderenfalls ist auch hier in einem zweiten Eingriff die Fistel zu verschließen.

Ist bei der Operation der Gallengang neu eingepflanzt worden, besteht die Gefahr, daß durch vom Darm aufsteigende Keime eine Entzündung im Gallengangsystem entsteht. Diese muß medikamentös durch Antibiotika eventuell auch über lange Zeit behandelt werden.

Der häufigste Zugang für diese Operationen ist der große Oberbauchquerschnitt. Dadurch ist das Risiko nicht gering, daß sich ein Narbenbruch (Narbenhernie) ausbildet.

Wurde bei einer Pankreatitis mit Gewebsuntergang und bakterieller Entzündung die Behandlung mit offener Bauchwunde durchgeführt, sind meist mehrere Folgeeingriffe erforderlich, um den so entstandenen Defekt der Bauchwand zu schließen (siehe Kapitel 2, Weichteilbrüche).

Verlauf

Nach Operationen mit Teilentfernung der Bauchspeicheldrüse muß selbst bei komplikationslosem Eingriff mit einer längeren Zeit auf der Intensivstation gerechnet werden. Manchmal kann sogar eine Beatmung mit künstlichem Koma erforderlich sein. Bei Erlangung des Bewußtseins findet sich der Operierte dann umgeben von vielen Überwachungsapparaturen auf der Intensivstation. Er wird künstlich über den Venentropf ernährt und hat auch mehrere Schläuche liegen, über die z.B. der Magensaft, der Urin abgeleitet werden. Auch aus dem Bauchraum werden Blut und Sekret über Schläuche (Drain) abgeleitet. Der Patient hat eine große Bauchwunde, die bei jeder Rumpfbewegung besonders schmerzt. Trotz intensiver Schmerzmittelgabe ist der Schmerz meist nicht ganz zu unterdrücken. Haben sich die wichtigsten Körperfunktionen stabilisiert, kann der Patient auf die Normalstation verlegt werden. Die Schläuche werden nach und nach entfernt. Nach Entfernung der Magensonde wird mit dem Trinken begonnen, vorsichtig erfolgt der weitere Kostaufbau.

In jedem Fall braucht der Operierte eine lange Erholungszeit. Der ausgedehnte Eingriff, die immer auftretende Verdauungsstörung mit Gewichtsverlust, Durchfall und Appetitlosigkeit, die Schmerzen und die Mattigkeit beeinträchtigen die Lebensqualität erheblich für eine längere Zeit. Praktisch immer kommt es zu einem deutlichen Gewichtsverlust.

Die Arbeitsfähigkeit tritt erst spät ein, fast immer bleibt eine Schwerbehinderung. Kommt es zu einer Zuckerkrankheit, muß täglich Insulin gespritzt werden; die Kontrolle des Blutzuckerwertes kann täglich mehrmals erforderlich sein, kann aber vom Patienten selbst durchgeführt werden. Trotzdem braucht er eine enge Betreuung durch seinen Hausarzt. Zusätzlich zu dem Insulin müssen auch Pankreasfermente vor dem Essen eingenommen werden. Strenge Alkoholabstinenz ist dringend anzuraten. Er braucht eine energiereiche Diät mit ausgewählten Fetten, die er besser verdauen kann. Die damit verbundene Nahrungsumstellung wird am besten während einer Diätberatung besprochen. Dennoch können schwere, überriechende Durchfälle auftreten, weil der Darm durch fehlende Enzyme das Fett nicht ausreichend aufnehmen kann.

Oft wird auch durch eine Operation der Bauchspeicheldrüse keine Schmerzfreiheit erreicht. Aber selbst wenn die Schmerzen bei der chronischen Entzündung durch die Operation beseitigt wurden, können sie selbst nach Jahren wieder auftreten. Nach einer Operation können Schmerzen chronisch auftreten, die vorher nicht bestanden haben.

Ist im Rahmen der Behandlung einer akuten Bauchspeicheldrüsenentzündung mit offener Bauchwunde oder durch mehrfache Operationen eine Schwächung der Bauchdecke entstanden, wird die Stuhlentleerung durch die fehlende Bauchpresse erschwert, so daß Verstopfungen (Obstipation) auftreten. Vorbeugend sollten dann Quellmittel mit reichlicher Flüssigkeitsaufnahme genommen werden. Manchmal hilft auch das Tragen einer Leibbinde bei erschlaffter Bauchdecke und wird als angenehm empfunden.

Erkrankungen des Enddarms und des Afters (Proktologie)

- Hämorrhoiden
- „Äußere Hämorrhoiden" (Perianalvenenthrombose)
- Analhauteinriß (Analfissur)
- Vorpostenfalte (Mariske)
- Eitrige Erkrankungen der Analfalte (Pyodermien der Rima ani: Sinus pilonidalis, Pyodermia fistulans sinifica, Hidradenitis suppurativa)
- Analabszeß (periproktitischer Abszeß und Analfistel)
- Spitz- oder Feigwarzen (Condylomata accuminata)

Informationen für den Arzt

Operationsindikation

Die Indikation zur Operation wird bei den proktologischen Leiden meist nach einer längeren Odyssee der Patienten aufgrund des Schmerzes gestellt. Der Operationszeitpunkt ist bei diesen Leiden nicht nur vom Krankheitsbild, sondern ganz entscheidend auch von der Persönlichkeitsstruktur des Patienten geprägt.

Kommt es zum permanenten *Prolaps* des vergrößerten Corpus cavernosum recti, so ist in der Regel die Hämorrhoidektomie angezeigt. Bei nur inkomplettem Prolaps wird man abwägen, ob die Beschwerden die Gefahr eines Pseudorezidivs rechtfertigen. Bei Inkarzeration des Analprolaps zieht man eine intensive Schmerztherapie der Operation vor [10].

Auch bei der *Perianalvenenthrombose* besteht nur eine relative Operationsindikation, da die schmerzhafte Selbstheilung bei einer Schmerztherapie ungefährlich ist. Der Patient profitiert jedoch von einem frühzeitig vorgenommenem Eingriff und auch die Ausbildung einer Mariske unterbleibt postoperativ [8].

Die *akute Analfissur* stellt meist keine Operationsindikation dar, auch wenn eine Analdehnung in relaxierender Narkose zur sofortigen Schmerzreduktion und schnellerem Abheilen führt. Erst wenn die Fissur nach konservativer Behandlung in das chronische Stadium übergeht, ist die Operation indiziert [7].

Die *Mariske* stellt nur eine Operationsindikation dar, wenn sie die Analhygiene behindert. In der Regel ist der Patient beruhigt, wenn er weiß, daß dies nur eine überschüssige Hautfalte nach einem Ödem ist. Die hypertrophe Analpapille, die nach Analfissuren neben der Mariske häufig zu finden ist, sollte nur entfernt werden, wenn sie zu einem Fremdkörpergefühl führt oder den kompletten Afterschluß behindert.

Sinus pilonidalis, Hidradenitis suppurativa und andere *Pyodermien* müssen operiert werden, da keine befriedigende konservative Therapie bekannt und auch nach kurzzeitigen „Spontanheilungen" ein Wiederauftreten bzw. eine Abszedierung zu erwarten ist.

Der *periproktitische Abszeß* sollte mit aufgeschobener Dringlichkeit operiert werden, auch wenn die begleitende Fistel nicht gefunden wird, bahnt man ihr der kürzesten Weg. Auch die chronische Form, die *Analfistel* ist eine Operationsindikation. Lediglich bei Analfisteln aufgrund einer entzündlichen Darmerkrankung oder bei massiv vorgeschädigtem Kontinenzorgan kann ein konservatives Vorgehen erwogen werden.

Condylomata accuminata lassen sich operativ gut und meist dauerhaft entfernen (Tabelle 11.1).

Diagnostik

Anamnese

Wie bei wenigen anderen Krankheitsbildern hat die Anamnese bei den proktologischen Leiden einen besonderen Stellenwert. Gefragt wird nach Schmerzen, dem Schmerzcharakter, den Zeitpunkt der Schmerzen in Bezug auf die Defäkation, nach Blutungen, der Form der Blutung: auf dem Toilettenpapier, in der Unterwäsche, auf dem Stuhl, in der Toilettenschüssel, der Farbe des Blutes, nach der Kontrolle von Flatus, dünnem und festem Stuhl, nach der Analhygiene, ggf. nach Sexualpraktiken u.a.

Tabelle 11.1. Übersicht über die Indikation und die Operationsverfahren in der Proktologie

Erkrankung	Indikation	Operation
Hämorrhoiden	Analprolaps	Hämorrhoidektomie
Perianalvenenthrombose	Relativ, nur bei prompter Vorstellung	Exzision
Analfissur	Chronisch	Analdehnung, Sphinkterotomie
Analabszeß	Immer, aufgeschobene Dringlichkeit	Freilegung, möglichst mit Fistel
Analfistel	Elektiv, Cave: entzündliche Darmerkrankungen	Freilegung, ggf. Fistulektomie
Sinus pilonidalis, Hidradenitis suppurativa, Pyodermia fistulans sinifica u.a.	Elektiv, bei eitrigem Verhalt frühzeitige Entlastung	Exzision, ggf. mit Spalthautdeckung asymmetrischen Verschluß Lappenplastik
Condylomata accuminata	Elektiv, bald	Exzision, Koagulation

▌ Körperliche Untersuchung

Sie besteht in der einfachsten Form in der Inspektion der Rima ani einschließlich des äußeren Afters. Haben sich anamnestisch Hinweise auf eine Analfissur ergeben, so wird beim Entfalten der Nates und vorsichtiger Darstellung des äußeren Analkanals die Fissur sichtbar. Eine weitere möglicherweise schmerzhafte Untersuchung kann dann entfallen. Bei vielen Erkrankungen besteht Ausfluß. Ist er purulent, muß nach einer äußeren und inneren Fistelöffnung gefahndet werden.

Es schließt sich die digitale rektale Untersuchung an. Hierbei lassen sich der Ruhetonus erfahren, sowie die Reaktionen der Sphinkteren auf willkürliche und unwillkürliche Innervation, wenn der Patient aufgefordert wird fest „zu kneifen" und zu husten, also Willkürdruck und Streßdruck. Daneben lassen sich Narben im Analkanal tasten, die Größe der Prostata und deren Konsistenz, sowie Resistenzen, prall elastische Abszesse, Rektumkarzinome etc. Bleibt das Anallumen nach Entfernung des tastenden Fingers noch eine kurze Zeit geöffnet, ist der M. sphincter ani internus sicher schwer gestört. Beim Verdacht auf eine eitrige Erkrankung können die rektal gemessene Temperatur und eine Erhöhung der Leukozytenzahl weitere Hinweise geben.

Proktoskopie

Die Proktoskopie findet für den Patienten am bequemsten in Seitenlage statt. Schlankere Geräte haben den Vorteil, daß sie für den Patienten nicht so unangenehm sind und das Gerät den Befund weniger beeinflußt. Knapp oberhalb der Kryptenlinie können erstgradige Hämorrhoiden erkannt und sklerosiert werden. Besondere Aufmerksamkeit erfordert die Kryptenlinie, da sich hier häufig hinter einer hypertrophen Analpapille oder in einer der Kryptentaschen der Ausgangspunkt eines Infektes findet. Biopsien unterhalb der Kryptenlinie müssen wegen der außerordentlich hohen sensiblen Innervation des Analkanals ohne Betäubung unterbleiben.

Mit den oben geschilderten diagnostischen Verfahren ist eine übliche proktologische Untersuchung komplett und es sollte keine proktologische Erkrankung unerkannt bleiben.

Analmanometrie

Im Hinblick auf die Dokumentation bzw. auf den juristischen Aspekt wurde in mehreren Leit- bzw. Richtlinien auf die präoperative Notwendigkeit der Analmanometrie hingewiesen, obwohl kein schlüssiger Nachweis existiert, daß sie der digitalen Untersuchung überlegen wäre. Sie kann mit unterschiedlich großem Aufwand durchgeführt werden. Durchgesetzt haben sich die Durchzugsmanometrie und die dreidimensionale Vektorenmanometrie, obwohl zur Dokumentation sicherlich die Erfassung des Ruhedrucks und die maximale Willkürkontraktion ausreicht. Diese können auch mit einem Ballonkatheter ermittelt werden.

Für spezielle Fragestellungen stehen noch eine Reihe weiterer Untersuchungsverfahren zur Verfügung:

Bildgebende Verfahren

Die *Endosonographie* bildet einen Querschnitt des Kontinenzorgans ab. Da die Vorlaufstrecke Wasser ist und die Strukturen nahe dem Schallkopf liegen, läßt sich eine hohe Auflösung erreichen. Entscheidender Nachteil dieses Untersuchungsverfahrens ist, daß die relativ dicken Schallköpfe wegen der Schmerzhaftigkeit bei vielen Erkrankungen nicht anwendbar sind. Auch ist, wie bei allen anderen sonographischen Untersuchungen, eine gewisse Erfahrung erforderlich.

Die *Computertomographie* ist im geringeren Maß untersucherabhängig als die Endosonographie, aber erheblich teurer. Sie kann zur Lokalisation hoher Abszesse oder zur Bestimmung der Ausdehnung von Tumoren eingesetzt werden.

Ein in der Proktologie neues Verfahren ist die *Kernspintomographie* mit der durch die mittlerweile möglichen schnellen Bildfolge der Defäkationsvorgang einschließlich des Einsatzes der Bauchmuskulatur gezeigt werden kann. Die klinische Wertigkeit ist aber noch unklar.

Bei untypischen Fisteln, seien sie durch eine entzündliche Darmerkrankung oder iatrogen verursacht, kann die *Fisteldarstellung* mit Kontrastmittel radiologisch erfolgen.

Bei der *Defäkographie* sitzt der Patient auf einem strahlendurchlässigen Toilettenstuhl und die Defäkation eines zuvor instillierten Kontrastmittels wird unter Durchleuchtung beobachtet. So erhält man einen Einblick in die Koordination und in Hindernisse [9].

Neurophysiologische Untersuchungen

Die Elektromyographie gibt Auskunft über die Funktionsfähigkeit der Muskeln und die Innervation. Mit diesem Verfahren lassen sich muskuläre von nervalen Ursachen einer Inkontinenz trennen.

Mikrobiologische Untersuchungen

Durch Stuhluntersuchungen können in Abstrichen Viren, Bakterien, Protozoen, Metazoen und Pilze nachgewiesen werden. Zum kulturellen Gonorrhönachweis wird das Material aus dem Rektum entnommen, der Syphilisnachweis erfolgt durch Aufnahme des Exsudats mittels eines Kapillarröhrchens aus dem verdächtigen Hautbezirk und sofortigen Transport ins Labor. Zum Nachweis von Hautpilzen beim Pruritus ani wird leicht über die trockene Haut gekratzt und das abgeschabte Material aufgefangen, so daß der mikroskopische Nachweis erfolgen kann. Die Eier von Fadenwürmern gewinnt man, indem man ein transparentes Pflaster auf die perianale Haut drückt und anschließend auf einen Objektträger zur mikroskopischen Untersuchung klebt.

Rektoskopie, Sigmoidoskopie, Koloskopie und die Röntgenkontrastdarstellung des Kolons werden im Kapitel Dickdarm beschrieben.

Therapie

Das *Hämorrhoidalleiden* wird im deutschsprachigen Raum in 3 Stadien (angloamerikanisch 4 Stadien) eingeteilt (siehe Abb. 11.2):

▶ Das Stadium I, die schmerzlose Hyperplasie des Corpus cavernosum recti, ist die Domäne der Sklerosierungstherapie mit öliger Lösung [5]. In diesem Stadium ist eine vollständige Rückbildung möglich.

▶ Für das Stadium II mit Schmerzen und Prolabieren der Hämorrhoide bis in den Analkanal, wird eine Vielzahl von Behandlungsverfahren propagiert, was dafür spricht, daß keines befriedigende Ergebnisse zeigt. Die Sklerosierung kann mit geringerem Erfolg als im ersten Stadium durchgeführt werden. Die teils erheblichen Nachblutungen nach Gummibandligatur kann man vermeiden, wenn in die abgebundene Hämorrhoide Aethoxysklerol injiziert wird, was auch einen antiinfektiösen Schutz bietet. Kryotherapie und Infrarotkoagulation werden nur noch selten durchgeführt. Die maximale Analdehnung zur Durchbrechung des ursächlichen Sphinkterkrampfs und die Sphinkterotomie konnte sich nicht durchsetzen.

▶ Im Stadium III, dem Analprolaps kann nur die Operation dauerhaft helfen. Das zugrundeliegende Prinzip der Operationsverfahren ist die Ligatur der zuführenden Arterienäste und die Abtragung der Hämorrhoiden. Die Operation nach Milligan, Morgan [Jones & Officier] läßt die Wunde offen und hinterläßt ein kleines Drainagedreieck nach außen. Der Vorteil besteht in einer guten Sekretableitung, geringerem Ödem und damit weniger Schmerzen für den Patienten. Häufig wird auch die Operation nach Parks durchgeführt, bei der die Hämorrhoide submukös entfernt und die Wunde verschlossen wird [2,11]. In der Mehrzahl der Fälle ist der Nahtverschluß aber nicht von Dauer. Von diesen beiden Verfahren gibt es eine Vielzahl von Variationen, die mit Eigennamen belegt wurden.

Kommt es zur Inkarzeration, so kann unter einer suffizienten Schmerztherapie die Selbstheilung abgewartet werden. Es kommt hierbei nie zum Untergang von Anteilen, die für die Kontinenz erforderlich sind [10]. Es kann auch die Notfallhämorrhoidektomie erfolgen, die aber bei dem meist monströs angeschwollenen After schwierig durchzuführen ist und mit einem hohen Anteil an sensibler Inkontinenzen und Analstenosen belastet ist.

Die *Perianalvenenthrombose* kann konservativ mit Alkoholläppchen gegen das Ödem und einer Schmerztherapie behandelt werden. Sie heilt überwiegend unter Ausbildung einer Mariske ab. Kommt der Patient mit einer frischen Perianalvenenthrombose, so kann sie auch in örtlicher Betäubung exzidiert und primär verschlossen werden [8]. Inzision und Eprimieren des Thrombus führt regelhaft innerhalb kürzester Zeit zum Rezidiv.

Die *akute Analfissur* wird zunächst konservativ behandelt: Stuhlregulation, Schmerztherapie lokal und systemisch, Myotonolytika und ggf. Benzodiazepine. Glyceroltrinitratsalben können den Tonus des M. sphincter ani internus herabsetzen. In etwa der Hälfte der Fälle kommt es so zur Abheilung. Chronifiziert die Fissur, was am derben Randwall ersichtlich ist, so stehen 3 Verfahren zur Verfügung: Die Injektion von Botulinustoxin, die Analdehnung in relaxierender Narkose oder die meist lateral subkutan ausgeführte Sphinkterotomie, die in Deutschland am häufigsten eingesetzt wird [7].

Eine *Mariske* wird in Lokalanästhesie abgetragen. Wird sie gleichzeitig mit einer hypertrophierten Analpapille abgetragen, ist eine Vollnarkose oder Teilanästhesie günstiger.

Die *Pyodermien* der Rima ani werden radikal exzidiert. Meist wird die Wunde offen gelassen, sie kann aber auch mit Spalthaut oder Lappenplastiken gedeckt werden.

Der *periproktitische Abszeß* wird nach Erreichen der Nüchternheitsgrenze freigelegt. Hierbei wird von den meisten Operateuren nach der ursächlichen Fistel gefahndet, die, wenn sie gefunden wird gleichzeitig gespalten werden kann [6]. Bei der chronischen Verlaufsform, der *Analfistel* erfolgt die Freilegung der teils verzweigten Fistelgänge elektiv. Liegt der Fistel eine chronische Darmerkrankung mit Befall des Rektums zugrunde, so ist eine Freilegung nicht in jedem Fall möglich, da der Verlauf und das vorgeschädigte Kontinenzorgan eine Sanierung ohne Gefährdung der Kontinenz verbietet [12].

Condylomata accuminata werden teils exzidiert, teils koaguliert [3]. Vorsicht ist für den Untersucher und den Operateur geboten, da etwa 1/3 der Spitzwarzenträger HIV-positiv sind.

Nachsorge

Wunden in der Proktologie können nicht wie in anderen Körperregionen ruhiggestellt werden. Zudem ist die primäre bakterielle Kontamination der Wunden nicht zu vermeiden; die Wunden sind außerdem mechanisch und chemisch belastet. Daher wird weit überwiegend die offene Wundbehandlung durchgeführt. Wurde ausnahmsweise ein primärer Wundverschluß durchgeführt, so sollten nach 7–8 Tagen die Wundfäden entfernt werden, da in dieser gut durchbluteten Region die Wundheilung zügig voranschreitet und ein längeres Belassen der meist geflochtenen Fäden (um ein ständiges „Stechen" zu vermeiden, werden keine monofilen Fäden genommen) durch die Dochtfunktion Risiken ohne Vorteil bietet. Beim primären Wundverschluß sollten regelmäßige Wundkontrollen durchgeführt werden, da besonders in den ersten 5 Tagen die Infektgefahr groß ist.

Ein Infekt kündigt sich meist mit Schmerz, Rötung und Schwellung der Wunde an. Beim Entfernen des ersten Fadens entleert sich meist rahmiger Eiter. Die Wunde muß dann eröffnet werden und es schließt sich eine offene Wundbehandlung an. Antibiotika sind meistens entbehrlich.

Bei postoperativen Wunden sollte eine gute Drainage gewährleistet sein. Meist werden postoperativ Mullstreifen in die Wunde eingelegt. Diese lassen sich nach guter Durchfeuchtung leichter, schmerzfreier entfernen. Bei einem in dem Analkanal eingelegten Streifen berichtet der Patient über ein Fremdkörpergefühl, teils mit dem Gefühl des Stuhldrangs verbunden. Nach spätestens 2 Tagen sollte der Streifen entfernt werden. Die Wundbehandlung erfordert nur regelmäßiges Ausduschen der Wunde. Meist wird das Aufbringen einer Kompresse, mit einer milde desinfizierenden Lösung getränkt, als angenehm empfunden. Ab etwa dem 3. Tag kann die Wundsekretion durch Aufbringen einer 1,5%igen Gentianaviolettlösung verringert werden. Nach einer guten Woche findet sich kräftiges Granulationsgewebe. Ab diesem Zeitpunkt wächst das Epithel etwa einen guten Millimeter pro Tag vom Rand über den Wundgrund. Nach dem Duschen ist den meisten Patienten das Aufbringen einer Kompresse mit Fettcreme angenehm.

Den nach proktologischen Operationen immer wieder auftretenden Harnverhalt kann mit Cholinergika und – bei ungenügender Wirkung – mit Einmalkatheterisierung begegnet werden. Um postoperativ das meist schmerzhafte Pressen zu vermeiden, wird dem Patient eine Stuhlregulation mit einem Quellmittel, z.B. Weizenkleie und viel Flüssigkeitszufuhr angeraten.

Nach Hämorrhoidektomien mit ungünstigerweise großer Wundfläche im Analkanal droht durch die Wundschrumpfung die Analstenose. Hier kann unter örtlicher Betäubung in Gelform die regelmäßige Dilatation mit dem Analdehner und die Austastung mit dem Finger sinnvoll sein. Fortgeschrittene Stenosen erfordern einen Korrektureingriff.

Nach ausgedehnter Fistelfreilegung kann es bei ungünstiger Gestaltung der Wunde zur Taschenbildung kommen. Hier muß die Wunde täglich gespreizt werden, um eine subkutane Fistelbildung zu verhindern. Häufig kommt es nach Freilegung ausgedehnter Ischiorektalfisteln zu einer bis zu 2 Wochen anhaltenden Inkontinenz, die sich mit der Ausbildung der Narben zurückbildet.

Selten kommt es nach proktologischen Eingriffen zu einer Fournier-Gangrän. Neben vielen anderen diskutierten Ursachen findet sich stets eine aerobe-anaerobe Mischinfektion. Sie ist wegen der hohen Letalität gefürchtet und nur frühzeitige Diagnose kann die Sterblichkeit senken. Als früher klinischer Befund dieser fulminanten akut nekrotisierenden Fasziitis kommt es zur skrotalen Schwellung und Mißempfindungen. Aus der Wunde tritt wäßriges, faules Wundsekret und Gas aus. Innerhalb von 48 Stunden bis zu 1 Woche nach diesen Frühzeichen bricht die eigentliche Gangrän aus. Alleine der Verdacht sollte bereits zur Einweisung in ein Krankenhaus führen, wo neben antibiotischer Abdeckung die frühzeitige Exzision erfolgt [4].

Nach breiterer Narbenbildung in der Rima ani oder an mechanisch belasteten anderen Stellen leiden Patienten, wenn sie schwitzen immer wieder unter kleinen Hauteinrissen. Diese kann man durch eine Schwenk- oder Rotationslappenplastik korrigieren.

Wegen der hohen Rezidivgefahr nach der Entfernung von Condylomata accuminata ist der prophylaktische Einsatz eines Virustatikum aus der Podophyllinreihe zu erwägen. Ansonsten sollte die regelmäßige Kontrolle einschließlich der Proktoskopie zunächst in kürzeren Zeitabständen erfolgen, um einem Rezidiv frühzeitig begegnen zu können.

Literatur

1. Allen-Mersh TG (1990) Pilonidal sinus: finding the right track for treatment. Br J Surg 77:123–132
2. Bleday R, Pena PJ, Rothenberger DA et al. (1992) Symptomatic hemorrhoids: current incidence and complications of operative therapy: Dis Colon Rectum 35: 477–481

3. Congilosi SM, Madoff RD (1995) Current therapy for recurrent and extensive anal warts. Dis Colon Rectum 38:1101–1107
4. Ersan Y, Özgültekin R, Cetinkale O, Celik V, Ayan E, Cercel A (1995) Fournier-Gangrän. Langenbecks Arch Chir 380:139–143
5. Giebel GD, Jaeger K (1990) Das Hämorrhoidalleiden. Stadiengerechte Behandlung. DMW 115:67–71
6. Giebel GD, Pfeifer T, Krämer M (1991) Die einzeitige Freilegung der Fistel bei der chirurgischen Behandlung des periproktitischen Abszesses. Zentralbl Chir 116:775–780
7. Giebel GD (1995) Rationale Behandlung der Analfissur. Med Welt 46:156–160
8. Giebel GD (1996) Analvenenthrombose: Ist eine Exzision empfehlenswert? TW Dermatologie 26:336–339
9. Herold A, Bruch H-P (1996) Stufendiagnostik der anorektalen Inkontinenz. Zentralbl Chir 121:632–638
10. Stelzner F (1987) Hämorrhoiden: Im Anfangsstadium ohne Operation gut behandelbar. Dt Ärztebl 84:2375–2379
11. Watson SJ, Philips RKS (1996) Hämorrhoidektomie: Gegenwärtiger Stand. Chirurg 67:213–221
12. Wexner SD, Rosen L, Roberts PL et al (1996) Practice parameters for treatment of fistula-in-ano – supporting documentation. Dis Colon Rectum 39:1363–1372

Informationen für den Patienten

Normalzustand

Die Abschlußkraft (Kontinenz) des Afters ist für das soziale Leben von hoher Wichtigkeit. Da die Kontrolle für alle 3 Aggregatszustände der Materie – gasförmig, flüssig, fest – durch ein aufwendiges Zusammenspiel von Muskeln, Durchblutung und Nerven stattfindet, spricht man von einem Organ, dem Kontinenzorgan.

Die wesentlichen Muskeln sind 2 ringförmig den After umgreifende Muskeln:
▶ der innere Ringmuskel (M. sphincter ani internus) und
▶ der äußere Ringmuskel (M. sphincter ani externus).

Der innere Muskel unterliegt im Gegensatz zum äußeren nicht der Beeinflussung durch den Willen. Gegen die Scheide zu sind diese Muskeln bei der Frau deutlich geringer ausgeprägt. Sie liegen bereits außer- und unterhalb des Bauchraumes, der nach unten durch eine aus mehreren Muskeln und flächigen Sehnen gebildeten Beckenboden begrenzt wird (vgl. Abb. 11.1).

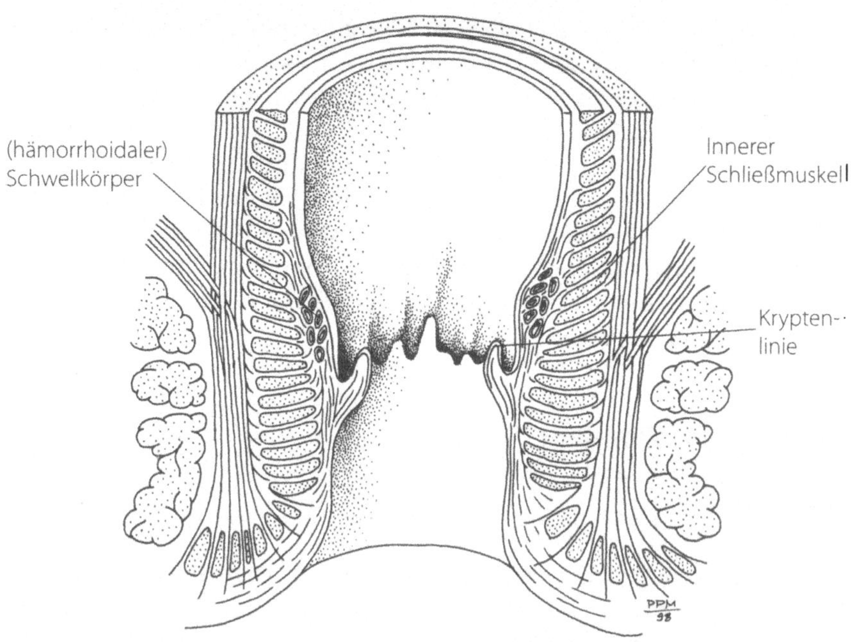

Abb. 11.1. Lage des Analkanals in Bezug zum Beckenboden, Muskeln des Analverschlusses

Die Haut des Analkanals stellt eine Umkehrung der Haut des Mundes dar: Die kräftige, verhornte äußere Haut geht in eine unverhornte Haut im Analkanal über, die, ebenso wie die Haut der Lippen, außerordentlich empfindsam ist, also durch viele sensible Nerven versorgt wird. In der Höhe des Beckenbodens geht diese unverhornte Haut in die Schleimhaut des Enddarms (Rektum) über. Dieser Übergang ist durch eine Linie (Kryptenlinie) kenntlich, die wie eine Reihe von nebeneinander liegenden Schwalbennestern aussieht. In diesen Nestern können kleine Drüsen angelegt sein, die in der Entstehungsgeschichte des Menschen ihre Funktion verloren haben und deshalb nur noch bei einigen Menschen vorkommen.

Knapp oberhalb dieser Linie, also unter der Schleimhaut des untersten Enddarms, liegt ein Blutschwamm, der ähnlich aufgebaut ist, wie der Schwellkörper des männlichen Glieds. Er wird durch 3 Schlagaderäste aufgepumpt und der Abfluß des Blutes findet durch Venen statt, die teils durch den inneren Ringmuskel verlaufen. Daher ist bei Verschluß des Analkanals durch dauernde Anspannung des inneren Ringmuskels gleichzeitig der Abfluß aus diesem Schwellkörper gedrosselt und der Schwellkörper trägt so zum Verschluß des Afters bei. Entspannt sich der innere Schließmuskel beim Stuhlgang, kann gleichzeitig das Blut aus dem Schwellkörper abfließen.

Eine komplexes Zusammenspiel von Nerven ist für die Funktion des Afters notwendig. So müssen der Füllungszustand des Enddarms erfaßt und die Funktion der Muskeln koordiniert werden. Die Empfindsamkeit der Analkanalhaut ist ebenfalls wichtig. So kommt es z.B. beim Niesen oder Husten reflexartig – ohne daß das Bewußtsein sich einschalten müßte – zum festeren Verschluß des Afters.

Entstehung der Krankheit

Hämorrhoiden

Der bei jedem Menschen vorhandene Schwellkörper am unteren Enddarm kann sich durch einen Krampf des inneren Schließmuskels nur ungenügend entleeren. Hierdurch kommt es zu einer ständigen Überdehnung, da die zuführenden Schlagaderäste weiter Blut hineinpumpen. Es sind Hämorrhoiden 1. Grades entstanden. Während des Stuhlganges stellt der vergrößerte Schwellkörper ein Passagehindernis dar, so daß es zum Einriß der bedeckenden Schleimhaut kommt. Es tritt dann aus diesen erstgradigen Hämorrhoiden hellrotes Blut aus, das sich dem Stuhl auflagert oder in die Toilettenschüssel spritzt. Die Blutung ist schmerzlos, da die Schleimhaut des Enddarms nicht empfindsam ist. Vergrößert sich der Schwellkörper weiter, so unterwandert er die Haut des Analkanals. Nun ist das Stadium II erreicht. Durch die ständige Überdehnung kommt es zum teilweisen bindegewebigen Umbau des Schwellkörpers, so daß die Blutungen seltener werden. Durch die Unterwanderung der hochempfindsamen Haut des Analkanals kommt es zu Schmerzen und durch die Vorwölbung zum ünvollständigen Verschluß des Afters, so daß Schleim den After passieren kann und sich dann als Wäscheverschmutzung bemerkbar macht. Durch den ständigen Schleimfluß kann es auch zu einer Reizung der äußeren Haut um den After (Ekzem) kommen, der oft mit Juckreiz verbunden ist. Schreitet die Vergrößerung der Hämorrhoide weiter fort, so fällt sie bis vor den After. Bei diesem Stadium III ist es zur Zerstörung der Schwellkörperaufhängung gekommen, so daß eine Rückbildung nicht zu erwarten ist. Fällt der Schwellkörper mit der Schleimhaut vor und es kommt aufgrund des Schmerzes zum Krampf des inneren Schließmus-

kels, so liegt eine Einklemmung (Inkarzeration) vor. Da 3 zuführende
Schlagaderäste existieren, kann sich an einer Stelle eine Hämorrhoide
1. Grades, an anderer Stelle eine Hämorrhoide 2. oder 3. Grades ausbilden.
Neben diesen Hauptknoten entstehen gelegentlich Nebenknoten
(Abb. 11.2).

Äußere Hämorrhoiden (Perianalvenenthrombose)

Unter der dünnen Haut des Analkanals und am äußeren After liegen eine
Vielzahl von Venen. Bei besonderen Anstrengungen, wie z.B. beim kräftigen Pressen während des Stuhlgangs, aber auch unter der Geburt oder
während des Gewichthebens, kommt es zum Stillstand des Blutflusses, so
daß eine Thrombose entstehen kann. Der Schmerz setzt schlagartig ein.
Die Thrombose der oberflächlichen Vene wird als schwarzer oder dunkel-
blauer Knoten am Afterrand sicht- und tastbar. In der Folge entsteht eine
kräftige Schwellung. Klingt die Schwellung wieder ab, so bleibt eine Hautfalte, eine sogenannte Vorpostenfalte (Mariske) bestehen.

Analhauteinriß (Analfissur)

Kommt es unter dem Stuhlgang zu einem kleinen Einriß der Analkanalhaut, so setzt ein sofortiger heftiger Schmerz ein. Dieser Schmerz kann zu

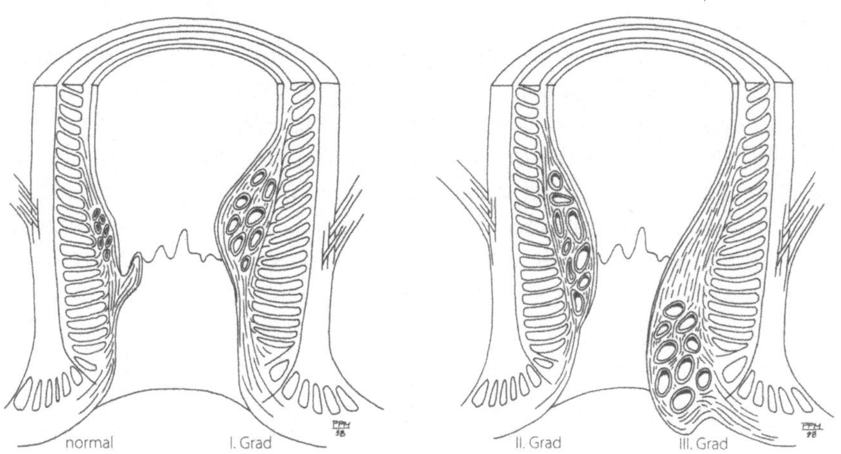

Abb. 11.2. Stadieneinteilung des Hämorrhoidalleidens

einem Krampf des inneren, nicht dem Willen unterlegenen Schließmuskel führen. Durch diesen Schließmuskel verlaufen die abführenden Lymph- und Blutgefäße. Es kommt zum Lymphstau in der Nachbarschaft des Hauteinrisses. Dies behindert die Heilung dieser kleinen Wunde. Der äußere Lymphstau führt zu einer Hautfalte am äußeren Ende dieser Wunde, der Vorpostenfalte (Mariske). Am inneren Ende der Wunde am Übergang der Haut in die Schleimhaut (Kryptenlinie) kommt es infolge der Lymphstauung ebenfalls zu einer Schwellung (hypertrophe Analpapille). Diese kann in den Analkanal hinabreichen und zu einem ständigen Fremdkörpergefühl führen. Über die Abfolge Schmerz, Krampf, Behinderung der Heilung kann die Wunde chronisch werden und einen derben Randwall ausbilden. Dieser behindert zusätzlich die Heilung.

Vorpostenfalte (Mariske)

Sie ist ein Restzustand nach einer Schwellung am After, meist nach einer Thrombose oder einer Analfissur.

Eitrige Erkrankungen der Analfalte (Pyodermien der Rima ani: Sinus pilonidalis, Hidradenitis suppurativa, Pyodermia fistulans sinifica)

Drei unterschiedliche Erkrankungen, die sich in der Erscheinungsform sehr ähneln können, führen zu eitrigen Austritten aus der Haut der Analfalte:

Das „Haarnestgrübchen" (Sinus pilonidalis) entsteht, wenn ein abgebrochenes Haar sich mit der Spitze in die Haut bohrt. Die Bedingungen sind in der Analfalte hierfür besonders günstig. Am ganzen Körper brechen die Haare ab. Die Haare haben Hornschuppen, die gegen die Spitze wie Widerhaken angeordnet sind. Haben sie erst einmal die Haut durchbohrt, so können sie nur tiefer getrieben werden. Dies wird durch die wälzenden Bewegungen der Gesäßhälften beim Gehen gefördert. Die Haut ist in der Analfalte für diese Verletzungen im hohen Maß anfällig, da sie in der sogenannten Schweißrinne liegt. Dies beschreibt, daß beim Schwitzen, der Schweiß am Rücken in die Analfalte läuft und es hierdurch zu einer Auflockerung der Haut, wie nach einem längeren Bad kommt. Durch die Haut gedrungen wirkt das Haar als Fremdkörper und schleppt Keime mit ein, so daß eine eitrige Entzündung entsteht, sich Abszesse ausbilden, die durch die Haut perforieren, so daß oberflächliche Fisteln entstehen. Häufig betroffen sind dunkelhaarige Männer, da die Haare kräftiger sind und die Analfalte mehr behaart ist. Bei Schwarzen und Südostasiaten ist diese Erkrankung praktisch unbekannt. Sie tritt auch an anderen Körperregionen auf, wo die gleichen Voraussetzungen bestehen, z.B. bei Friseuren zwischen den Fingern.

Analabszeß (Periproktitischer Abszeß und Analfistel)

Am Übergang von der Schleimhaut des Darms in die Haut des Analkanals, also der Kryptenlinie treten bei einigen Menschen, bei Männern wesentlich häufiger, Drüsen (Proktodealdrüsen), die in der Entwicklungsgeschichte des Menschen übrig geblieben sind (bei Hunden sind sie kräftiger ausgebildet, was das häufige Auftreten von Abszessen und Fisteln erklärt), auf. In diese Drüsen können während des Pressens beim Stuhlgang kleine Kotteile eindringen und dort zur Entzündung führen. Die entstehende Eiterung entleert sich nicht durch die Drüsenöffnung in den Darm, da der Eingang durch die Entzündung zugeschwollen ist. So bricht die Eiterung in das umgebende Weichteilgewebe ein und entwickelt sich dort weiter, meist nach unten gegen die äußere Haut hin, selten entlang dem Enddarm nach oben. Bricht die Eiterung, der Abszeß durch die äußere Haut, so ist ein Gang von der Kryptenlinie zur äußeren Haut (Analfistel) entstanden. Besonders bei längerem Bestehen dieser Gänge kann es zur Ausbildung von weiteren Abszessen und Nebengängen kommen.

Spitz- oder Feigwarzen (Condylomata accuminata)

Sie entstehen, wie auch andere Warzen der Haut, durch eine Virusinfektion. Besonders bei einer verminderten Abwehrlage des Körpers entwickeln sie sich leichter. Sie sind nicht nur ansteckend, sondern treten auch nach einer Behandlung leicht wieder auf.

1994 wurden in Deutschland über 65.000 Patienten stationär wegen Erkrankungen des Afters operiert. Da ein Großteil der Operationen in diesem Bereich ambulant durchgeführt werden, liegt die Gesamtzahl der Operationen am After sicher um ein Vielfaches höher. So wurden z.B. 16.753 Freilegungen eines Analabszesses und 28.225 Hämorrhoidenoperationen stationär durchgeführt. Hier liegt die Gesamtzahl der ambulanten Operationen deutlich über der der stationären.

Krankheitszeichen (Symptome)

Bei den meisten Erkrankungen des Afters steht der Schmerz oder der Juckreiz ganz im Vordergrund. Da die Haut des Analkanals außerordentlich empfindsam ist, kann die Heftigkeit des Schmerzes zur Verstopfung (Obstipation) bis zum Stuhlverhalt (Ileus) führen. Durch die Nähe kann es auch, besonders beim Mann zum Harnverhalt kommen. Bei nicht komplettem Verschluß des Afters kann ständig Schleim aus dem Darm an die äußere Haut gelangen und hier zur Entzündung, zur Aufweichung der Haut und damit zum Juckreiz führen.

Hämorrhoiden

Für erstgradige Hämorrhoiden ist das typische Krankheitszeichen (Symptom) die schmerzlose, hellrote Blutung. Das Ausmaß der Blutung kann von eben sichtbar auf dem Stuhl aufgelagert bis zur kräftigen Blutung reichen. Sie kann einmalig, aber auch mehr oder weniger regelmäßig beim Stuhlgang auftreten. Auch wenn die Menge verlorenen Blutes oft bedrohlich aussieht, wird beim Gesunden kaum jemals eine lebensbedrohliche Menge verloren.

Im Stadium II des Hämorrhoidalleidens entwickelt sich der Schmerz immer mehr zum führenden Krankheitszeichen, das häufig während des Stuhlgangs einsetzt. Häufig tritt auch Juckreiz auf. Die Blutungen nehmen meist ab. Wenn sich die Hämorrhoiden weiter vergrößern, tritt oft zusätzlich eine Wäscheverschmutzung auf, auch wird der Vorfall des Schwellkörpers als störend empfunden, teils wegen eines bestehenden Fremdkörpergefühls. Wenn es beim Vorfall zum reflektorischen Sphinkterkrampf des inneren Ringmuskels kommt, setzt ein heftiger Schmerz ein, der durch die massive begleitende Schwellung noch gesteigert wird.

Äußere Hämorrhoiden (Perianalvenenthrombose)

Typisch ist der plötzlich nach heftigem Pressen einsetzende, anhaltende Schmerz und ein tastbarer Knoten am Afterrand. Nach ca. 5 Tagen lassen die Schmerzen nach, die Schwellung hält länger an.

▌ Analhauteinriß (Analfissur)

Wie bei den äußeren Hämorrhoiden setzt der Schmerz besonders bei hartem Kot während des Stuhlgangs unvermittelt mit größter Heftigkeit ein. Es ist aber nichts zu tasten. Überwiegend findet sich wenig Blut am Toilettenpapier.

▌ Vorpostenfalte (Mariske)

Eine überschüssige Hautfalte am After hat überwiegend keinen Krankheitswert und macht kaum Beschwerden. In einigen Fällen behindert sie aber die Analhygiene, der After kann nur ungenügend gesäubert werden und/oder es bilden sich wiederholt Entzündungen mit entsprechenden Schmerzen aus.

▌ Eitrige Erkrankungen der Analfalte (Sinus pilonidalis, Hidradenitis suppurativa, Pyodermia fistulans sinifica)

All diese Erkrankungen bilden Abszesse aus, die zu Schmerzen führen. Haben sich die Abszesse gegen die Haut eröffnet, so stört nicht nur der gelegentliche Eiterfluß, sondern es treten auch oft kleinere Blutungen auf. Durch die Sekretion aus den Gängen kann es auch zu Juckreiz kommen.

▌ Analabszeß (periproktitischer Abszeß, Analfistel)

Im Stadium der Abszeßbildung ist das führende Krankheitszeichen der pochende, klopfende Schmerz und die Unmöglichkeit zu sitzen. Dann tritt eine Schwellung neben dem After auf. Meist setzt schon vorher Fieber ein, das zurückgeht, wenn sich der Abszeß spontan entleert. Nach der Ausbildung einer Analfistel verhärtet sich die äußere Öffnung und bricht in unregelmäßigen Zeitintervallen immer wieder auf und es entleert sich für einige Tage Flüssigkeit, Eiter oder selten sogar Kot.

Spitz- oder Feigwarzen (Condylomata accuminata)

Neben den immer größer und zahlreicher auftretenden Warzen wird meist über Juckreiz geklagt. Beim Säubern nach dem Stuhlgang werden die Warzen häufig ein- oder abgerissen, so daß sich immer wieder wenig Blut auf dem Toilettenpapier findet.

Abklärung (Diagnostik)

Anamnese

Die Vorgeschichte (Anamnese), die Schilderung der Krankheitszeichen läßt schon in der Mehrzahl den Schluß auf die zugrunde liegende Erkrankung zu. Hierzu gehören Fragen des Arztes nach einer Blutung (in der Unterwäsche, am Toilettenpapier, dem Stuhl aufgelagert...), nach dem Auftreten von Schmerzen (wann, wie lange, wie intensiv, vor – während – nach dem Stuhlgang...), Fremdkörpergefühl, Jucken, Stuhlfrequenz und -beschaffenheit u.a.

Körperliche Untersuchung

Danach erfolgt die Betrachtung des Afters. Diese wird meist in Linksseitenlage mit angewinkelten Beinen durchgeführt. Die Gesäßhälften werden auseinandergezogen. So lassen sich Entzündungen, Warzen, Ekzem, Fistelöffnungen usw. erkennen. Beim Pressen sind neben dem Muskelspiel auch hervortretende Hämorrhoidalknoten zu sehen. Wird der After etwas entfaltet, kann auch der äußere Anteil einer Analfissur erkannt werden.

Mit Tasten der Region rund um den After lassen sich Verhärtungen (Indurationen) fühlen, eitriger Ausfluß provozieren, eine Druckempfindlichkeit oder Überwärmung feststellen. Durch ein kräftiges Zwicken oder Schlagen der Haut neben den After läßt sich ein lebhaftes Zusammenziehen des äußeren Schließmuskels provozieren. Ein Ausbleiben dieses Reflexes spricht für eine Nervenschädigung.

Dann erfolgt meist das Austasten des Analkanals und des erreichbaren Enddarms (rektal-digitale Untersuchung). Hiermit können Geschwulste des Enddarms getastet werden, aber auch Veränderungen der benachbarten Organe, wie an Vorsteherdrüse (Prostata) oder Gebärmutter (Uterus).

Beim Zurückziehen des Fingers kann der Beckenboden mit seinen Muskeln beurteilt werden. Mit der Aufforderung den After fest zusammen zu pressen und anschließend zu husten, wird der willkürliche äußere und der unwillkürliche innere Ringmuskel bzw. Schließmuskel getestet. Nach Entfernen des Fingers aus dem Analkanal kann am Fingerling Blut, Schleim oder Eiter sein.

Proktoskopie

Die Spiegelung des Analkanals (Proktoskopie) erfolgt mit einem Rohr, das mittels einer Kaltlichtquelle beleuchtet wird. Beim Einführen ist das Gerät durch einen Stempel verschlossen. Es lassen sich durch dieses Gerät auch kleinere Eingriffe vornehmen, wie z.B. eine Gewebeprobengewinnung oder das Veröden von Hämorrhoiden.

Eventuell wird zur Suche nach einer Blutungsquelle auch eine Enddarmspiegelung (Rektoskopie) oder die Spiegelung des gesamten Dickdarms (Koloskopie) durchgeführt. Diese Spiegelungen werden im Kapitel Dickdarm beschrieben.

Mit diesen Untersuchungen sind die meisten Erkrankungen des Afters (proktologische Erkrankungen) ausreichend abgeklärt.

Bildgebende Verfahren

Für bestimmte Fragestellungen können Röntgenaufnahmen mit oder ohne Kontrastmittel sinnvoll sein. Auch kann nach Einfüllen von Kontrastmittel in den Enddarm das Entleeren des Darms unter Röntgenkontrolle (Defäkographie) verfolgt werden. So erhält man Aufschluß über das Geschehen während des Stuhlgangs.

Die *Ultraschalluntersuchung* des Enddarms und des Analkanals (Endosonographie) kann bei der Lokalisation von Abszessen hilfreich sein und dient zum Abschätzen der Eindringtiefe von Geschwulsten. Sie ist oft schmerzhaft. Hierzu wird ein Stab mit einem Ultraschallkopf an der Spitze – nur wenig dicker als das Instrument zur Spiegelung – in den Analkanal und den Enddarm eingebracht.

Eine *Computertomographie* (Schichtröntgen) oder Kernspintomographie ist nur selten angezeigt. Die Kernspinuntersuchung kann ähnlich wie die Röntgenkontrastuntersuchung (Defäkographie) die Situation unter dem Stuhlgang darstellen, wobei hier auch die Muskeln einschließlich der Bauchmuskeln in ihrer Funktion zu beobachten sind.

Funktionsuntersuchungen

Die Druckmessung im Analkanal (Analmanometrie) ergänzt die Befunde, die bei der Untersuchung mit dem Finger erhoben wurden. Bei dem meist benutzten Verfahren wird ein dünner Schlauch mit Öffnungen, aus denen Wasser fließt, bis in den Enddarm geschoben und beim langsamen Zurückziehen wird der Druck, der dem Wasser entgegenwirkt, aufgezeichnet.

Mittels dünner Nadeln, die man in die betreffenden Muskeln einsticht, lassen sich die elektrischen Ströme der Muskeln (Elektromyographie) ableiten. Dies gibt einen Hinweis auf den Funktionszustand der Muskeln, z.B. wenn unklar ist, ob der Grund für eine Abschlußschwäche (Inkontinenz) im Muskel oder der Nervenversorgung begründet ist.

Labor

Blutuntersuchungen können einen Hinweis auf eine Entzündung (weiße Blutkörperchen, Blutsenkungsgeschwindigkeit), auf das Ausmaß einer Blutung (Hämoglobin = Blutfarbstoff), auf das Ausmaß einer bösartigen Geschwulst (Tumormarker) oder auf das Vorliegen einer Infektionskrankheit (Antikörperbestimmung) geben.

Durch Stuhluntersuchungen können Viren, Bakterien, Pilze und Schmarotzer (Parasiten) erfaßt werden. Eiter kann ebenfalls auf Keime untersucht werden. Tripper (Gonorrhö) und Lues (Syphilis) lassen sich durch spezielle Techniken nachweisen.

Pilzinfektionen des Afters lassen sich nach etwas Abkratzen von Haut ebenfalls sofort leicht mikroskopisch nachweisen.

Die Eier von Fadenwürmern gewinnt man mit einem durchsichtigen Klebestreifen, der dann auf einen Objektträger zur mikroskopischen Untersuchung geklebt werden kann.

Bei unklaren Befunden kann auch eine Gewebsprobe (Biopsie) angezeigt sein. Diese wird dann nach Färben feingeweblich untersucht, was einige Tage dauert.

Abgrenzung der Krankheitsbilder (Differentialdiagnose)

Zur Abgrenzung der Hämorrhoiden gehören alle Krankheitsbilder, die zur Blutung, Schmerzen und Fremdkörpergefühl führen. Am wichtigsten ist die Abgrenzung vom tiefsitzenden Krebs des Enddarms.

Die wichtigste Differentialdiagnose zur Vorpostenfalte (Mariske) und zur äußeren Hämorrhoide (Perianalvenenthrombose) ist der Analpolyp. Er entwickelt sich von der Kryptenlinie aus und ist ein bindegewebiger Knoten mit langem Stil, der von der Haut des Analkanals umgeben ist. Auch ein Analkarzinom kann anfangs der Mariske ähneln.

Der Hauteinriß des Analkanals (Analfissur), besonders wenn er nicht in der Mittellinie liegt, muß an die Syphilis (Lues), das Analkarzinom, Tuberkulose, an entzündliche Darmerkrankungen, Warzen oder Herpes (Viruserkrankung) denken lassen.

Die fistelnden Erkrankungen sind gelegentlich schwer gegeneinander abzugrenzen. Jedoch sollte als Ursache der Fistelbildung eine entzündliche Darmerkrankung (M. Crohn) möglichst ausgeschlossen werden. Seltene Ursache einer Fistelbildung ist auch heute noch die Tuberkulose.

Behandlung (Therapie)

Hämorrhoiden

Viele Menschen haben im Laufe ihres Lebens kurze Episoden eines milde ausgeprägten Hämorrhoidalleidens. Einmalige Blutung oder Juckreiz bilden sich meist auch ohne Behandlung zurück. Die Einnahme von Quellmitteln (Weizenkleie mit viel Flüssigkeit) vermindert das Pressen und wirkt daher günstig. Der große Markt an Hämorrhoidenmitteln (Salben, Cremes, Gels oder Zäpfchen) lebt von der Spontanheilung. Eine Wirksamkeit wird bislang nicht überzeugend belegt, ja die Beimischung von Kortison oder ähnlichem (Steroide) kann bei längerer Anwendung zur dauerhaften Schädigung der Analhaut führen.

Wenn der vergrößerte Blutschwamm jedoch zu anhaltenden Beschwerden führt, so kann eine *Verödungstherapie* (Sklerosierung) durchgeführt werden: Hierzu wird ein Verödungsmittel (Sklerosierungsmittel) oberhalb der Hämorrhoiden unter die Schleimhaut des Enddarms gespritzt. Die Einspritzung (Injektion) erfolgt an 3 Stellen, wo die zuführenden Schlagaderäste an den Blutschwamm treten [In Rückenlage mit angehobenen Beinen (Steinschnittlage) kann der After wie eine Uhr eingeteilt werden; dann ist es bei 3, 7 und 11 Uhr]. Die Schleimhaut des Rektums ist schmerzunempfindlich, weshalb beim Einspritzen keine Schmerzen auftreten. Es wird ein Druck empfunden, der beim Mann während des Einspritzens im Bereich der Vorsteherdrüse (Prostata) manchmal als leichter Dehnungsschmerz gefühlt wird. Die Verödungsmittel führen zu einer Entzündung ohne Bakterien (sterile Entzündung) an deren Ende eine Bindegewebsbildung (Vernarbung) steht, die die zuführenden Gefäße drosselt. Nach einigen Wochen wird eine Kontrolle durchgeführt und bei ungenügender Wirkung die Verödung wiederholt.

Schreitet die Erkrankung weiter fort, so gibt es für das Stadium II eine Vielzahl von gleichwertigen Behandlungsmethoden, was gleichzeitig darauf hinweist, daß keine dieser Methoden unproblematisch oder den anderen deutlich überlegen ist:

Die *Gummibandligatur* wird bei einer Spiegelung durchgeführt. Hierbei wird die Schleimhaut mit dem darunterliegenden Hämorrhoidalknoten durch einen Ring gezogen oder gesaugt, auf dem ein vorgespanntes Gummiband sitzt. Wenn der Patient keinerlei Schmerzen angibt, wird das Gummiband an die Basis des gefaßten Gewebes gesetzt, so daß es dort abschnürt.

Die *Infrarotkoagulation* ist im Prinzip der Verödung ähnlich. Es wird durch die Infrarotbestrahlung ein „Verkochen" im Bereich der zuführenden Schlagadern erreicht. Hierdurch kommt es zur Vernarbung dieser Gefäße und der Umgebung und der Blutzufluß in die Hämorrhoiden vermindert sich.

Durch *Vereisung* (Kryotherapie) geht der Hämorrhoidalknoten zugrunde. Durch ein Spiegelinstrument (Proktoskop) wird eine Sondenspitze auf den Hämorrhoidalknoten plaziert. Dann wird ein Kältefluß für 30–90 Sekunden freigegeben. Das Gewebe stirbt ab und wird – ähnlich wie bei einer eingeklemmten Hämorrhoide – innerhalb einer Woche abgestoßen.

Die *maximale Analdehnung* (Analdilatation) wird üblicherweise in Vollnarkose durchgeführt. Bei ihr wird, nicht wie bei den anderen Verfahren, der Zufluß gedrosselt, sondern der Abfluß verbessert, indem der Krampf des inneren Schließmuskels (Sphinkterkrampf) durchbrochen und so der Abfluß durch den inneren Ringmuskel nicht mehr behindert wird. Die Dehnung wird mit den Fingern durchgeführt.

Die *Einkerbung des inneren Schließmuskels* (Sphinkterotomie) geht von der gleichen Überlegung wie die Analdehnung aus. Durch das Einkerben des inneren Ringmuskels wird er soweit geschwächt, daß der Krampf verschwindet und damit der Abfluß aus den gestauten Hämorrhoiden verbessert ist. Diese Operation kann in örtlicher Betäubung (Lokalanästhesie) oder in Kurznarkose durchgeführt werden.

Die Entfernung der *Hämorrhoiden* (Hämorrhoidektomie) führt man beim fortgeschrittenen Hämorrhoidalleiden durch, wenn die „Aufhängung" des Blutschwamms so weit zerstört ist, daß eine Ausheilung nicht zu erwarten ist. Da sie an den 3 zuführenden Gefäßen verschieden weit fortgeschritten sein kann, wartet man – wenn es die Beschwerden zulassen – bis an allen drei Stellen das dritte Stadium erreicht ist, damit eine einmalige Operation das Problem dauerhaft beseitigt. Diese Operation wird in Vollnarkose, selten in Rückenmarksanästhesie durchgeführt. Es wird der Hämorrhoidalknoten bis an das zuführende Gefäß umschnitten. Dann wird das zuführende Gefäß mit einem Faden verschlossen und der Knoten entfernt. Manche Chirurgen nähen anschließend die Schleimhaut wieder, die meisten lassen die Wunde offen und verlängern sie zum Sekretabfluß bis vor den After.

Äußere Hämorrhoiden (Perianalvenenthrombose)

Die äußeren Hämorrhoiden (Perianalvenenthrombose) können in örtlicher Betäubung ausgeschnitten und die Wunde anschließend durch Naht verschlossen werden. Ein Aufstechen und Ausdrücken des Gerinnsels (Thrombus) hat überwiegend ein erneutes Auftreten eines Knotens zur Folge.

Länger bestehender Analhauteinriß (chronische Analfissur)

Er wird mit der Analdehnung oder dem Einkerben des inneren Schließmuskels (Sphinkterotomie), wie bei den Hämorrhoiden (s.o.) geschildert behandelt.

Vorpostenfalte (Mariske)

Stört die Mariske, so kann sie in örtlicher Betäubung entfernt und die entstehende Wunde vernäht werden.

Eitrige Hauterkrankungen der Analfalte (Sinus pilonidalis, Pyodermia fistulans sinifica, Hidradenitis suppurativa)

Bei den eitrigen Hauterkrankungen der Analfalte wird bei einem eitrigen Verhalt (Abszeß) die Haut so tief eröffnet und eventuell entfernt, daß der Eiter abfließen kann.

Wird eine dauerhafte Sanierung angestrebt, so entfernt man die gesamte betroffene Haut. Wird die Wunde offen gelassen, so bildet sich eine Narbe mit dünner Haut aus, die weder Haare noch Schweißdrüsen ausbildet. Die entstandene Wundfläche kann aber auch mit Spalthaut bedeckt werden.

Beim Haarnestgrübchen (Sinus pilonidalis) wird auch bei anderen Operationsverfahren die Analfalte verändert, was durch direkte Naht, asymmetrischen Verschluß oder durch eine Lappenplastik aus der Umgebung am besten möglich ist. Ziel ist es, eine Abflachung der Analfalte zu erreichen.

Analabszeß (periproktitischer Abszeß, Analfistel)

Der akute Analabszeß wird freigelegt. Hierzu wird der Abszeß herausgeschnitten und die Wunde so gestaltet, daß sie vom Grund her zuwachsen kann, ohne daß sich Taschen in der Wunde bilden, in denen ein Abszeß neu entstehen kann. Der Fistelgang wird gesucht, aber in dem geschwollenen Gewebe oft nicht gefunden, oder durch die Schwellung ist der Verlauf nicht sicher zu beurteilen. Wurde der Fistelgang nicht freigelegt, so bildet sich meist in der Folgezeit eine Analfistel aus. Diese legt man dann frei, indem man den Fistelgang komplett mit einer Sonde auffädelt. Dann wird vom Analkanal her bis auf die Sonde geschnitten und anschließend die Wunde so gestaltet, daß einerseits das Wundsekret nach außen ablaufen kann (Drainage) und andererseits die Wunde vom Grund her heilen kann, ohne zu verkleben. Selten kann bei sehr komplizierten Analfisteln auch eine zweizeitige Operation erforderlich sein, oder es müßte so viel Muskulatur durchtrennt werden, daß eine Abschlußschwäche (Inkontinenz) droht. Dann kann die Fistel ausgeschnitten und durch Verschiebelappen, ggf. nach vorheriger Muskelnaht, der Defekt verschlossen werden.

▌ Spitz- oder Feigwarzen (Condylomata accuminata)

Sie werden entweder mit einer spitzen Schere abgeschnitten oder mit einem elektrischen Messer (Diathermie) verkocht. Da sie auch im Analkanal und sogar im Enddarm auftreten, wird der Eingriff in Vollnarkose vorgenommen.

Spezielle Operationsrisiken

Bei allen Eingriffen, die mit einem Durchtrennen von Abschlußmuskulatur oder einer Weitung des Analkanals einhergehen, droht die *Abschlußschwäche* (Inkontinenz). Besonders gefährdet sind ältere Frauen, da bei ihnen die Abschlußmuskulatur schwächer und der Beckenboden evtl. durch vorausgegangene Geburten schon geschwächt ist.

Auch bei Hämorrhoidenoperationen, bei denen zu viel Haut aus dem Analkanal entfernt wurde, kann es durch mangelnde Empfindsamkeit (Sensibilität) zur Abschlußschwäche kommen. Ebenso kann bei ungünstiger Narbenbildung ein völliger Verschluß des Afters verhindert werden oder es kann eine *Enge* (Stenose) auftreten.

Nach vielen Eingriffen, wie bei den eitrigen Erkrankungen der Analfalte und nach Warzen, aber auch seltener nach anderen Eingriffen ist ein Wieder- oder Neuauftreten der ursprünglichen Erkrankung möglich.

Da der After sehr gut durchblutet ist, kann es zur *Blutung* kommen, die aber in der Regel leicht beherrschbar ist.

Wegen der guten Durchblutung sind *Infektionen* nach einer Operation selten, aber entzündliche Darmerkrankungen oder eine Immunschwäche können zu einer *Wundheilungsstörung* führen.

Durch die räumliche Nähe kann es, besonders bei älteren Männern, zu einem vorübergehenden *Harnverhalt* kommen, der aber durch Medikamente oder Einmalkatheterisierung überwunden werden kann.

Der selten auftretende *schmerzhafte Schließmuskelkrampf* (Sphinkterkrampf) kann durch die Gabe von Morphin sofort gelöst werden.

Die meisten bei der Operation entnommenen Gewebe werden feingeweblich untersucht, dabei kann sich in seltenen Fällen eine Entartung, wie zum Beispiel bei den Feigwarzen (Buschke-Löwenstein-Tumor) nachweisen lassen.

Verlauf

Die meisten Eingriffe am und um den After können ambulant durchgeführt werden.

Nach *Hämorrhoidenoperationen* liegt meist ein flüssigkeitsgetränkter Stoffstreifen im Analkanal, der ein Fremdkörpergefühl hervorruft. Dieser wird am nächsten Tag nach einem Sitzbad entfernt. Damit die ersten Stuhlgänge nicht schmerzhaft sind, verabreicht man entweder ein Quellmittel mit viel Flüssigkeit oder ein leichtes Abführmittel. In den ersten Tagen können während oder nach dem Stuhlgang einige Tropfen Blut kommen. Auch eine für einige Tage bestehende Kontrollverminderung über abgehende Winde kann auftreten. Nach dem Stuhlgang wird der After mit der Handbrause gesäubert und abgetupft.

Nach der *Abtragung einer äußeren Hämorrhoide oder Mariske* wird der After nach dem Stuhlgang mit Wasser gesäubert und trockengetupft. Nach einer Woche werden die Wundfäden entfernt.

Nach einer Muskeleinkerbung wegen eines chronischen Analhauteinrisses wird der Faden nach einer Woche entfernt. Ebenso wie nach Analdehnung verschreiben manche Ärzte ein Gerät (Dilatator) mit dem der Analkanal vom Patienten selbst regelmäßig gedehnt wird, damit kein neuer Krampf entsteht.

Nach der Operation von eitrigen Erkrankungen der Analfalte, Abszessen und Fisteln werden die Wundflächen mit einem Verband abgedeckt. Regelmäßige Verbandswechsel mit Wundkontrolle sind erforderlich. Nach dem Stuhlgang wird die Wunde ausgeduscht. Ab dem 3. Tag wird die Wunde oft mit einer Farblösung (z.B. 1–2%iges Gentianaviolett) eingepinselt, um ein Verkleben der Wundränder zu verhindern. Sobald Fleischwärzchen (Granulationsgewebe) entsteht, können mit Salben bestrichene Verbände angewendet werden.

Meist wird nach der Entfernung von Feig- oder Spitzwarzen eine 4- bis 6wöchige örtliche Behandlung mit einem Antivirusmittel angeschlossen. Nach dieser Zeit sollte auf alle Fälle eine Nachkontrolle erfolgen, um ein Wiederauftreten frühzeitig zu erkennen.

Die Erkrankungen des Afters sind meist durch Schmerzen gekennzeichnet. Neben den allgemeinen Operationsrisiken droht die Schwächung und schlimmstenfalls der Verlust der Abschlußkraft (Kontinenz), der erhebliche soziale Auswirkungen hat. Die Gefahr der Abschlußschwäche ist bei Frauen größer als bei Männern. Wunden werden meist nicht vernäht, so daß die Wundheilung meist länger dauert. Bei einer Reihe von Erkrankungen ist – trotz sorgfältiger und korrekter Operation – die Gefahr des Wiederauftretens hoch.

Sachverzeichnis